MAMATOTO
MAMATOTO
MAMATOTO
MAMATOTO
MAMATOTO
MAMATOTO
D1747011

MAMATOTO

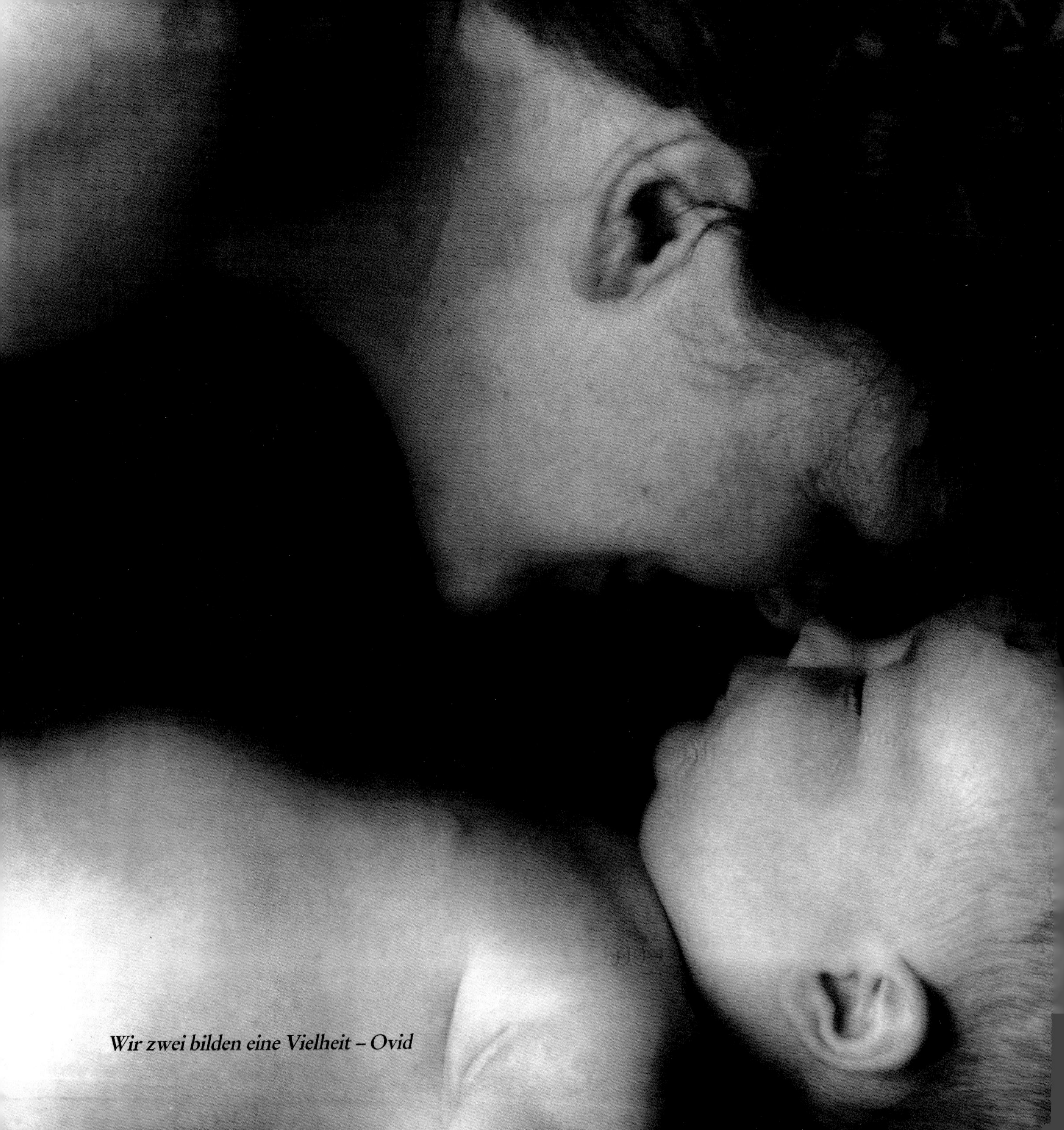

Wir zwei bilden eine Vielheit – Ovid

Mamatoto
Geheimnis Geburt

The Body Shop Team

Carroll Dunham
Frances Myers
Neil Barnden
Alan McDougall
Thomas L. Kelly
mit
Barbara Aria

Aus dem Englischen von
Wolfgang Bansemer-Hoffmann

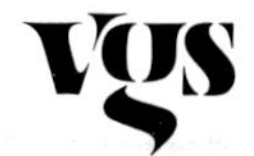

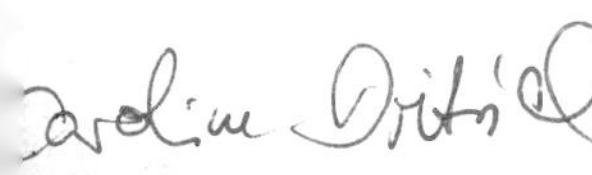

Die Deutsche Bibliothek – CIP-Einheitsaufnahme

Mamatoto: Geheimnis Geburt / The Body Shop Team. Carroll Dunham ... Aus dem Engl. von Wolfgang Bansemer-Hoffmann. – Köln : vgs, 1992
Einheitssacht.: Mamatoto <dt.>
ISBN 3-8025-1261-8
NE: Dunham, Carroll; Body Shop International <Littlehampton>; EST

Titel der englischen Originalausgabe:
Mamatoto, A Celebration of Birth
erschienen bei VIRAGO PRESS, London 1991

Gestaltung und Layout:
The Body Shop Design Team
Umschlaggestaltung:
The Body Shop Design Team
mit einem Foto von Gena Naccache
Satz: ICS Communikations-Service GmbH,
Bergisch Gladbach
Druck: Mohndruck, Gütersloh
Printed in Germany
ISBN: 3-8025-1261-8

INHALT

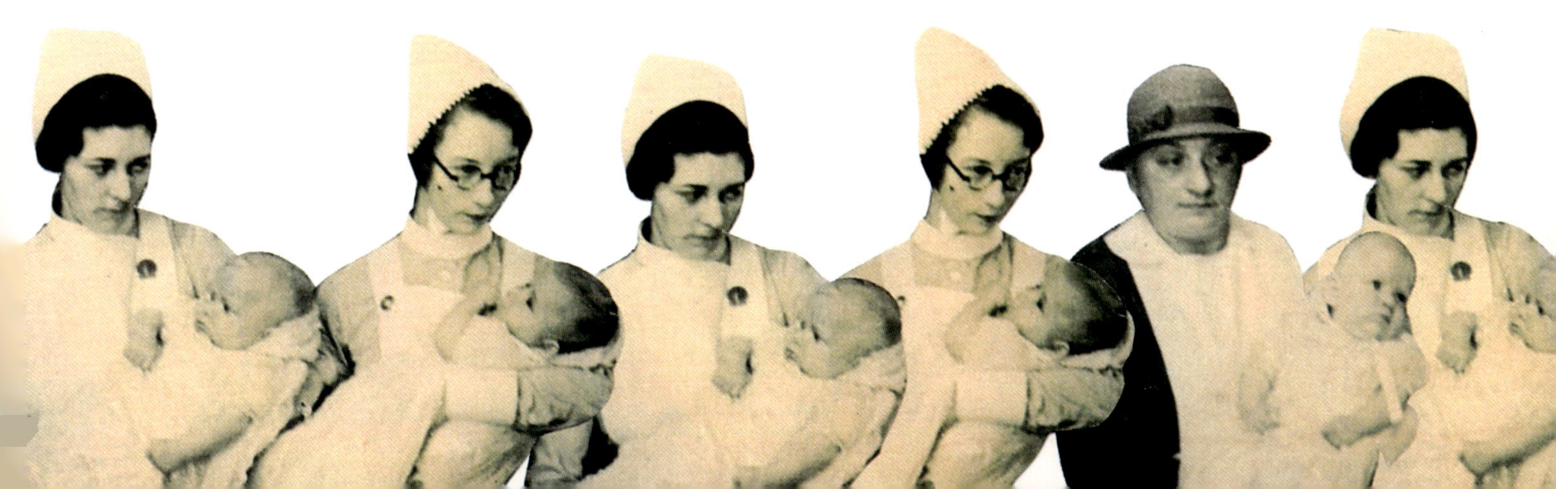

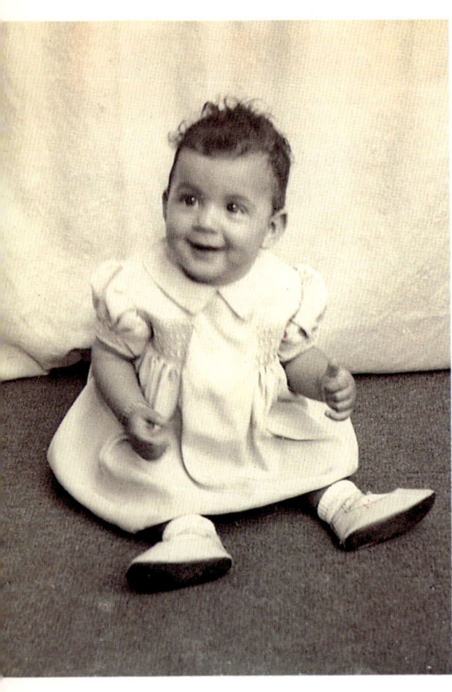

Einleitung

Zahlreiche Reisen in Länder jenseits des Äquators, wo ich mit Frauen sprach und Erfahrungen austauschte, machten mir klar, daß es einen reichen Schatz an Wissen über die Geburt gibt, der uns hier in der westlichen Welt bisher praktisch verborgen geblieben ist. Ich war fasziniert von den überlieferten Darstellungen – was diese Menschen über Empfängnis, Schwangerschaft, Geburt und Säuglingspflege wissen, ist so unterschiedlich zu unserer eigenen kulturellen Erfahrung –, und ich begann mich zu fragen: Was haben wir mit den Frauen in anderen Ländern gemein? Und was können wir von unseren Vorfahren lernen?

So fingen wir an, Geschichten von fremden Völkern zu sammeln und unsere eigene Vergangenheit nach ähnlichen Sammlungen zu durchforschen. Glauben Sie mir, meine Seele war vollkommen davon gebannt. Ich hatte ja keine Ahnung, welche Praktiken andere Kulturen ersonnen haben, um ihre Gefühle auszuleben – Praktiken, die sie ohne Unterbrechung durch Wissenschaft und Technologie seit Jahrhunderten betreiben. Zahlreiche dieser Rituale und Geschichten inspirierten die Schaffung unserer Produktpalette für Mutter und Baby, die wir Mamatoto nennen, was in Suaheli soviel bedeutet wie Mutter und Kind.

Vieles von dem Wissen, das wir zusammentrugen, erschien mir so sinnvoll, daß ich mich frage, warum es bei uns nicht als „gesichertes Wissen“ gilt. Im besten Fall ist es absolut zutreffend, zumindest jedoch aufregend und interessant.

Alles, woran ich mich bei meinem letzten Geburtserlebnis, das nun über zwanzig Jahre zurückliegt, erinnern kann, ist eine Krankenschwester, die den Arzt anschrie, weil er so verdammt unsensibel war, während er mich nähte, als ich hilflos ausgestreckt auf dem Operationstisch lag. Welche Wahl hatte ich denn? Warum mußte ich die Kontrolle über meinen Körper abgeben? Wir hatten keine Ahnung, welche Alternativen es gab, wie eine Geburt in anderen Ländern ablief. Je mehr ich seither gelernt habe, desto wütender wurde ich. Ich bin wütend darüber, daß viel zu viele Frauen ihren Körper kampflos dem Krankenhaus auslieferten. Wütend, daß veraltete westliche Geburtshilfetechnologie den Ländern der Dritten Welt aufgezwungen wird. Wütend, daß im rechtsstreitsüchtigen Amerika Kurpfuschertum und ärztliches Establishment drohen, die Hebammenkunst in die Geschichtsbücher zu verbannen. Und ich bin wütend, daß wir davon ausgehen, daß die „wissenschaftliche“ Methode dem praktischen Wissen, das Frauen über Tausende von Jahren durch Geburtserfahrungen gewonnen haben, überlegen sei.

Aber mein Gefühl eines unwiederbringlichen Verlustes ist nur ein Teil der Tragödie, die der Geburt anhängt. Geburt ist keineswegs stets eine beglükkende Erfahrung. Die schwarzen Seiten am Ende jedes Kapitels sollen uns daran erinnern.

Die *Mamatoto*-Geschichten stillten meine wachsende Neugier derart, daß ich es geradezu bedauerte, sie nicht früher gekannt zu haben. Hätte Gordon, mein Mann, mir die süßen Zärtlichkeiten eines Dogon-Liebhabers ins Ohr geflüstert und mich wie eine Nyinba-Mutter damit beruhigt und befriedigt, vielleicht wären meine Töchter nicht so streitlustig auf die Welt gekommen! Ich finde *Mamatoto* ungeheuer unterhaltsam, und die hier dargestellte Weisheit des gesunden Menschenverstandes beeindruckt mich. Ich habe so viel aus diesem vielfältigen Reichtum an Deutungen über das Wesen der Geburt gelernt, daß mir der Kopf vor lauter Möglichkeiten schwindelt. Ich vertraue darauf, daß meine Töchter ihren eigenen Körper besser kennen werden, daß sie sich bei einer Geburt kreativer und klüger verhalten werden, als es mir je möglich war. Walt Whitmans Worte klingen für immer nach: „Überprüfe alles, was man dir erzählt hat . . . entferne, was deine Seele beleidigt.“

Ich hoffe, daß *Mamatoto* uns helfen wird, alles, was man uns weismachen will, zu überprüfen und uns daran zu erinnern, was wir vielleicht schon einmal wußten: Daß wir durch die Pflege unserer eigenen Körper und der Körper unserer Kinder, durch die elementare Sprache der Berührung, durch Massage, Aromatherapie, Baden und Stillen, anfangen können, unsere Hoffnungen auf eine freundlichere und sanftere Zukunft zu erfüllen.

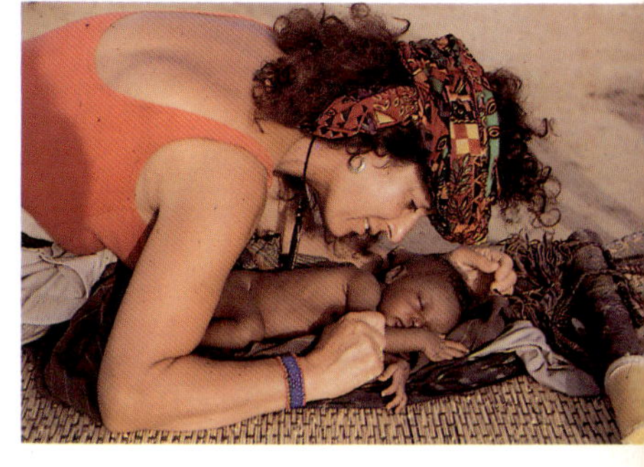

ANITA RODDICK,
GRÜNDERIN UND GESCHÄFTSFÜHRERIN
VON THE BODY SHOP

Anita Roddick

Anmerkung:
Zuweilen entwickeln sich Ansichten rascher als die Sprache. In Ermangelung besserer Alternativen haben wir widerwillig die Begriffe *westlich, Eingeborene, Dritte Welt, industrialisiert* und *nicht-industrialisiert* verwendet, um komplexe Bilder von mannigfaltigen Kulturen darzustellen. Mögen unsere Kinder treffendere und genauere Worte finden.

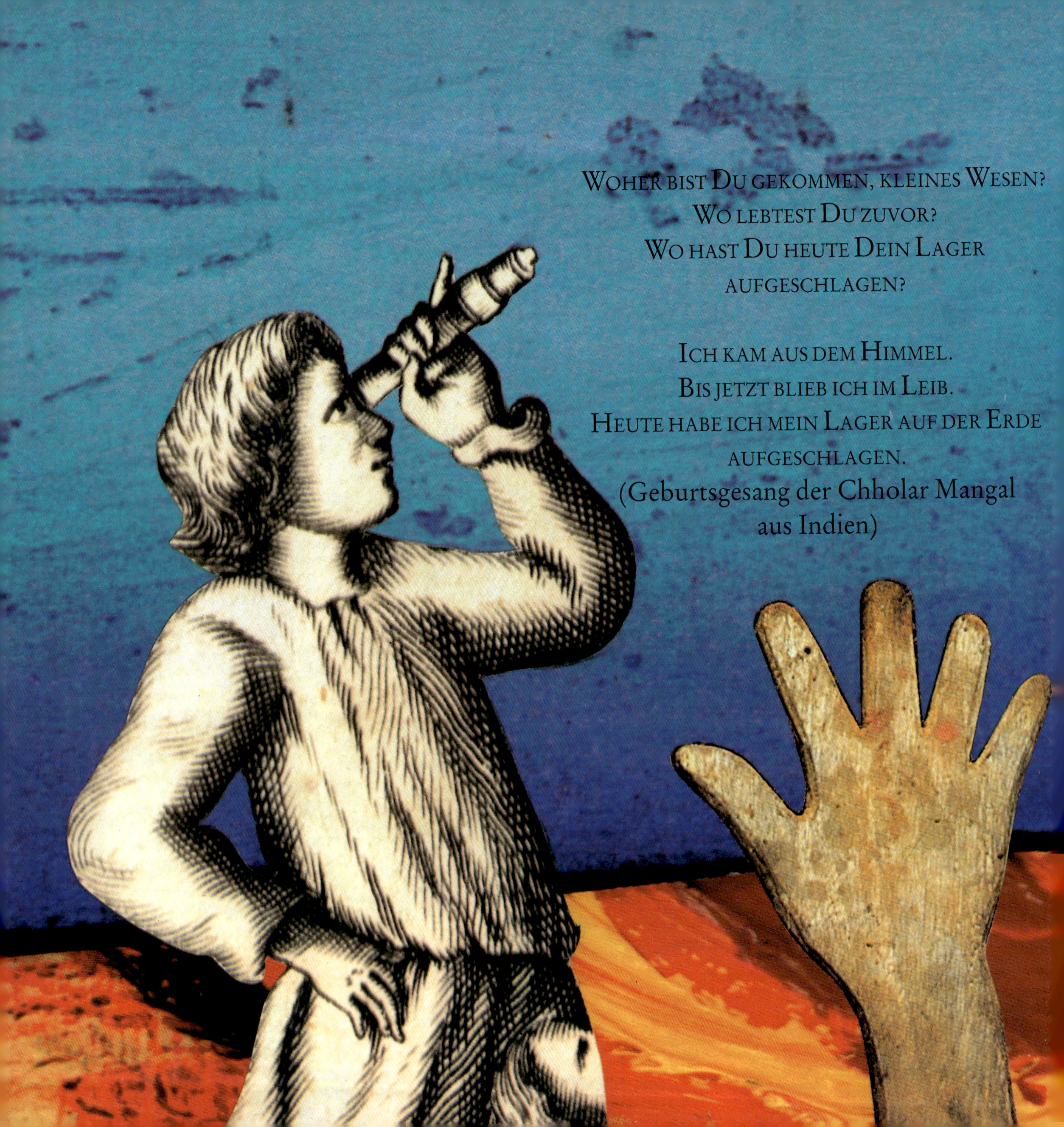

Woher bist Du gekommen, kleines Wesen?
Wo lebtest Du zuvor?
Wo hast Du heute Dein Lager
aufgeschlagen?

Ich kam aus dem Himmel.
Bis jetzt blieb ich im Leib.
Heute habe ich mein Lager auf der Erde
aufgeschlagen.
(Geburtsgesang der Chholar Mangal
aus Indien)

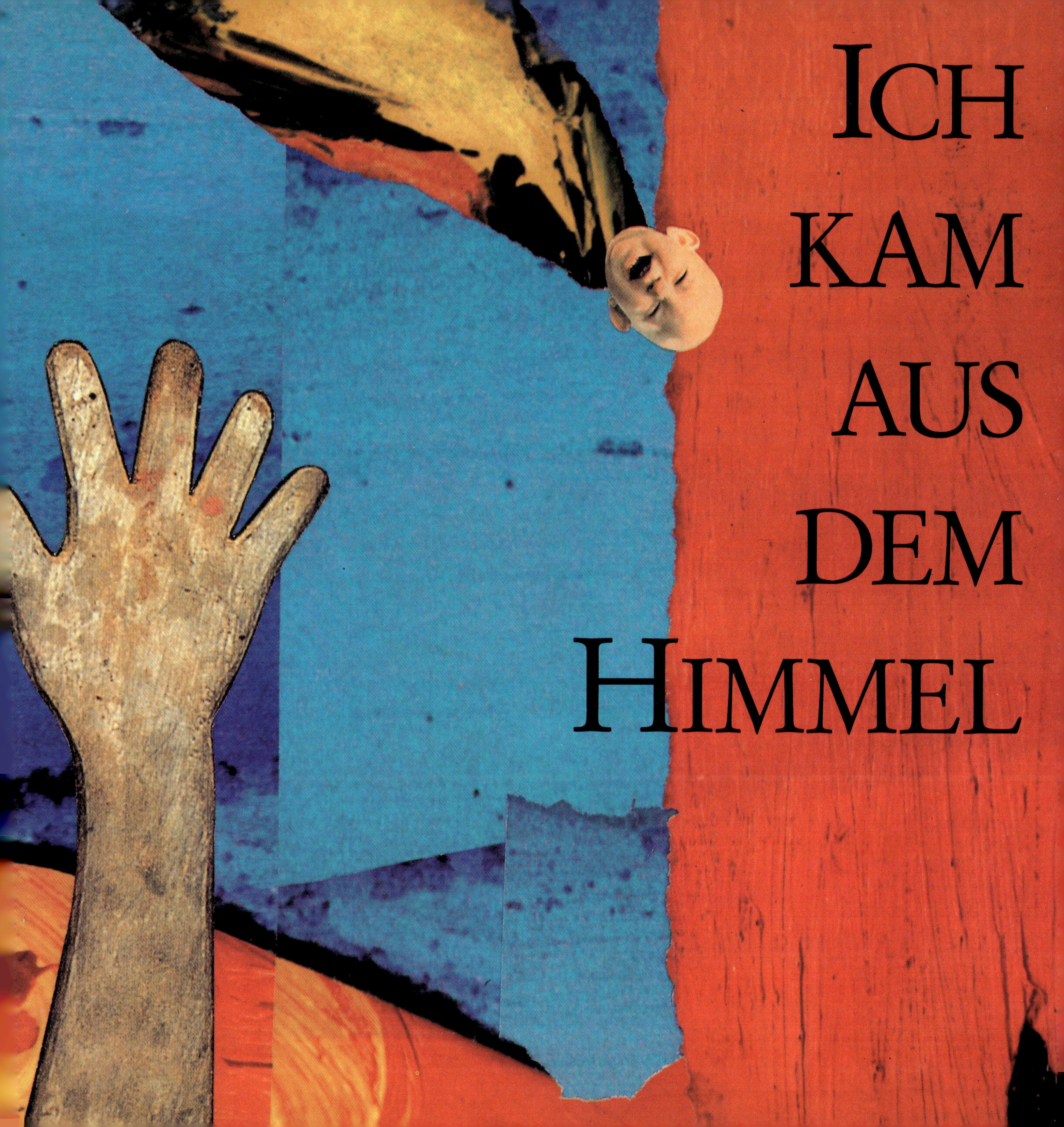

Ich kam aus dem Himmel

Das Geheimnis der Empfängnis beschäftigt die Menschen seit Urzeiten. Seit unsere haarigen Vorfahren in den Ebenen der Savanne sich zum ersten Mal am Kopf kratzten, während sie aufstrebenden philosophischen Gedanken nachhin-

gen, haben die Menschen im Verlauf der Geschichte in aller Welt Antworten ersonnen, die poetisch verträumt das Wunderbare ausdrücken, das wir noch heute empfinden, wenn wir erfahren, daß wir ein Kind gezeugt haben.

In seltenen Augenblicken der Muße, wenn die Abenddämmerung sanft durch den Baldachin des Amazonaswaldes schimmert, dichte graue Nebelschleier über einer Küste in Schottland hängen oder der afrikanische Nachthimmel über einer dürren Wüste in einem Schwarm von Sternschnuppen explodiert, klingen einfache Fragen im Wind: Woher kommen wir? Sind wir, wie viele Menschen glauben, von Gott gesandt, oder bringt uns der Klapperstorch? Kommen wir vom Himmel oder von der Erde?

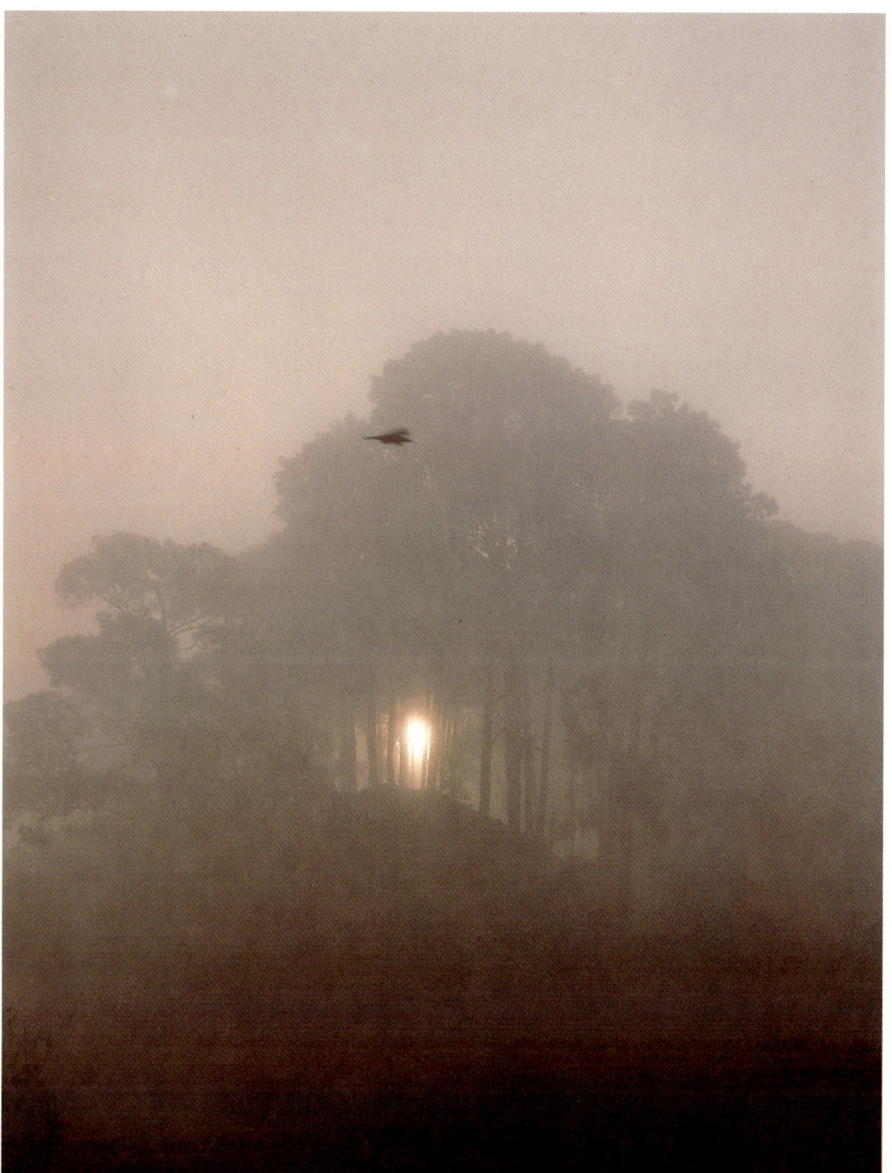

Im Verlauf der Menschheitsgeschichte haben Männer und Frauen in aller Welt Erklärungen zur Entstehung des Lebens, das unserem Körper entspringt, ersonnen. Wenn sich das neue Leben in ihr zu regen beginnt, staunt eine schwangere Frau über das Geheimnis und das Wunder der Schöpfung.

Wir in der westlichen Welt glauben weder, wie die australischen Ureinwohner, daß Babys von der Erde kommen, noch vom Himmel. Und dennoch, trotz all unserer Kenntnisse über Eier, Sperma und DNA, der komplizierte Prozeß der Empfängnis und der Befruchtung findet in unserem Körper statt, ohne daß wir uns dessen gewahr werden. Vielleicht trinken wir gerade eine Tasse Kaffee oder stehen mitten im Stau, wenn – drei bis sechsunddreißig Stunden nach dem Liebesakt – die Spermienzelle in das Ei eindringt. Tatsächlich unterscheiden sich unsere Erfahrungen mit der Empfängnis nicht so sehr von den Erfahrungen der Frauen und Männer in der ganzen Welt. Wir

Die Babys waren kleine Sterne aus dem Reich der Seelen und . . . als sie zum ersten Mal auf die Erde kamen . . . kamen sie aus dem Himmel und hatten keine Namen. (Osage-Indianer)

Abendstern, Du geleitest all die Dinge, die der helle Tag verstreut hat. Du bringst das Schaf, Du bringst die Ziege, Du bringst das Kind der Mutter zurück. (Sappho, 612 v. Chr.)

können sie nicht sehen noch spüren, und obschon wir die Theorie durchdringen, kennen wir nicht alle Antworten. Wir können lediglich Vermutungen anstellen. Vermutungen, wie sie jener Kanuri-Mann anstellte, als er sagte, seine Frau wäre schwanger, weil sie gleichzeitig zum Orgasmus gekommen seien: „Wie sonst kann eine Frau ein Baby empfangen?"

Warum bist du dieses und nicht ein anderes Mal schwanger geworden? Das Baby, das nach neun Monaten aus deinem Körper drängt, ist das Resultat eines zufälligen Zusammentreffens einer ganz besonderen Samenzelle mit einem ganz besonderen Ei – ein Zusammentreffen, dessen Wahrscheinlichkeit geringer ist als die Chance, daß zwei Menschen zusammentreffen, die an entgegengesetzten Enden der Welt geboren wurden.

Warum hat von bis zu zweihundert Millionen Samenzellen diese eine mit ihrer eigenen genetischen Struktur sich mit diesem einen Ei verschmolzen, um dieses einzigartige Kind zu erzeugen?

Was hast du gerade gemacht, als die genetische Bestimmung deines Kindes geschrieben wurde? (In Indien gebietet die Tradition, in der sechsten Nacht nach der Geburt zu wachen, wenn der Besuch der Göttin bei dem Kind erwartet wird, die ihm sein Schicksal auf die Stirn schreibt.)

WER LEBT IN DIR
UND STREBT ZUM LEBEN
WIE DER MELONENSAMEN DES
VERGANGENEN JAHRES?
BIST DU DEINES VATERS VATER,
ODER SEIN BRUDER,
ODER GANZ JEMAND ANDERES?
WESSEN GEIST IST ES, DER IN
DIR STECKT, KLEINER KRIEGER?
(Tauflied der Didinga, Ostafrika)

Hast du dich gefragt, wem dieses entstehende Kind nachschlagen wird – wessen Gene die Form seiner Augen, seiner Füße, die Gestalt seiner Nase, die Facetten seiner Persönlichkeit bestimmen? Von der Empfängnis an steht die genetische Bestimmung des Kindes fest und welche Merkmale seiner Ahnen es in Zukunft weitertragen wird – ein Phänomen, das sich in der Theorie der Reinkarnation widerspiegelt.

Eine Borkenzeichnung australischer Ureinwohner zeigt die Erdenmutter, die die Kinder für das Reich der Geister zur Welt bringt.

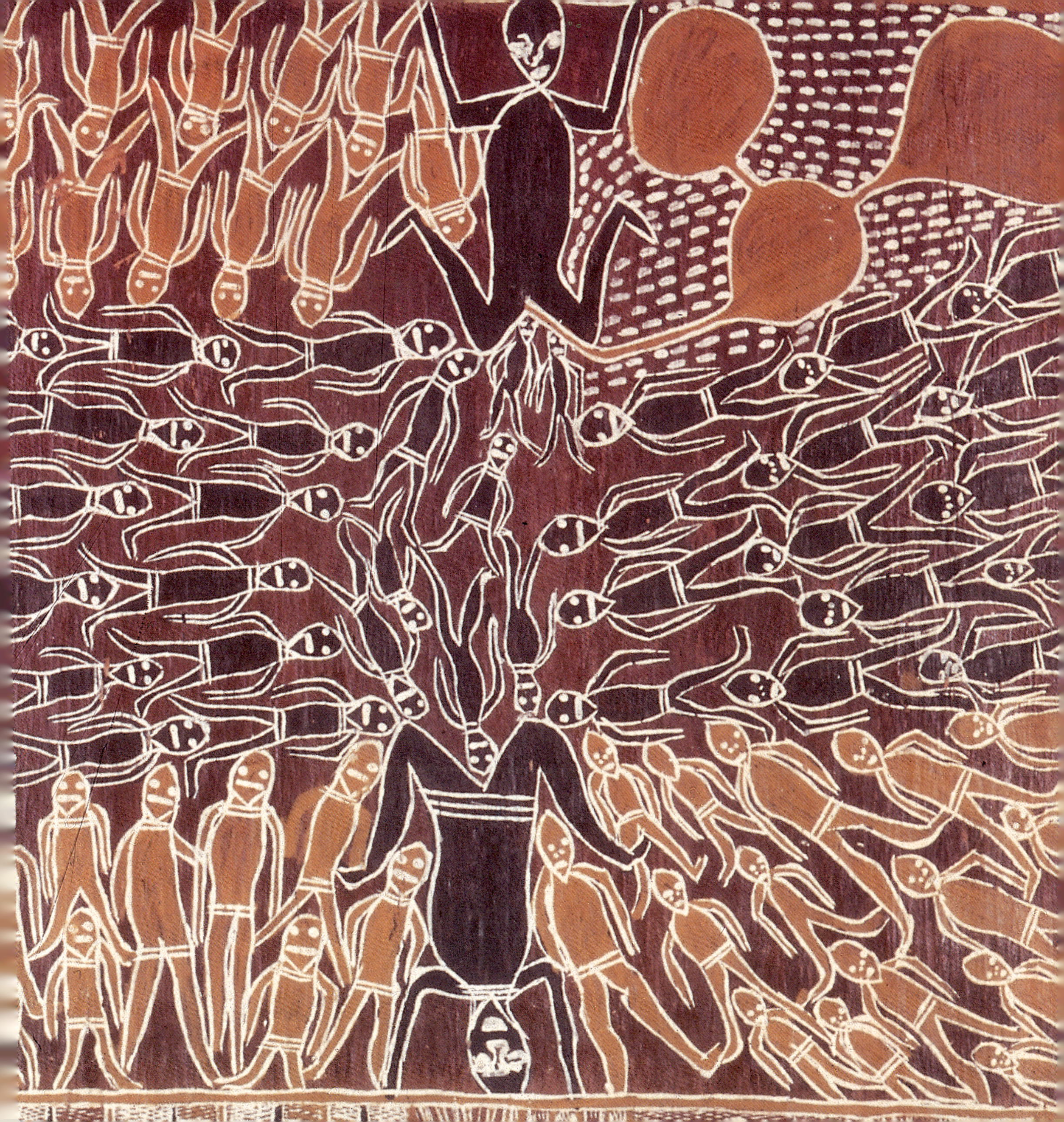

Woher bist Du gekommen, mein Kind? Aus dem Über-all in das Hier. Woher erhieltest Du Augen, so blau? Vom Himmel, den ich durchdrang. (George MacDonald)

Die Kraft der Worte

Das Volk der Dogon in Westafrika hängt der wohl poetischsten aller Empfängnistheorien an: Sie glauben an die Kraft des Wortes, um Kinder zu zeugen. Jedesmal, wenn ein Dogon-Mann Liebesworte spricht, die eine Frau hört, trägt er zu ihrer Fruchtbarkeit bei. Um ein Kind zu zeugen, muß der Mann der Frau vor der Vereinigung sanft die alten Geschichten der Vorfahren ins Ohr flüstern. Seine Worte dringen in ihr Ohr, durchdringen ihre Kehle und ihre Leber und legen sich als Spirale um die Gebärmutter, wo sie das himmlische Fruchtwasser bilden, das den Samen des Mannes aufnimmt.

In zahlreichen Kulturen gelten Geburt und Tod als Mysterien, die einander in ewigem Kreislauf ablösen, so daß die Geschichte des Lebens nicht Anfang noch Ende kennt, und das Kind, das den Bauch rundet, ist kein neues, sondern ein erneuertes Leben. Bei der Geburt eines Ainu-Kindes in Japan gedenkt man des Großvaters mit den Worten: „Er ist nicht gestorben, er fiel in den Schoß seiner Tochter."

In einigen Teilen Afrikas und Asiens glauben die Menschen, daß Kinder als Geister in besonderen Häusern ihrer Ahnen hausen. Die westliche Wissenschaft lehrt uns, daß der Körper eines Mädchens bei der Geburt mit vierhunderttausend Eiern ausgestattet wird – potentielle Kinder. Die Aborigines glauben, daß die alte Erdenmutter vor langer Zeit sämtliche Kinder, die jemals geboren werden sollen, als Geister zur Welt gebracht hat, und daß sie sie nicht in den Eierstöcken der Frau, sondern an geheiligten Stätten in der Nähe von Flüssen, Bergen, Höhlen und Gummibäumen angesiedelt hat. Hier warten diese Geisterkinder nun darauf, in eine vorbeigehende Frau zu schlüpfen, um aus ihr geboren und so Teil des irdischen Lebens zu werden. (Frauen, die nicht schwanger werden möchten, meiden diese Stätten natürlich nach Möglichkeit – wenn das nicht möglich ist, verkleiden sie sich als alte Frauen!)

Die brasilianischen Tapirape-Indianer glauben, daß die Geisterkinder sich ihren Gastmutterleib sehr sorgfältig aussuchen – so, als ob jede Mutter und ihr Kind füreinander bestimmt wären. Das Geisterkind zwängt sich in verschiedene Gebärmütter, um die zu finden, die am besten paßt. Schenkt man dem Tapirape-Schamanen Glauben, der die Aufgabe hat, die Geister feierlich zu den verschiedenen potentiellen Müttern zu geleiten, entscheiden diese: „Ich glaube nicht, daß ich hier bleiben werde", oder: „Die hier ist genau richtig, ich werde diese Frau zu meiner Mutter wählen."

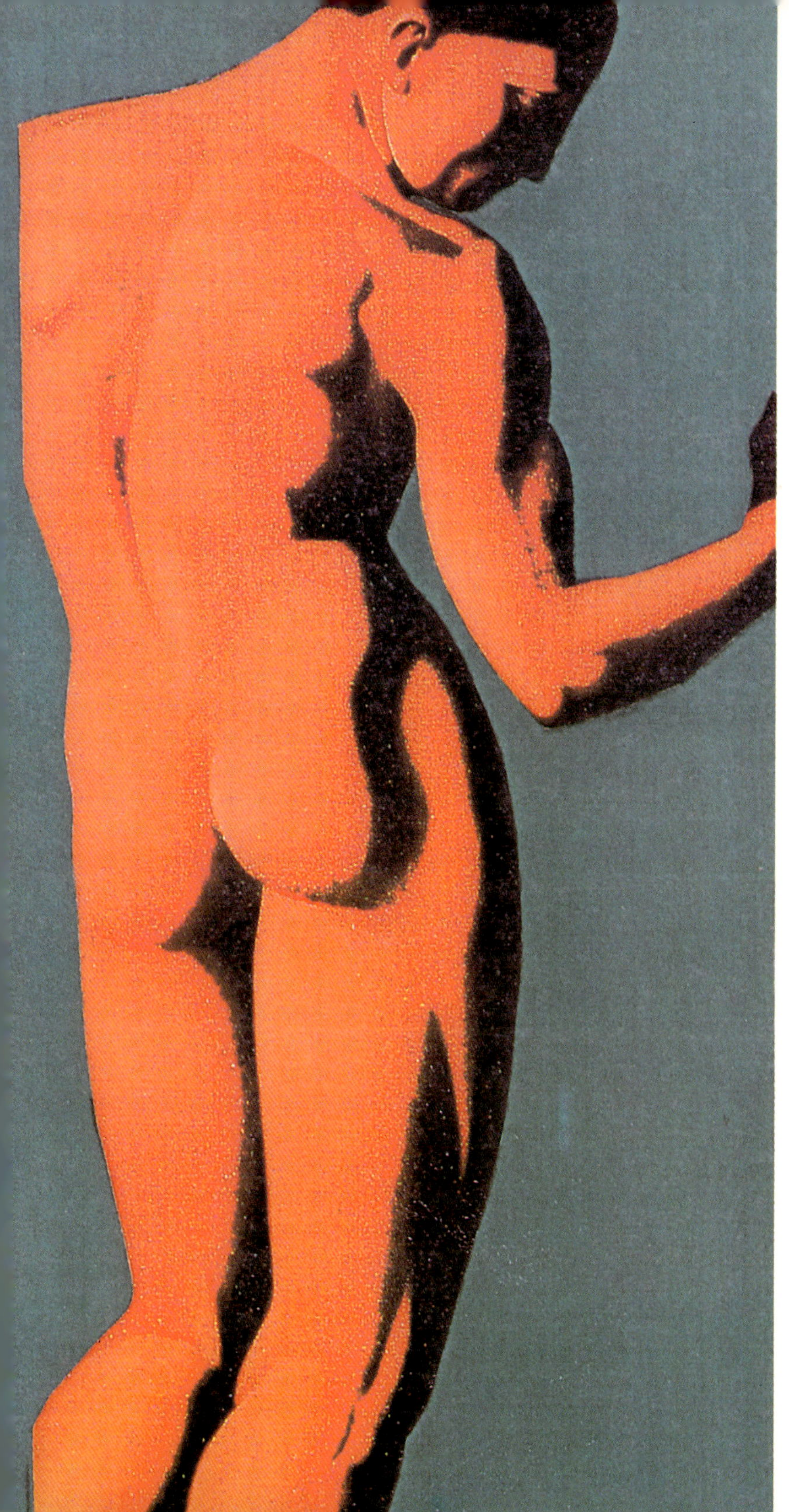

Nur durch den Mann?

In den Empfängnistheorien kommt oftmals das jeweilige Rollenverständnis von Mann und Frau in der Gesellschaft zum Ausdruck. Es dürfte schwer sein, eine moderne westliche Frau zu finden, die bereit wäre, die Theorie zu akzeptieren, daß sie an der Entstehung des Kindes in ihrer Gebärmutter keinen Anteil gehabt habe, und dennoch haben die Europäer über Tausende von Jahren genau das geglaubt.

Als Hippokrates, der große Arzt der alten Griechen, behauptete, daß aus dem Monatsblut, das sich während der Schwangerschaft in der Gebärmutter staue, das Fleisch des Kindes entstehe, begehrte Aristoteles entschieden auf: Nur der männliche Samen könne für die Zeugung von Leben verantwortlich sein. Im zweiten Jahrhundert n. Chr. forderte Galen, ein anderer griechischer Arzt, Aristoteles mit einer brandneuen Theorie heraus: Er glaubte, die Frauen beherbergten vorfabrizierte „Fertig-Embryos“ in ihrem Uterus. Der in sie ejakulierte Samen sprenge die Hülle, die diesen Embryo umgäbe, und ermögliche ihm die Entwicklung zum Kind. Da jedoch niemand so genau wußte, was der Uterus war, und niemand je ein weibliches Fortpflanzungsorgan gesehen hatte, wurde diese Theorie zurückgewiesen. Erst Ende des

18. Jahrhunderts wurde in der westlichen Welt die Rolle der Frau bei der Empfängnis anerkannt.

In einigen Kulturen glauben die Menschen noch heute, daß nur der Mann für die Empfängnis verantwortlich sein kann. Die Frau ist lediglich ein „geliehener Schoß". Bei den Malaien z. B., wo der Mann als das höhere, rationale Wesen gilt, glaubt man, daß das Leben des Kindes im Gehirn des Mannes beginnt. Dort entwickelt sich der Fötus vierzig Tage, bevor er in den Penis des Vaters herabsinkt, um während des Geschlechtsverkehrs in den dunklen, erdigen Schoß der Mutter geschleudert zu werden.

Auf der anderen Seite leugnen einige Völker jegliche Rolle des Vaters bei der Empfängnis des Kindes. Bei den Ashanti, einem matriarchalischen Volksstamm in Westafrika, glaubt man, daß Kinder ausschließlich aus dem mütterlichen Monatsblut entstehen. Die Imerian- und Betsileo-Völker auf Madagaskar glauben, daß der erste Geschlechtsverkehr den Zyklus der Kindgeburt bei einem Mädchen auslöst, und daß sie ab diesem Zeitpunkt nicht weiter der Hilfe des Mannes bedarf, um Kinder zu bekommen.

In der modernen westlichen Wissenschaft werden die Vorstellungen zur Empfängnis von unserer Einstellung zu zwischengeschlechtlichen Beziehungen beeinflußt. Wir neigen dazu, die Verschmelzung von Sperma und Ei als eine Art romantischer Begegnung zwischen Gegensätzen anzusehen, oder sogar als heftigen Kampf der Samenzelle, die sich den Weg zum wartenden Ei freikämpft, um sich hineinzuzwängen. Immer mehr schwindet heutzutage allerdings die Vorstellung männlicher Eroberung, zugunsten des Bildes vom „großen, haarigen Ei, das das winzige Spermium verschlingt". Das Ei – die größte weibliche Körperzelle – ist tatsächlich dreißigmal größer als eine Samenzelle, die die kleinste Zelle des männlichen Körpers darstellt.

Mehrere Spermien schwimmen im Eiter umher, stoßen wahllos zum Ei vor und beginnen umgehend sich zu winden, als wollten sie versuchen, zu entrinnen, bevor sie von der gallertigen äußeren Schicht festgehalten werden. Erst nachdem das Ei ein chemisches Signal zur „Verführung" gegeben hat, hören die Spermien auf zu zappeln und sekretieren eine Flüssigkeit, die ein Loch in die Gallerte bis ins Innere des Eis frißt. Sobald das dem Loch am nächsten stehende Spermium in das Ei eingedrungen ist, verfestigt sich das Gelee, hält auf diese Weise die Samenzelle im Innern fest und schließt die anderen aus. Und damit fängt die Geschichte an.

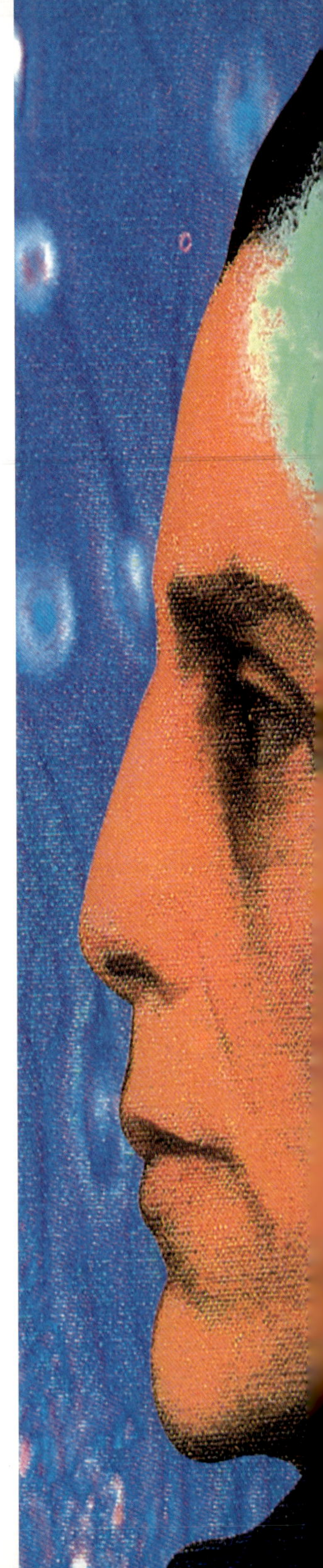

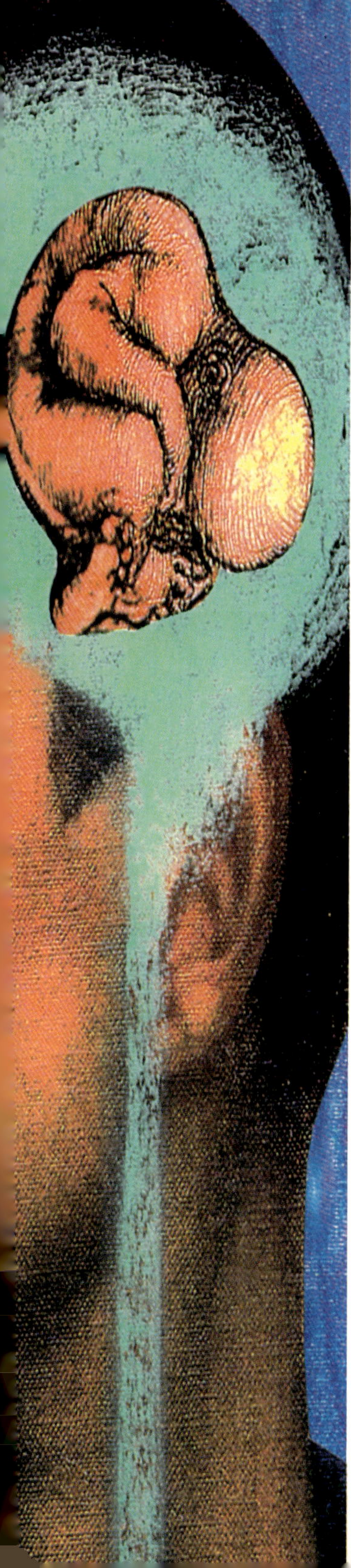

Was hat das mit Liebe zu tun?

Was dann zwölf Stunden später geschieht, ist weitaus romantischer, da nun die winzigen DNA-Stränge des Eis und des Spermas einander kreuzen, berühren und verbinden, um diese einzigartige Lebensform zu bilden, die später das Kind ausmacht.

Daß wir uns sexuell vermehren und nicht geschlechtslos klonen wie die Amoebe, ist der Grund dafür, daß wir so verschieden voneinander sind – deshalb hat unser Kind möglicherweise genetisch mehr Ähnlichkeit mit einem Kind, das sich im Leib einer Stammesfrau Tausende von Meilen entfernt in Neuguinea einnistet, als mit dem Kind von nebenan.

Aber obwohl die meisten Menschen auf der Welt davon ausgehen, daß der Geschlechtsverkehr zur Zeugung von Kindern führt, gibt es auch andere Theorien.

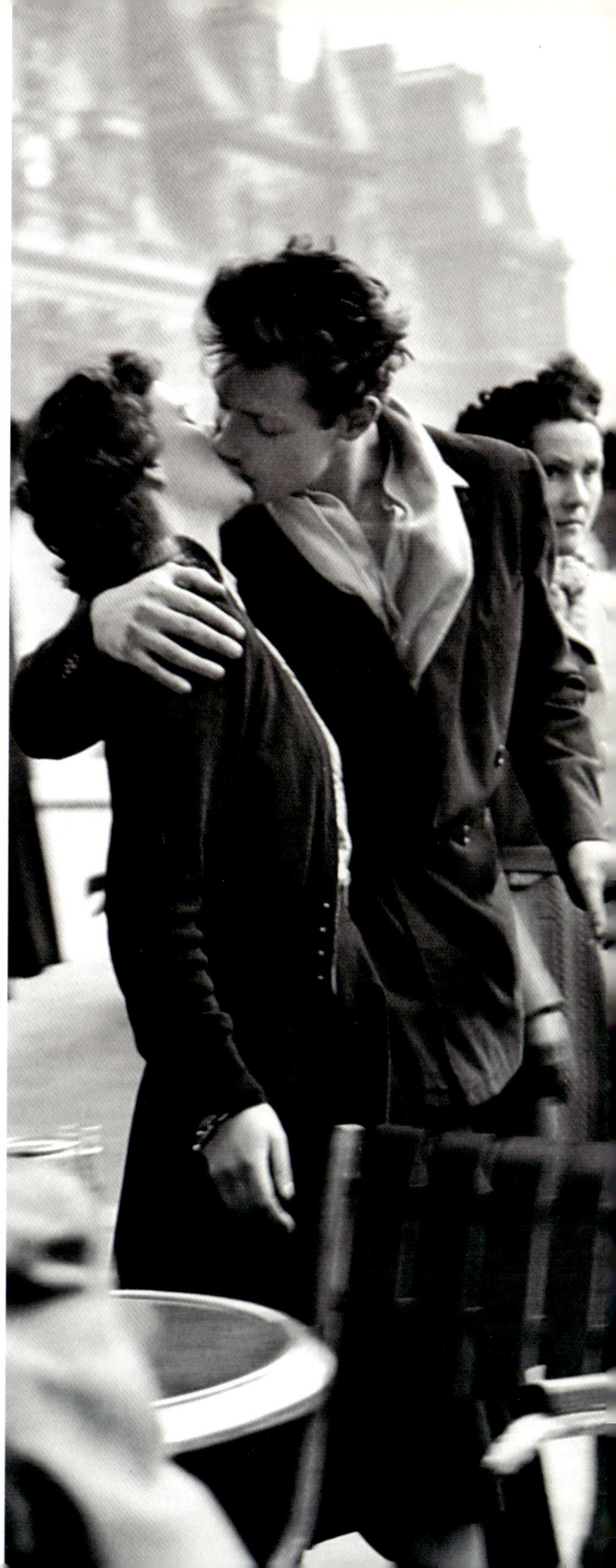

Während der Durchführung von Interviews für dieses Buch fragte eine kinderlose Forscherin die nepalesische Stammesfrau Sita bei der Feldarbeit: „Wie wirst du schwanger?“ Sita, Mutter von neun Kindern, wälzte sich vor Lachen am Boden: „Ihr Ausländer habt so wenige Kinder und fangt erst an, wenn ihr so alt seid . . . Wißt ihr nicht, wie es geht? Wenn ein Mann und eine Frau sich lieben, schweben die Seelen der Menschen, die in den vergangenen vierzig Tagen gestorben sind, um sie herum, weil die Seelen die Buttermilch (Samen) des Mannes mögen. Wenn der Penis des Mannes in den Körper der Frau eindringt, schlüpft eine Seele mit hinein, um die Buttermilch zu kosten. Wenn die Seele erst einmal in die Frau geschlüpft ist, entstehen aus der Buttermilch die Knochen des Kindes, und das Monatsblut der Frau wird zu Fleisch.“

Einige Volksgruppen stellen keine Verbindung zwischen Geschlechtsverkehr und Empfängnis her. Sie glauben, wie z. B. einige südafrikanische Stammesfrauen, daß, wenn sie sich während eines Regenschauers niederlegen, ihre Saat befruchtet wird. Vor dem Zweiten Weltkrieg glaubten die Einwohner der Trobriand-Inseln im Südpazifik, daß der Geschlechtsverkehr zwar den Körper der Frau auf die Empfängnis vorbereite, daß sie das Kind jedoch während eines Bades im Ozean empfange. Kinder kamen nach ihrer Überzeugung aus dem heiligen Seetang, der im Wasser treibt – keine so abwegige Vorstellung angesichts der wissenschaftlichen Theorien von der Entstehung des ersten Lebens aus dem Meer!

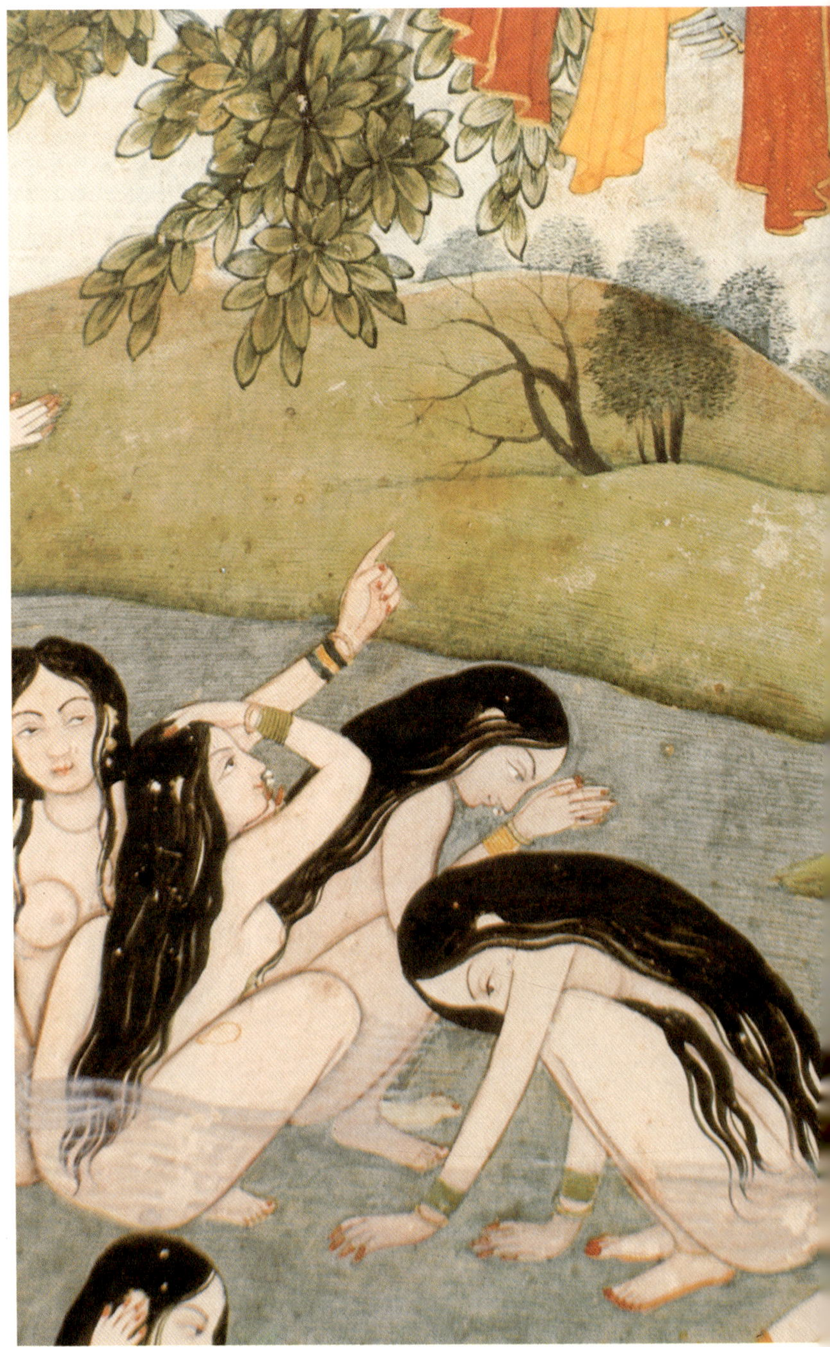

Samentierchen

Im Italien des sechzehnten Jahrhunderts entdeckte der Wissenschaftler Gabriello Fallopio bei der vergeblichen Suche nach Samen in den Eierstöcken ein paar „Röhren", die zur Gebärmutter führten und die heute nach ihm benannt sind. Erneut gewann die Rolle des Vaters für die Kindeszeugung Oberhand, und als einige Jahre später ein Schüler des großen Mikroskopherstellers Antony van Leeuwenhoek kleine *animaculae* (Tierchen) entdeckte, die in einem Samenpräparat herumwimmelten, schien der sichere Beweis erbracht. Samen, so wurde verkündet, enthält *Spermatozoen* – Samentierchen. Die Wissenschaftler schwelgten in dieser neuen Erkenntnis. Beim Blick durch ihre Mikroskope glaubten sie, kleine Männchen in menschlichen Samenpräparaten schwimmen zu sehen, und in Eselssamen wurden kleine Esel gesichtet.

Eines der schrulligsten Experimente wurde etwa hundert Jahre später von einem italienischen Biologen durchgeführt, der ein paar Fröschen Tafthosen anzog, so daß bei der Paarung Sperma aufgefangen wurde, anstatt zu den weiblichen Eiern zu gelangen. Dann mischte er einige der aufgefangenen Spermien mit weiblichen Eiern, und siehe da – Heureka! –, die Eier wurden befruchtet. Dies war nach Überzeugung jenes Biologen der Beweis, daß männliches Sperma in der Lage sei, die kleine Kaulquappe, die in jedem Ei warte, zum Wachsen zu bringen.

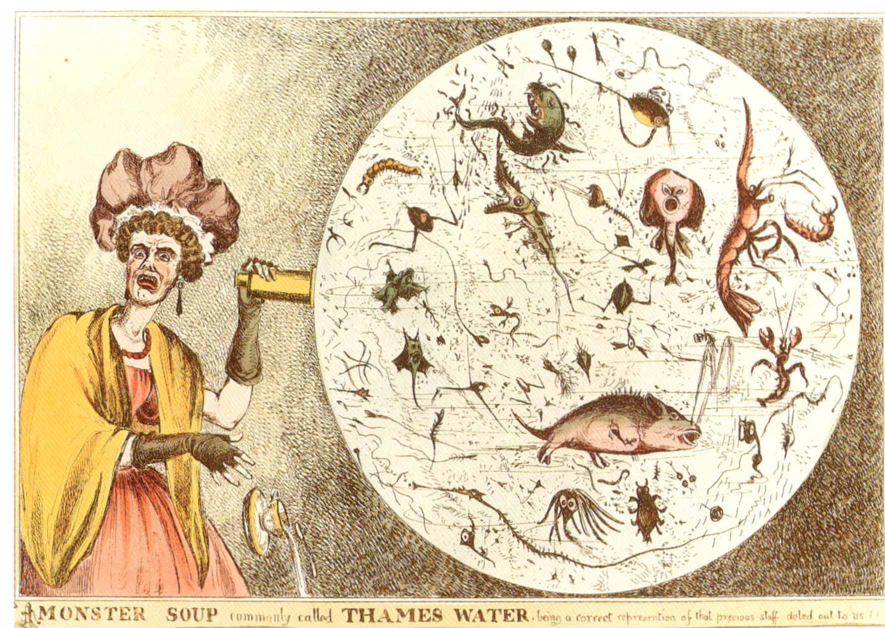

MONSTER SOUP commonly called THAMES WATER, being a correct representation of that precious stuff doled out to us!!!

Erst gegen Ende des letzten Jahrhunderts kamen zwei deutsche Wissenschaftler – der eine beim Studium des Seesterns, der andere beim Seeigel – endlich zu dem Ergebnis, daß Frauen am Zeugungsprozeß ebensoviel Anteil haben: Sie beobachteten zum ersten Mal eine Samenzelle bei der Penetration eines Eis, was zum Verschmelzen zweier Zellen zur Bildung einer neuen Zelle führte – ein Kind in der Entstehung.

Kinder kommen wie der Regen

Den Rekord als Mutter mit den meisten Kindern hält eine russische Frau, die zwischen 1725 und 1765 69 Kindern das Leben schenkte: 16 Paar Zwillingen, 7mal Drillingen und 4mal Vierlingen.

Ein Sprichwort der mexikanischen Mixteca-Indianer sagt: „Kinder kommen wie der Regen." Wo das Leben mit dem Land eng verbunden ist und das Überleben von der keimenden Saat im regengetränkten Boden abhängt, erhält die Fruchtbarkeit eine besondere Bedeutung. In Ackerbaugesellschaften gehört Kinderreichtum nicht nur zum Leben wie Aussaat und Ernte, er ist gleichermaßen lebenswichtig. Denn, wie die Mixtecas sagen: Ohne Wasser stirbt die Ernte, und ohne Kinder geht das Leben in der Gemeinschaft nicht weiter.

Die Beziehung zwischen der Fruchtbarkeit des Bodens und der Fruchtbarkeit der Frau hat sich in den Ritualen der Menschen, die vom Ackerbau leben, verewigt. Wenn wir bei einer Hochzeit Braut und Bräutigam mit Konfetti bewerfen, zeigen sich hier die Reste eines solchen Brauchs: Früher wurde Reis geworfen, da man die Vorstellung hegte, daß die Fruchtbarkeit der Pflanze sich auf jeden übertrug, der sie berührte. Fruchtbarkeitsassoziationen haben sich in unserer Kultur allerorts festgesetzt, und wir halten solche Traditionen in der Regel aufrecht, obschon die ursprüngliche Bedeutung längst verlorengegangen ist. Zum Beispiel schmückt das Schleierkraut als

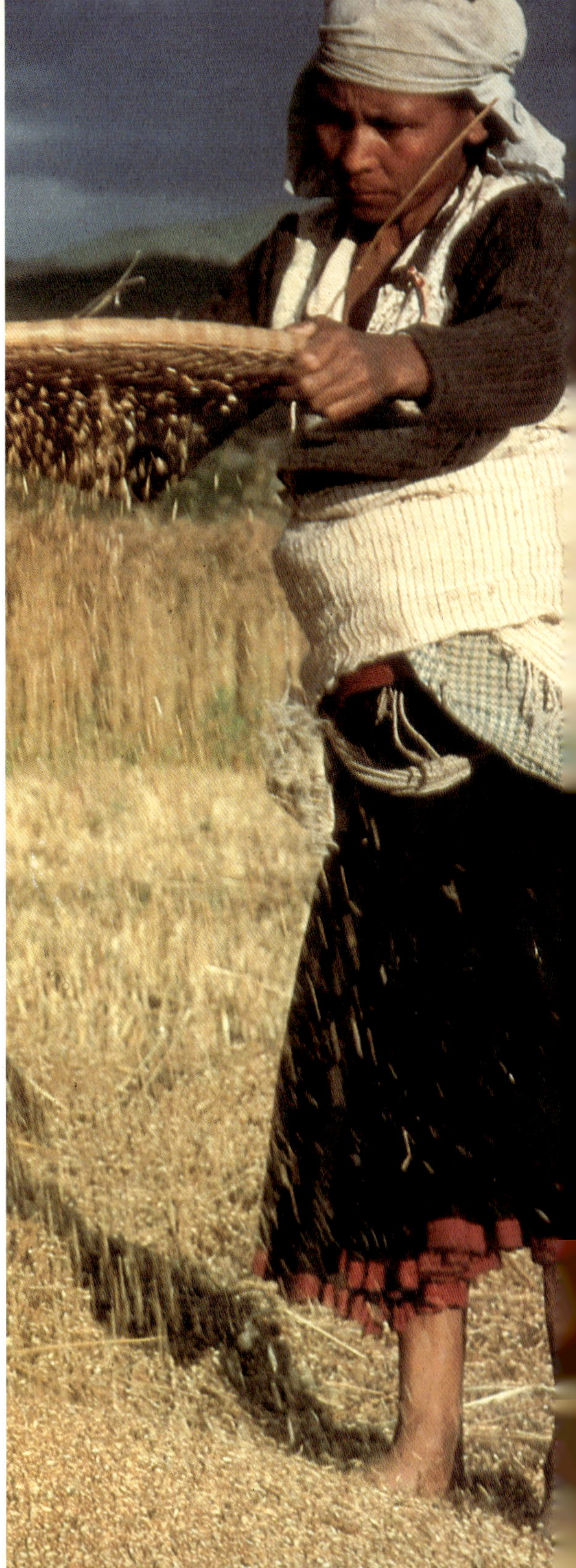

Die Fruchtbarkeit der Erde wird häufig mit der Fruchtbarkeit und Gebärfähigkeit des Frauenkörpers verglichen. Eine Newar-Frau trennt die Spreu vom Weizen. Bhaktapur, Nepal.

Symbol der Fruchtbarkeit noch heute den traditionellen Brautstrauß, und alte Schuhe, die das weibliche Geschlechtsorgan symbolisieren und Kinderreichtum bringen sollen, werden in einigen Teilen Europas noch heute an das Auto des Hochzeitspaares angebunden.

In Indonesien, wo die Verbindung von fruchtbarem Land und der Empfängnisbereitschaft der Frau noch die Vorstellung prägt, wird die heranreifende Reisernte wie eine schwangere Frau behandelt. Niemand darf plötzlichen Lärm machen oder den Reis stören, bis er geerntet wird.

Für viele Frauen bedeutet die Mutterschaft nicht nur eine Anhebung ihres Status in der Gemeinschaft, sondern auch eine persönliche Erfüllung. Selbst in unserem Kulturkreis, wo Kinder nicht nötig sind, um den Reichtum der Familie zu mehren oder an der Feldarbeit teilzunehmen, gelangen viele Frauen in ihrem Leben an einen Punkt, wo die Sehnsucht nach Mutterschaft, nach Erfahrung der eigenen Fruchtbarkeit alles andere in den Schatten stellt. Die jüngste Entwicklung der künstlichen Besamung und Retortenbefruchtung wirft eine breite Palette moralischer und ethischer Probleme auf, gibt dem Mann und der Frau jedoch auch die Hoffnung auf eine Empfängnis, von der ihre Vorfahren nicht einmal träumen konnten.

Bei den Nomadenkulturen, wie z. B. den !Kung in Botswana, sind Kinder keine ökonomische Notwendigkeit (tatsächlich erschweren zu viele Kinder das Leben), dennoch heißt es, das Geburtserlebnis verändere die Frau für immer.

Bei den Lappen in Lappland und bei einigen afrikanischen Stämmen erhalten die Eltern nach der Geburt ihres ersten Kindes andere Namen – Mutter der Oba oder Vater des Ayo – weil sie durch die Elternschaft neue Menschen geworden sind und neue Namen brauchen, um ihre neue Rolle zu reflektieren.

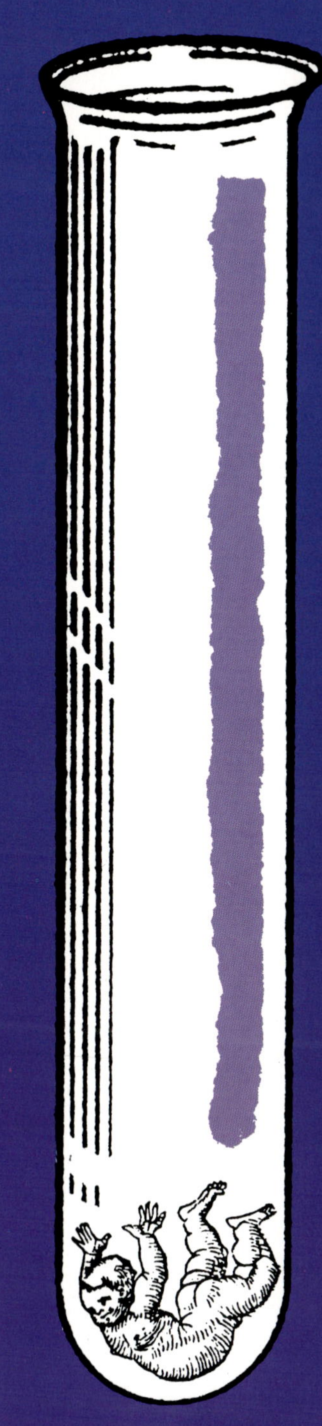

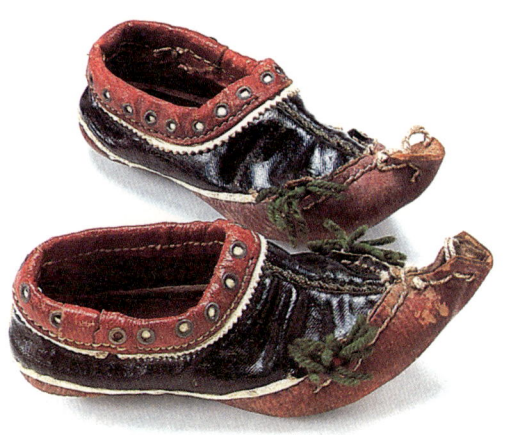

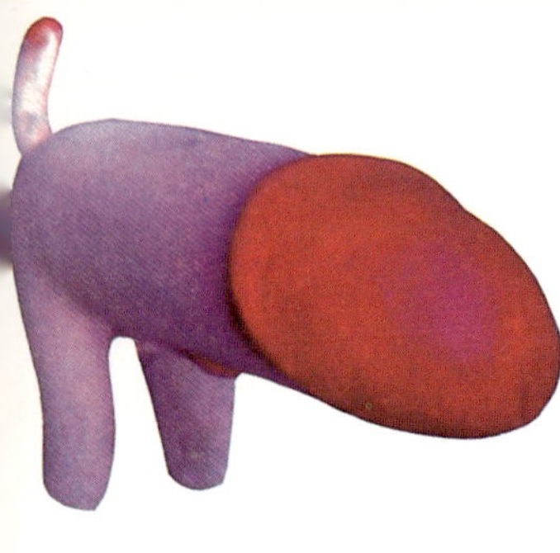

Die Freuden der Liebe

In unserem Kulturkreis wird die Unfähigkeit der Empfängnis seit langem als medizinisches Problem angesehen. Jahrhundertelang wurden alle möglichen Arten komplizierter „Medikamente“ verschrieben: 1783 empfahl *The Compleat Housewife* ein Gebräu aus Bier, Ochsenblut, Katzenminze, Datteln und Rosinen, Muskatnuß und dem „Absud der stinkenden Schwertlilie“, das allabendlich, den Blicken des Gatten verborgen, eingenommen werden sollte. Um dieselbe Zeit schuf der sogenannte „Doktor“ James Graham in London einen Tempel der Gesundheit, wo kinderlose Paare die „Freuden der Liebe“ in einem großen Himmelbett erleben konnten. Das mit Melisse, Rosenblättern, Lavendel und orientalischen Gewürzen parfümierte Bett war so konstruiert, daß es sich nach allen Seiten kippen ließ, damit das männliche Sperma leichter die Gebärmutter erreichen konnte und „unter sanfter musikalischer Begleitung unverzügliche Empfängnis“ herbeiführen sollte.

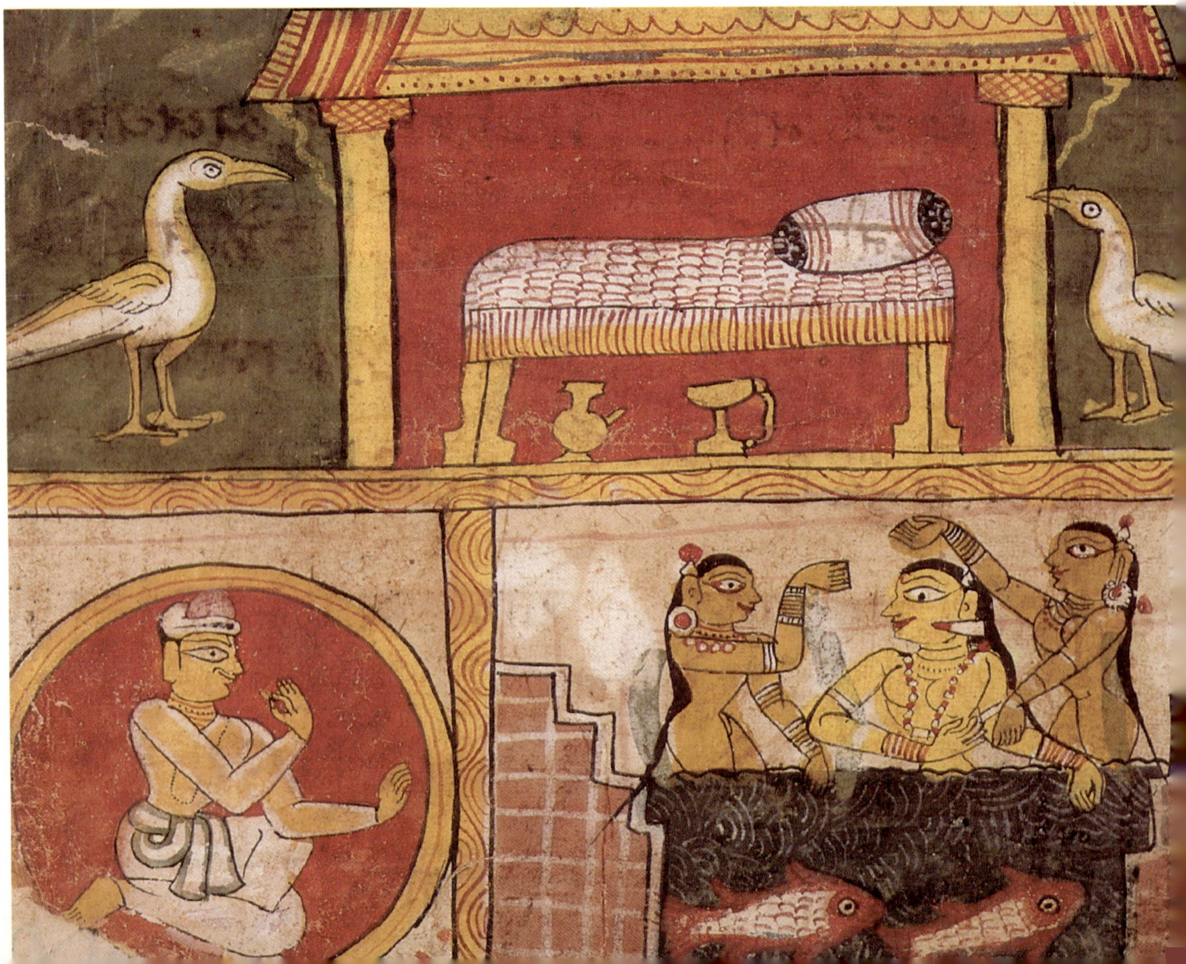

Empfängnisverhütung: Vom Honig bis zum Earl of Condom

Die Frau im alten Ägypten hatte nahezu ebensoviel Empfängnisverhütungsmittel zur Auswahl wie die Frau von heute. Sie konnte ihre Genitalien dem Rauch der Samen des Amelkorns aussetzen oder einen mit einer Kräutertinktur oder Honig getränkten Tampon einführen. Die Tinktur aus Akazienspitzen sondert eine Milchsäure ab, die noch heute als natürliches Spermizid dient. Die gebräuchlichste Methode bei den alten Ägyptern war jedoch das Einführen einer Mischung aus Krokodil-Dung, Sauermilch und Honig in die Vagina. Lag es nun an der Säure des Dungs oder an der Zähflüssigkeit des Honigs, daß diese Methode so wirksam war?

Etwa im vierten Jahrhundert v. Chr. empfahl Aristoteles die Balsamierung der weiblichen Genitalien mit Zedernöl, Bleiweiß oder Weihrauch, während Plinius vorschlug, den Penis mit klebrigem Zederngummi einzureiben, um die Empfängnis zu verhüten.

Der südafrikanische Djuka-Stamm war in seiner Methode der Empfängnisverhütung bereits ganz modern. Die Djuka-Frauen führten sich eine Gemüsesamenschote zum Auffangen des Spermas ein. Die Frauen der Kasai Basin in Zentralafrika bastelten einen Gebärmutterpfropfen aus Gras.

Im alten Persien tränkten die Frauen Naturschwämme mit Alkohol, Jod, Chinin oder Kohlensäure und führten sie vor dem Verkehr ein.

Auch Früchte spielten bei der Empfängnisverhütung eine Rolle. Griechische Ärzte entfernten die Samenkapseln aus einer Granatapfelhälfte, um eine Gebärmutterkappe herzustellen, und Casanova, der berühmte Liebhaber, war dafür bekannt, daß er seinen Geliebten teilweise ausgepreßte Zitronen verpaßte.

Bei den Griechen und Römern erfreuten sich Amulette aus dem Ohrenschmalz von Eseln besonderer Beliebtheit. Im Mittelalter glaubte man, daß ein Teesud aus Petersilie und Lavendel die Schwangerschaft verhüten konnte, ebenso wie ein kräftiger Schuß Essig auf den Penis.

Das – bereits zu Römerzeiten bekannte – Kondom war schon im 17. Jahrhundert in Europa weitgehend gebräuchlich. Fallopio entwarf im 16. Jahrhundert die ersten ärztlichen Verhütungshäutchen aus Leinen, und es war der Graf von Condom, der Leibarzt Königs Charles II., der diesem Gegenstand seinen Namen gab in dem Bestreben, den königlichen Schwerenöter vor der Syphilis zu bewahren.

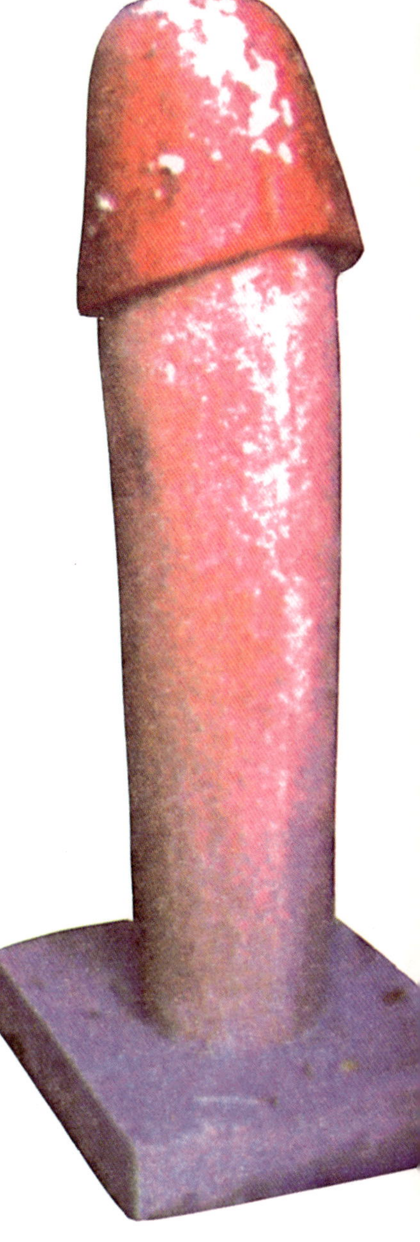

Thailändische Fruchtbarkeitsstatue aus dem San Chao Mae Map Tim Schrein.

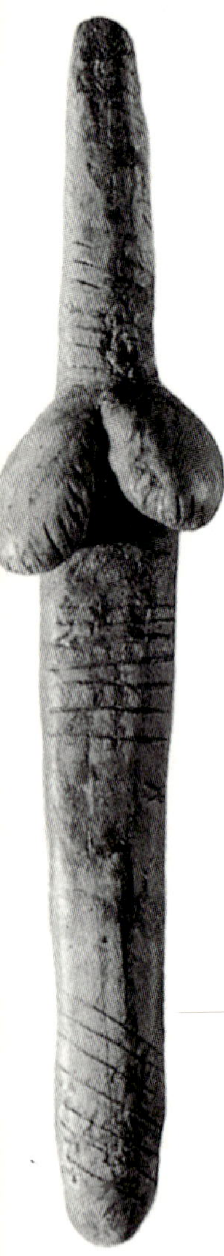

Romanze im Mondschein

Was macht den Mondschein so romantisch? Zahlreiche Fruchtbarkeitsgöttinnen werden mit dem Mond in Verbindung gebracht. Bei bestimmten lateinamerikanischen Völkern wird zum Beispiel im Namen der Mondgöttin und Schutzpatronin der Mutterschaft, Yemaha, ein Granatapfel gekauft. Die Frucht wird halbiert und mit Honig bestrichen, dann wird der Name der auf Empfängnis hoffenden Frau auf ein Blatt Papier geschrieben und zwischen die Hälften des Granatapfels gelegt, während der Name der Göttin beschworen wird. Dahinter steht der Gedanke, daß die Frau wie der Granatapfel werden möge: voller reifer Samen.

Die Völker zahlreicher Kulturen glauben, daß das Versiegen der Monatsblutungen bedeutet, daß sich das Blut im Bauch der Frau staut und dort den „fleischigen“ Teil des Kindskörpers bildet, während der Samen des Mannes die Knochen und das Gehirn hervorbringt. In den Anfängen der westlichen Kulturen war der griechische Naturphilosoph Plinius ein überzeugter Anhänger dieser Theorie. Die !Kung-Buschmänner der Kalahari-Wüste gehen davon aus, daß eine Frau schwanger wird, wenn ein Mann sie „vom Monde löst“ – was bedeutet, daß sie nur schwanger werden kann, wenn sie am Ende ihrer Periode liebt, wenn das letzte Monatsblut sich mit dem Samen ihres Liebhabers zur Bildung des Kindes vermischt.

Links: Neolithischer Fruchtbarkeitsstein, der vermutlich als Kalender zur Zählung der Schwangerschaftsmonate diente.

Tempelstützen am Basantapur-Tempel in Kathmandu sollen Ehegatten über die Freuden der körperlichen Liebe aufklären.

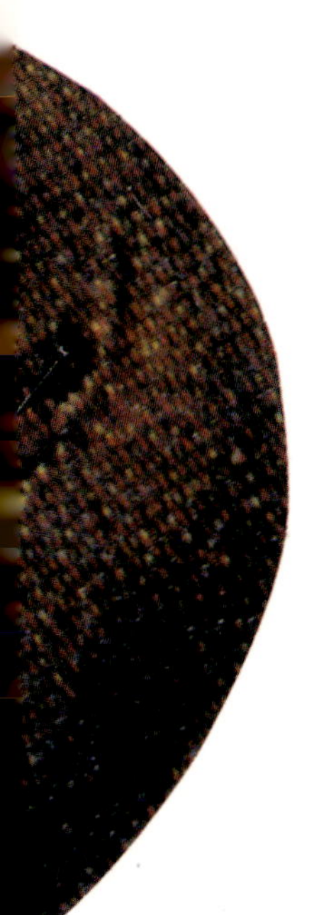

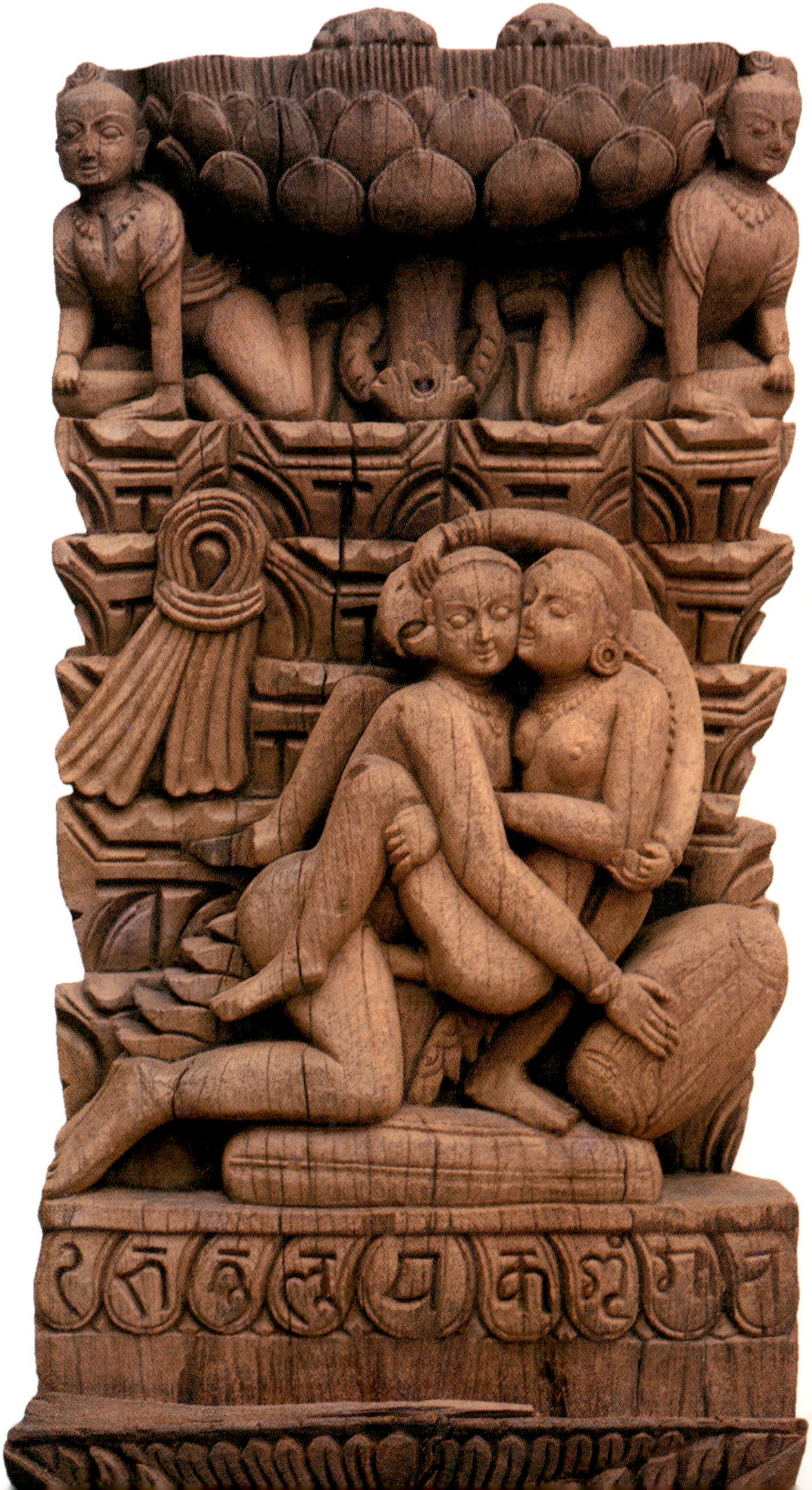

Wochenendsex

Seltener Geschlechtsverkehr infolge von Gesundheitsproblemen, Müdigkeit, unterschiedlichen Arbeitsrhythmen oder Sexualproblemen kann tatsächlich die Empfängnischancen verringern. Wochenendsex wird oft zur Regel, wenn beide Partner streßreiche Berufe ausüben; dies kann dem Bestreben nach Schwangerschaft entgegenwirken.

Junge oder Mädchen?

Wie stehen die Chancen für dein Kind, ein Junge oder ein Mädchen zu werden? Die überraschende Antwort lautet: Nicht fifty-fifty. Eigentlich müßten Mädchen den Jungen gegenüber im Vorteil sein, denn auf jeweils zehn weibliche X-Chromosomen im Sperma kommen neun Y-Chromosomen. Dennoch kommen jedes Jahr mehr Jungen als Mädchen auf die Welt (im Verhältnis Jungen zu Mädchen – zehn zu neun). Die Wissenschaftler vermuten heute, daß die Y-tragenden Spermien bei der Befruchtung des Eis rascher sind als X-tragende Spermien.

Läßt sich das Geschlecht des Kindes bei der Empfängnis beeinflussen? Nach Überzeugung der alten Griechen ließ sich durch Abschnüren oder Abschneiden des linken Hodens ein Junge herbeiführen, da sie glaubten, daß männliche Spermien im rechten Hoden produziert würden. Heinrich VIII. mag sich für einige der überkommenen, geläufigen Theorien interessiert haben, obwohl mehrere seiner Gattinen wahrscheinlich glücklicher und länger gelebt hätten, wenn er nur gewußt hätte, daß Frauen lediglich X-Chromosomen hervorbringen können, und Jungen also nur durch den Mann bestimmt werden können. Manche Leute glauben, man könne das Geschlecht des Kindes durch eine spezifische Ernährung oder durch bestimmte Positionen beim Geschlechtsverkehr beeinflussen. Die walisische Überlieferung sagt, daß die Liebe auf der rechten Seite zu einem Mädchen, die auf der linken jedoch zu einem Jungen führt. Die nepalesischen Newars glauben seit alters her, daß die Liebe an einem geraden Kalendertag einem Jungen, an einem ungeraden jedoch einem Mädchen das Leben schenken wird.

Auch der Besuch bestimmter geheiligter Orte mag eine Rolle spielen. Bei den Zunis – einem amerikanischen Eingeborenenstamm – begaben sich Paare, die sich ein Mädchen wünschten, zu einem Schrein mit Namen Mutterfelsen, einem mit Vulva-Symbolen beschriebenen Felsen. Dort kratzte die Frau ein kleines Felsstück ab und legte es in eine Vase, die sie in einem besonderen Loch verbarg, während sie und der Vater in spe um eine schöne Tochter, eine geschickte Weberin oder Töpferin beteten. Um die Geburt eines Jungen zu sichern, diente der Besuch eines anderen, höher auf diesem Berg gelegenen Schreins.

Unliebsame Tatsachen

DIE UNFRUCHTBARKEIT NIMMT ZU

Die Unfruchtbarkeitsraten in der westlichen Welt explodieren. Die Weltgesundheitsorganisation meldet, dass eines von zehn Paaren weltweit ungewollt unfruchtbar ist. In den Vereinigten Staaten liegt die Rate bei über eins zu sechs, doppelt so hoch wie vor zehn Jahren.

WARUM?

Für diese Unfruchtbarkeitsepidemie gibt es verschiedene Spekulationen, einschliesslich der raschen Verbreitung von Geschlechtskrankheiten sowie die verbreitete Benutzung der Pille und Spirale. In den siebziger Jahren stellten die Forscher zum ersten Mal fest, dass die Männer in den Vereinigten Staaten weniger Sperma erzeugten. Die Wissenschaftler verweisen auf den modernen Stress und die Umweltverschmutzung.

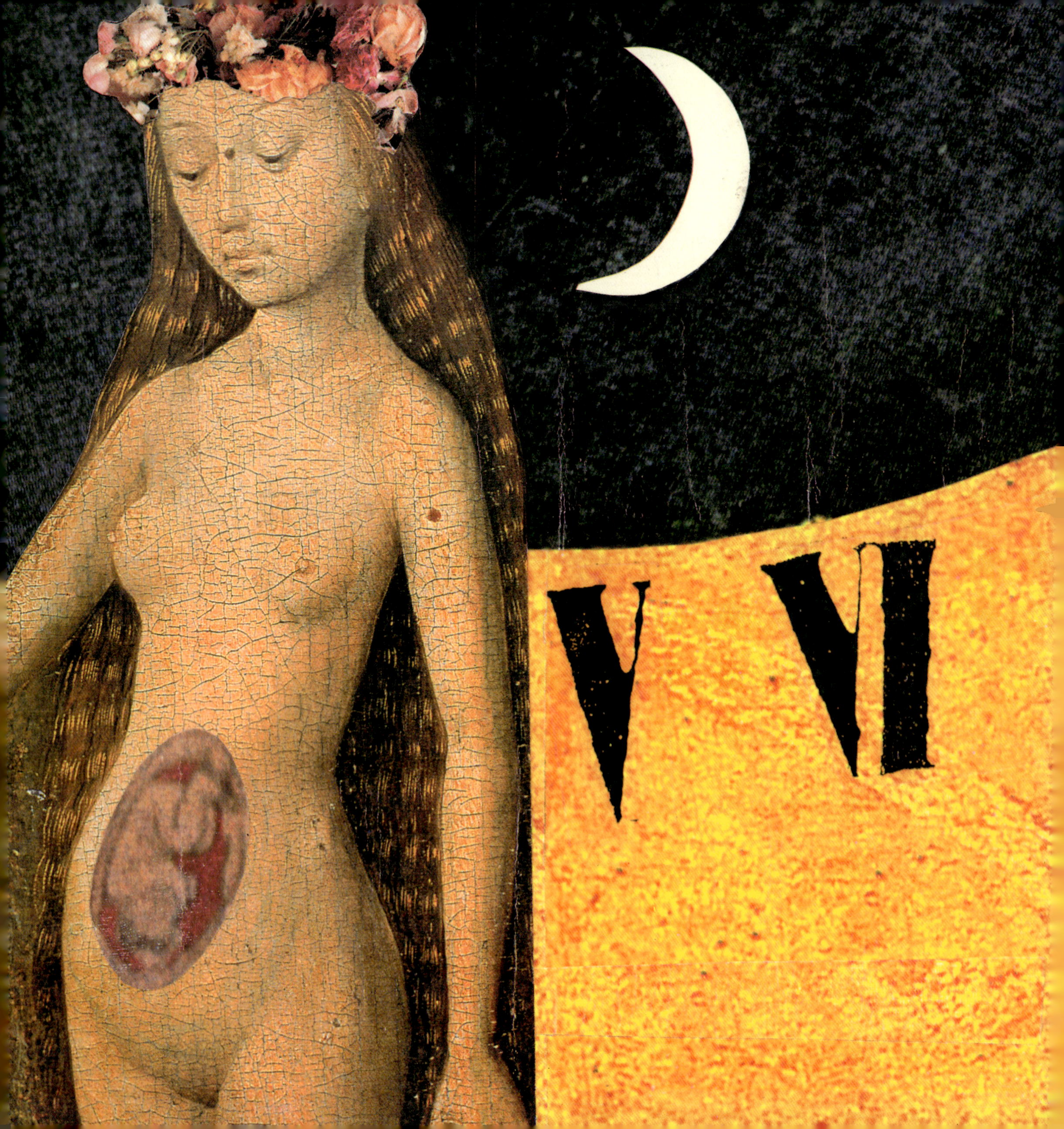
V VI

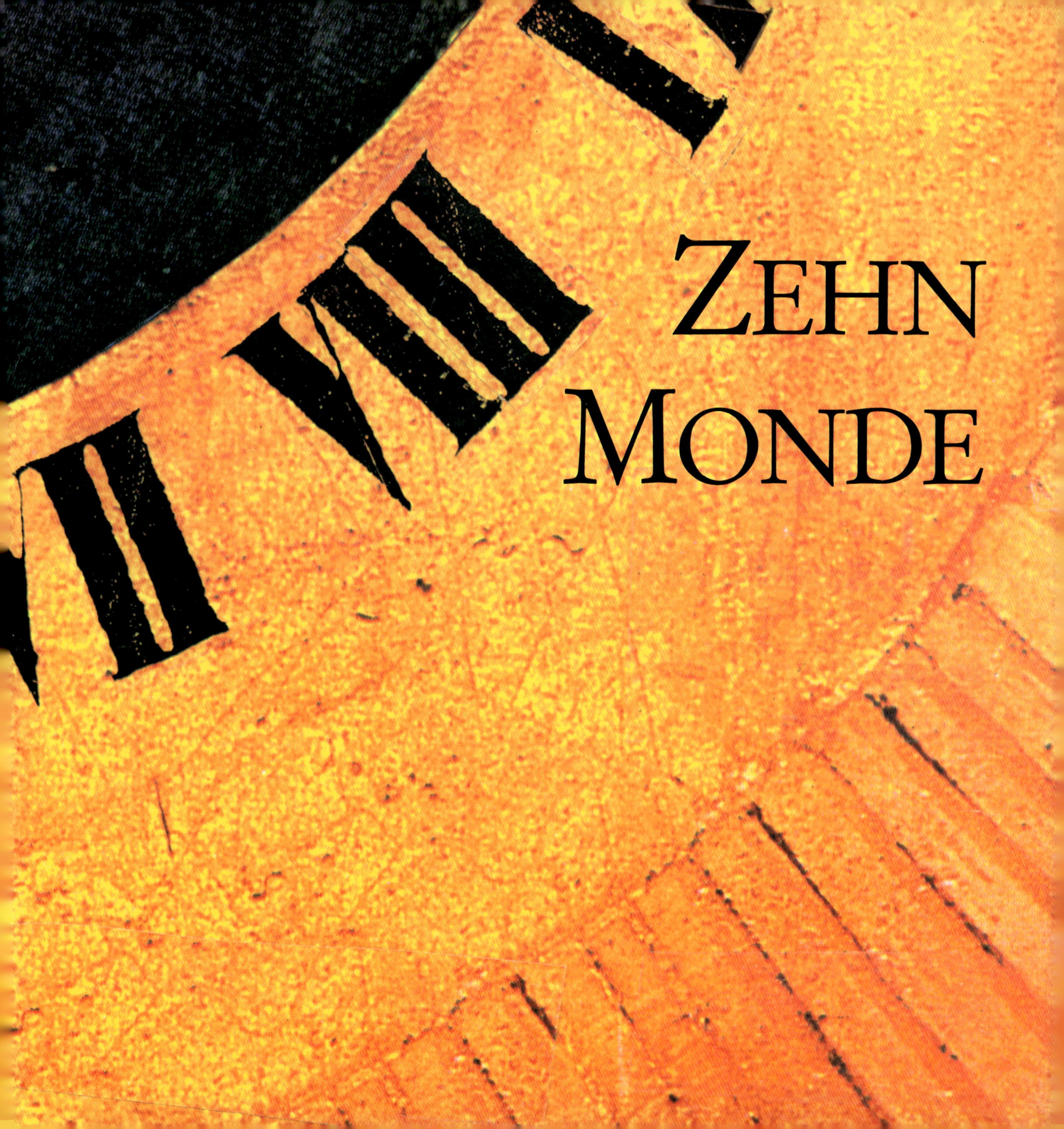
ZEHN
MONDE

Ob der zunehmende Mond über der Skyline von London aufgeht oder wie eine reife Mandarine über einem abgeernteten Reisfeld in Indonesien hängt, der Zyklus des Mondes wirkt sich schweigend auf den Rhythmus des weiblichen Körpers aus. Wie Ebbe und Flut der Gezeiten, steigt und schwindet die weibliche Fruchtbarkeit mit den Mondphasen. Daß die Frauen mit dieser machtvollen Naturgewalt verbunden sind, wird in der ganzen Welt auf verschiedene Weise geachtet – durch Mondgöttinnen wie der IxChel der Mayas oder der griechischen Artemis, deren kraftspendenden Segen die Gläubigen für die Geburt erflehen, oder schlicht durch die Worte, mit denen wir unsere Fruchtbarkeitszyklen beschreiben. Sogar das Wort Menstruation stammt von dem altenglischen Wort für Mond: *mona.*

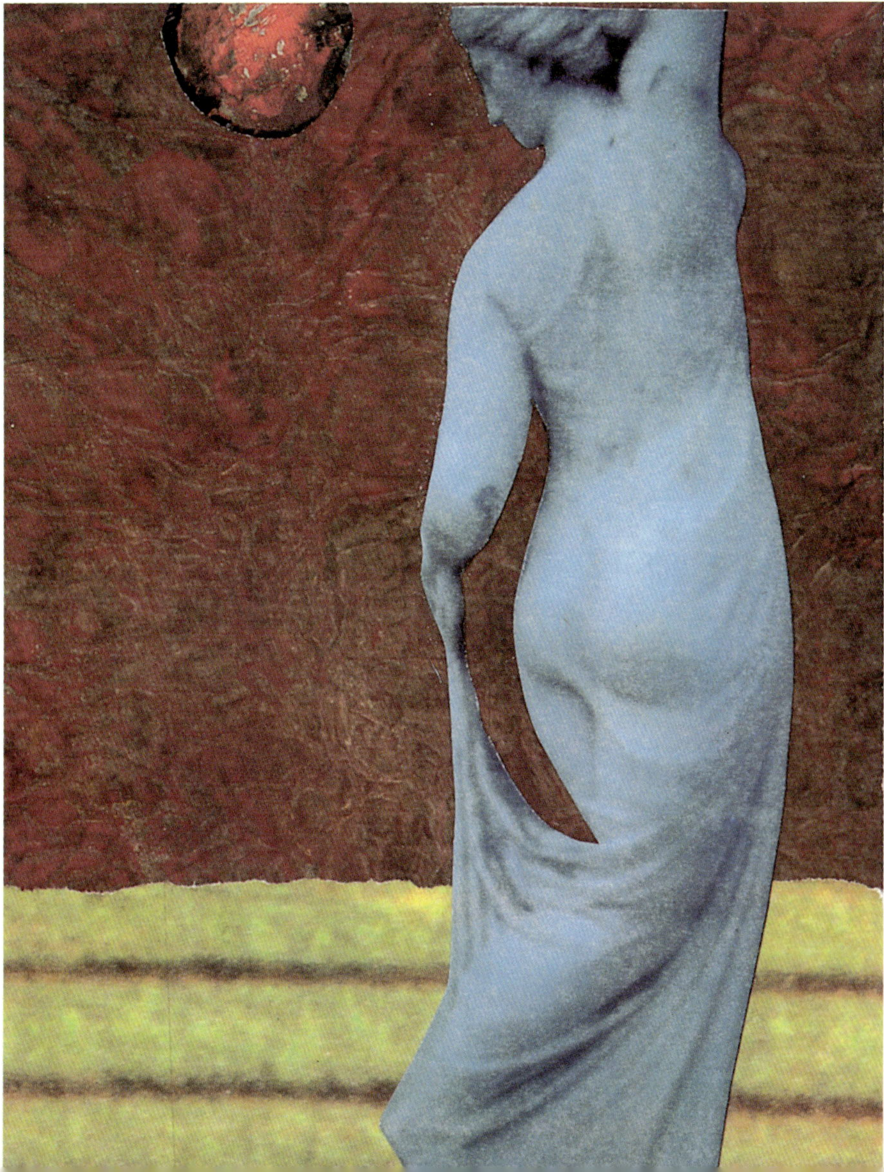

Wenn „unser Mond verschwindet", wie die Frauen der Mixteca-Indianer in Südmexiko sagen, vermuten wir, daß wir schwanger sind.

Archäologen haben an steinzeitlichen Ausgrabungsstätten Knochen mit achtundzwanzig Markierungen gefunden, die ihrer Vermutung nach vor zehntausend Jahren von Frauen als primitive Menstruationskalender benutzt wurden. Die Frauen des ugandischen Chagga-Stammes markieren an Baumrinde mit Kerben die vergehenden Monde, und benutzen dasselbe System zur Berechnung der Entwicklung des Kindes in ihrem Leib. Bei den Manus in Neuguinea verwendet man kleine Stockbündel zur Zählung der Monde. Nach zehn Bündeln ist das Kind bereit zur Geburt.

Wann wird das Baby kommen? Der Zeitraum von der Empfängnis bis zur Reife beträgt 240 bis 300 Tage. Selten kommen Kinder „pünktlich" zur Welt. So werden z. B. nur 4% der amerikanischen Kinder am vorausbestimmten Tag geboren.

Erste Anzeichen

Wir können uns jedoch zur Bestätigung einer bestehenden Schwangerschaft nicht immer auf das Zählen der Monde verlassen. Es kann sein, daß bei einer stillenden Frau seit der letzten Geburt die Menstruation noch nicht wieder eingesetzt hat. Bei einer Frau, die z. B. in einem Gebiet lebt, wo regelmäßige Dürreperioden zum Alltag gehören, kann die Periode aussetzen, wenn ihr Körper unausgewogen ernährt wird. Und selbst wenn unsere Zyklen ganz regelmäßig ablaufen, suchen wir nach zusätzlichen Anzeichen.

In Jamaika achten die Frauen auf bestimmte Zeichen in ihren Träumen: Träume von reifen Früchten oder Fischschwärmen bedeuten Schwangerschaft. Die alten Ägypter hatten eine ganz besondere Methode zur Feststellung einer Schwangerschaft. Ein Gebräu aus dem Saft einer Wassermelone und der Muttermilch einer Frau, die einen Jungen geboren hatte, wurde zum Trinken verabreicht oder in die Vulva gespritzt. Mußte sich die Frau übergeben, war sie mit ziemlicher Sicherheit schwanger!

Das am weitesten verbreitete Anzeichen, das die Frauen der meisten Kulturen erwähnen, ist Übelkeit bzw. ein morgendliches Unwohlsein.

Dieselben hormonellen Ursachen, die diese Übelkeit hervorrufen, bewirken auch, daß sich Teile des Körpers während der Schwangerschaft dunkel färben. Negerfrauen auf den Philippinen suchen nach dunklen Stellen unter ihren Achseln, in den Kniekehlen und an Ellbogen, am Bauch, in der Leistengegend und an den Hüften.

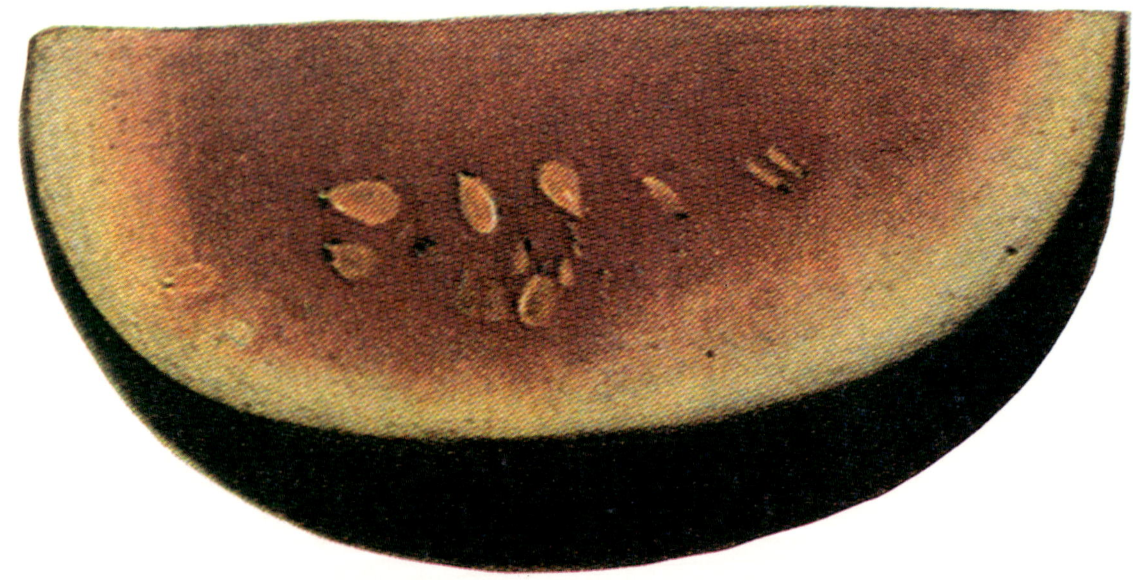

Die Entwicklung des Fötus

DER MOND DES FÜNFTEN MONATS
WIRFT SEINEN SCHATTEN
EIN HEIMLICHES LEBEN REGT SICH IN
MEINEM LEIB
O MEIN KIND, ICH KANN DEN SCHLAG
DEINES HERZENS HÖREN.
(Indischer Geburtsgesang)

Wenn die Monde vergehen und der Bauch zu wachsen beginnt, entsteht ein mächtiges Bedürfnis, etwas über das verborgene Wesen zu erfahren, das sich in uns festgesetzt hat, um aus unserem Körper heraus geboren zu werden und als unser Kind das Leben mit uns zu teilen. Wie sieht es aus? Welche Schritte der Metamorphose durchläuft es, wie tragen wir zu seinem Wachstum bei?

Unsere Neugier über das Leben in der Gebärmutter inspirierte Lenart Nielson in den siebziger Jahren zu seinen außergewöhnlichen Fotografien von Embryonen und Föten im Leib ihrer Mutter. Diese Bilder von den unbekannten Wesen, die unsere Körper bewohnen, erscheinen ebenso fantastisch und unirdisch wie die Vorstellungen von Föten, die die Menschen sich zu jeder Zeit und allerorts gemacht haben – ebenso fantastisch, wie das Bild, das sich die Lepcha-Frau im Himalaya am Ende des ersten Monats ihrer Schwangerschaft ausmalt, wenn sie sich in ihrem Leib eine Lebensform vorstellt, die nur aus einem Augenpaar besteht.

Bei den Chaggas in Uganda herrscht der Glaube, daß das Kind in den ersten Monaten der Schwangerschaft eine Metamorphose durchläuft – vom kleinen Wurm über eine Schmetterlingspuppe bis hin zum Schmetterling, aus dem im vierten Monat Nacken, Kopf und kleine Arm- und Beinansätze zu wachsen beginnen. Das geschieht in der Vorstellung der Chaggas, weil der weibliche Blutstrom nach der Empfängnis nach außen versiegt und im Innern nach und nach das Kind aufbaut.

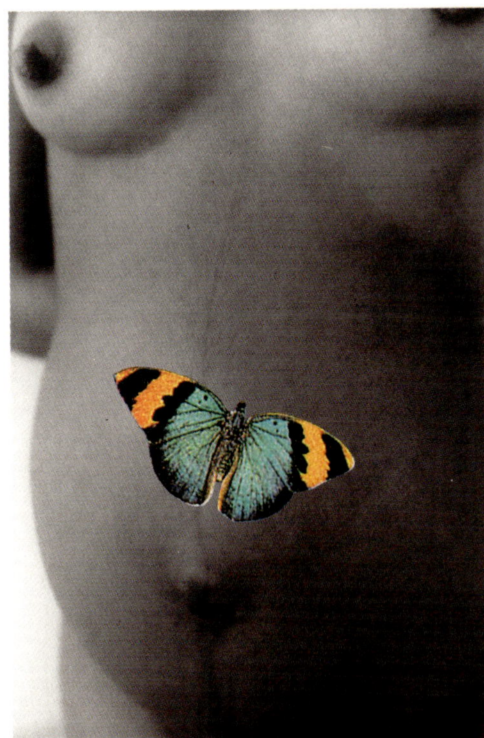

Die typische Übelkeit wird durch den höheren Östrogenanteil im Körper ausgelöst, der infolge des steigenden Säurespiegels Magenreizungen verursacht. Ein weiterer Grund liegt in der raschen Ausdehnung der Gebärmutter. Der frühe Morgen ist am unangenehmsten, da sich nach stundenlanger Nüchternheit die Magensäure angesammelt hat und der Blutzuckerspiegel abgefallen ist.

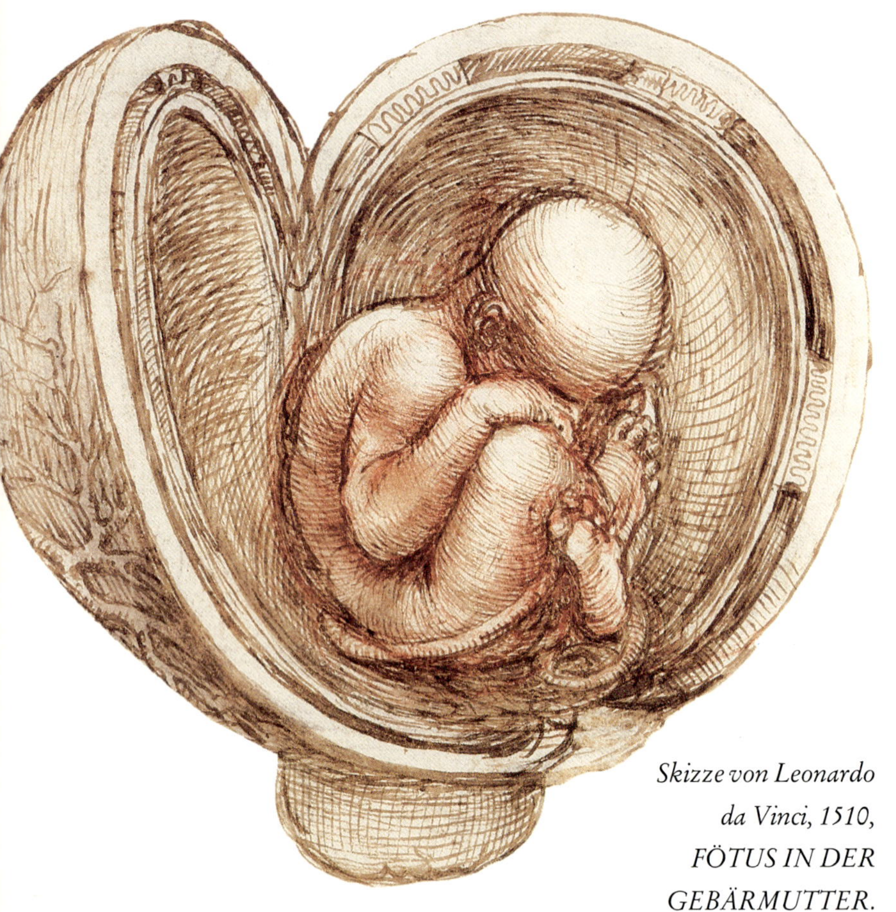

Skizze von Leonardo da Vinci, 1510, FÖTUS IN DER GEBÄRMUTTER.

Ein Fötus kann sehen, hören, gähnen, sich strecken, einen Schluckauf bekommen. Er schläft und träumt vielleicht – wovon, können wir nur raten.

Wie ein Vogel im Netz

Wenn wir uns mit dem in uns wachsenden Lebewesen beschäftigen, merken wir, daß nicht nur wir selbst, sondern auch unsere Kinder sich auf den Tag der Geburt vorbereiten, entweder indem sie sich mit dem Kopf nach unten drehen oder, wie die Azande in Afrika glauben, indem sie sich den Weg aus der Plazenta heraus erkämpfen. Sie glauben, wenn das Kind vollständig entwickelt ist, schafft das Blut der Mutter ein kleines Netz im Mutterleib, in dem das Kind lebt und wächst. Wenn wir Stöße gegen unseren Bauch spüren, ist dies das Kind, das mit Lippen und Nase am Netz knibbelt, um herauszukommen. Schließlich reißt es ein Loch, das groß genug ist, um die Beine herauszustrecken, und beginnt sich zu drehen und zu wenden – dies ist das Gefühl, das wir ein paar Tage vor der Geburt spüren.

Die javanischen Frauen glauben, daß das Kind in der Gebärmutter wie ein Fabelwesen in seiner Höhle ohne Nahrung und Schlaf meditierend einherwandelt und sich geistig stärkt für seine Ankunft in der verwirrenden äußeren Welt. Auch die mexikanischen Seri-Indianer gehen davon aus, daß Kinder in den letzten Monaten der Schwangerschaft ruhig im Bauch hocken – mit der Plazenta im Schoß.

Wie wächst dein Kind?

Alles fängt mit einer einzelnen Zelle an, die durch fortlaufende Teilung langsam zum Embryo heranwächst. Mit Beginn des zweiten Monats – wenn du vielleicht gerade einen Schwangerschaftstest durchführst – sieht der etwa fünf Millimeter große Embryo wie ein winziges Fischchen aus, das hauptsächlich aus einem umherschlängelnden Schwanz besteht. Im dritten Monat wird aus dem Embryo ein Fötus: Der Knorpel wandelt sich in Knochen um, und die Gesichtszüge bilden sich deutlich heraus. Sogar die Augenlider sind fertig entwickelt und verschließen von nun an die Augen. Gegen Ende des vierten Monats (des ersten Trimesters) könnte der Fötus bereits deinen Handteller ausfüllen.

Zu Beginn des zweiten Schwangerschafts-Trimesters ist dein Kind nahezu vollkommen, wenn auch noch sehr klein und unterentwickelt. Vielleicht saugt es an seinem winzigen Daumen, über dessen Spitze sich bereits die Haut zieht, aus der sich der Nagel entwickeln wird. Die einzigartigen Fingerlinien erscheinen, die dein Kind von den anderen 4,6 Milliarden Menschen auf dieser Erde unterscheiden werden. Wenn du im fünften Monat mit dem Stethoskop lauschst, kannst du den Herzschlag deines Kindes hören, und es vernimmt den Rhythmus deines Herzens ebenso wie laute Geräusche aus der Außenwelt. Brustwarzen und Augenbrauen entwickeln sich. Mit den vergehenden Wochen beginnt das rote, schrumplige Etwas in dcinem Bauch mit gymnastischen Übungen. Im achten Monat öffnet es die Augen wieder, bereit, mit der Welt Kontakt aufzunehmen. Recht bald wird sein Nest ihm zu eng für die Gymnastik. So schläft es ruhig, nimmt Nahrung auf und wartet. In dem kurzen Zeitraum von neun Monaten wird aus einer einzelnen Zelle vom Gewicht eines Staubkorns ein Kind aus vielen Millionen Zellen mit einem durchschnittlichen Gewicht von sieben Pfund.

Vorhersagen

WER KANN SAGEN, WELCHER FISCH IM
TIEFEN WASSER SCHWIMMT?
ERST, WENN ER GEFANGEN IST,
WERDEN WIR WISSEN, OB ER
MÄNNLICH ODER WEIBLICH IST.
DER MOND DES SECHSTEN MONATS
WIRFT SEINEN SCHATTEN.
(Aus einem indischen
Schwangerschaftsgesang)

Wenn das Kind anfängt, sich im Bauch zu drehen, zu treten, Schluckauf zu bekommen, fragen wir uns mehr

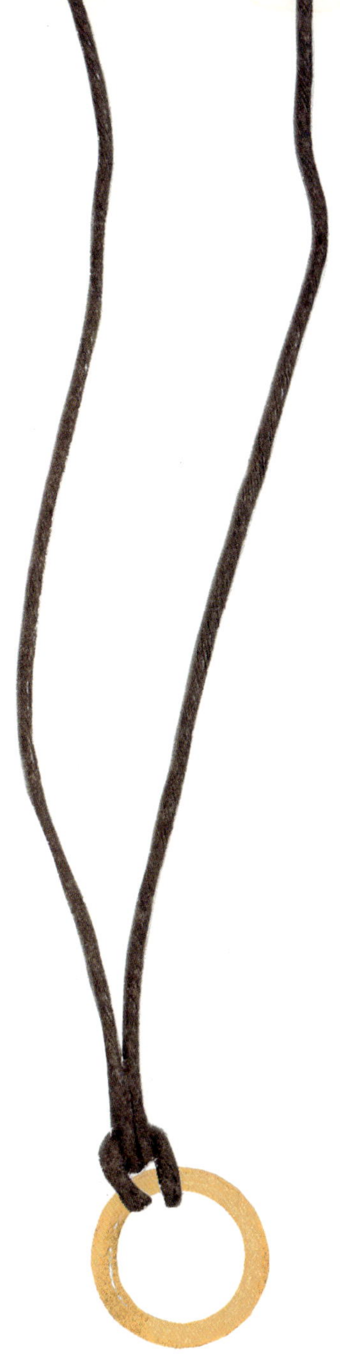

Wenn die Leute mich fragen, wann ich zu tanzen begann, antworte ich: „Im Leib meiner Mutter, wahrscheinlich, weil sie Champagner und Austern zu sich nahm – die Nahrung Aphrodites.“ (Isadora Duncan)

und mehr nach seiner Identität. Wer ist dieser Mensch? Ist es ein Junge oder ein Mädchen?

Die meisten Kulturen verfügen zumindest über eine Methode, die Neugier der werdenden Eltern zu stillen. Ungarische Zigeunerinnen lassen einen goldenen Ring an einem Faden über dem Bauch der Mutter pendeln. Bewegt der Faden sich im Kreis, wird das Kind ein Mädchen, schwingt er vor und zurück, ein Junge. Die Mormonen sagen, wenn die Frau während der Schwangerschaft elend aussieht, ist sie mit einer Tochter schwanger, die der Mutter die Schönheit nimmt.

Viele Völker treffen Rechts-links-Unterscheidungen zur Vorhersage. Dieser Aberglaube stützt sich auf eine Theorie, die zuerst von den alten Griechen entwickelt und später vom mittelalterlichen Islam und in Europa übernommen wurde. Sie besagt, daß Mädchen sich auf der kühlen, linken Gebärmutterseite und Jungen auf der wärmeren rechten Seite entwickeln. Da heute aber immer mehr Frauen während der Schwangerschaft Fruchtwasseranalysen und Ultraschall machen lassen (medizinische Untersuchungen, durch die man das Geschlecht des Kindes zuverlässig feststellen kann), verschwindet der Hauch von Mystik mehr und mehr aus unserer Industriegesellschaft.

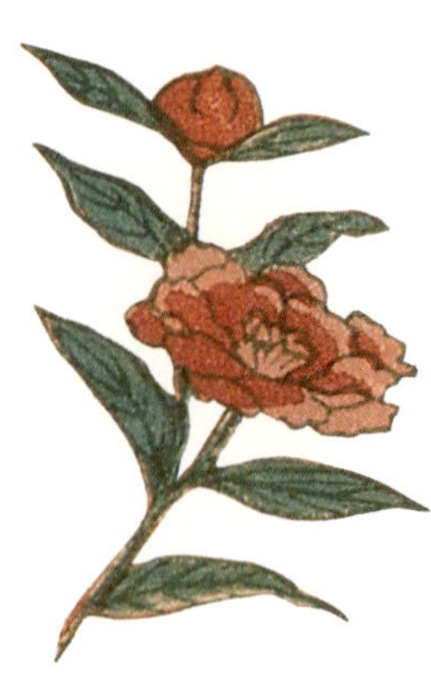

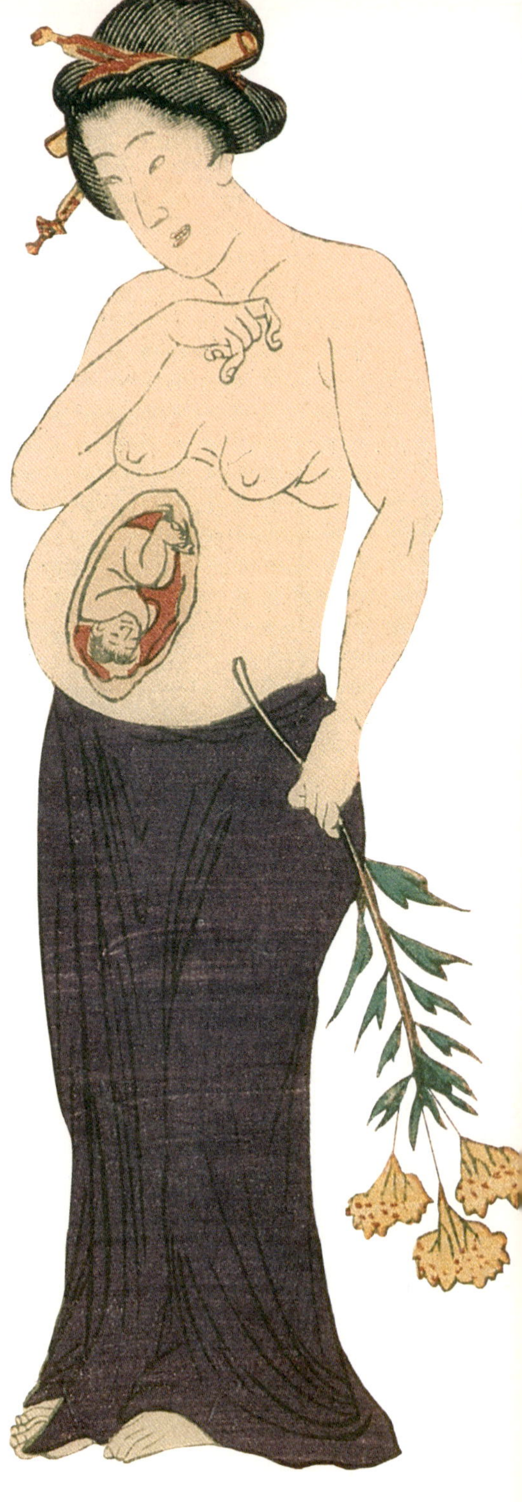

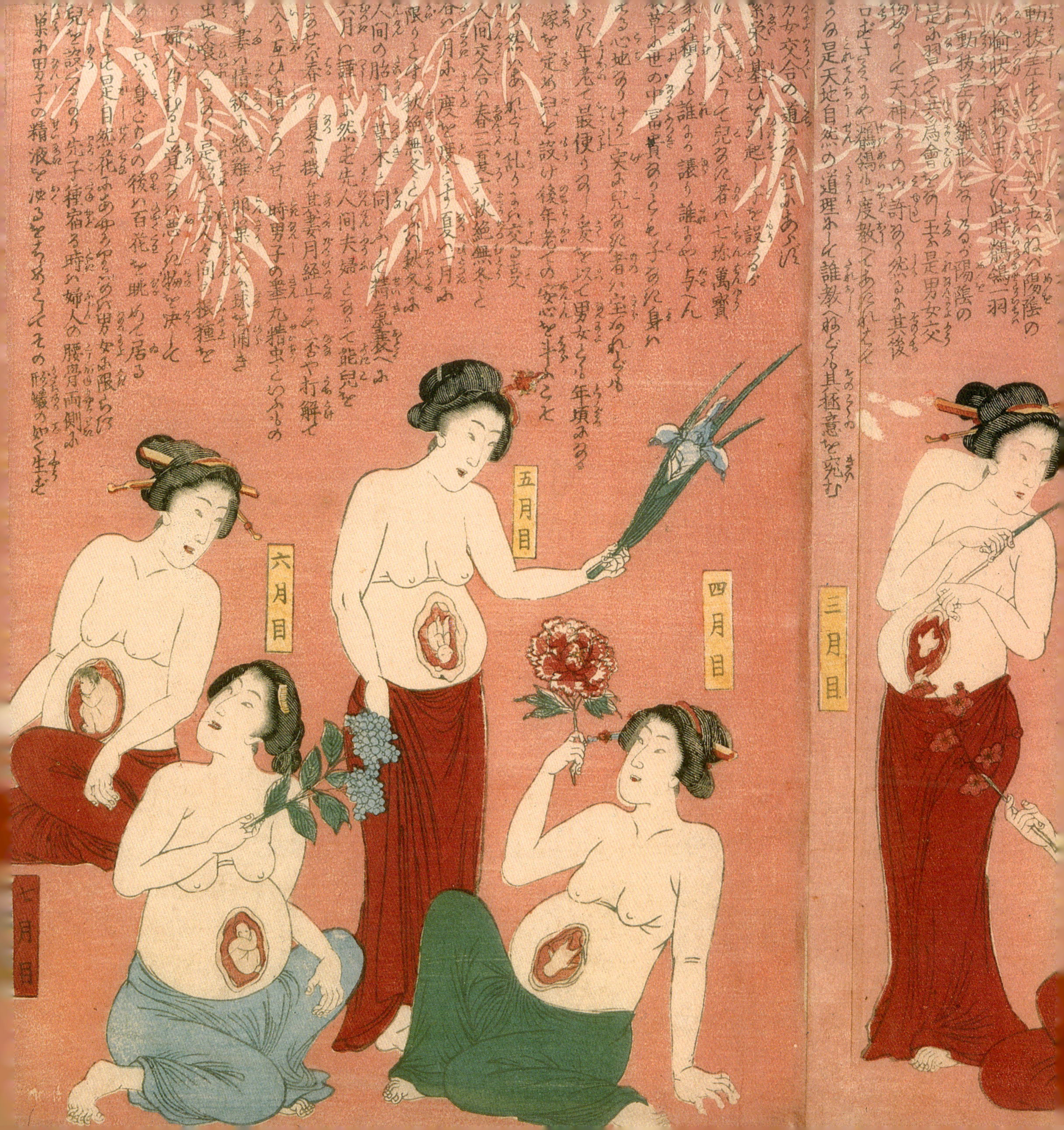
三月目
四月目
五月目
六月目
七月目

Es wird ein Mädchen		Es wird ein Junge
Das Kind sitzt in der linken Seite des Mutterleibes	***Nyinba, Nepal***	Das Kind sitzt in der rechten Seite des Mutterleibes
Du hast die Türschwelle zuerst mit dem linken Fuß überschritten	***Bihar, Indien***	Du hast die Türschwelle zuerst mit dem rechten Fuß überschritten
Dein linkes Auge ist heller und deine linke Brust ist größer	***Hippokrates***	Dein rechtes Auge ist heller und deine rechte Brust ist größer
Das Kind sitzt tief im Leib	***Lepcha, Himalaya-Völker & Beduinenstämme***	Das Kind sitzt hoch im Leib
Das Kind sitzt hoch im Leib	***Altes Ägypten***	Das Kind sitzt tief im Leib
Wenn du mürrisch gegen Frauen bist	***Dinka, Afrika***	Wenn du mürrisch gegen Männer bist
Der Fötus bewegt sich sanft und ruhig	***Dusin, Nordborneo & Ägypten***	Der Fötus bewegt sich heftig und rasch
Wenn du die ersten Bewegungen des Kindes außer Haus spürst.	***Serben***	Wenn du die ersten Bewegungen des Kindes zu Hause spürst
Träume von Totenschädeln	***Maori, Neuseeland***	Träume von Huisa-Federn
Träume von Rosenkränzen, Halsschmuck, runden Pastinak-Früchten	***Nyinba, Nepal***	Träume von langen Rettichen, Auberginen, Schneidwerkzeug
Traum von einem Kopftuch	***Ägypten***	Traum von einem Taschentuch
Gelüste auf gewürzte Speisen	***Nyinba, Nepal***	Gelüste auf milde Speisen
Die Mutter hat rote, volle Wangen	***Nyinba, Nepal***	Die Mutter hat eingefallene, bleiche Wangen
Die Mutter hat gelbe Flecken im Gesicht	***Polen***	Die Mutter sieht besonders gut aus
Das Kind spielt vor dem sechsten Monat im Leib	***Nyinba, Nepal***	Das Kind spielt nach dem sechsten Monat im Leib

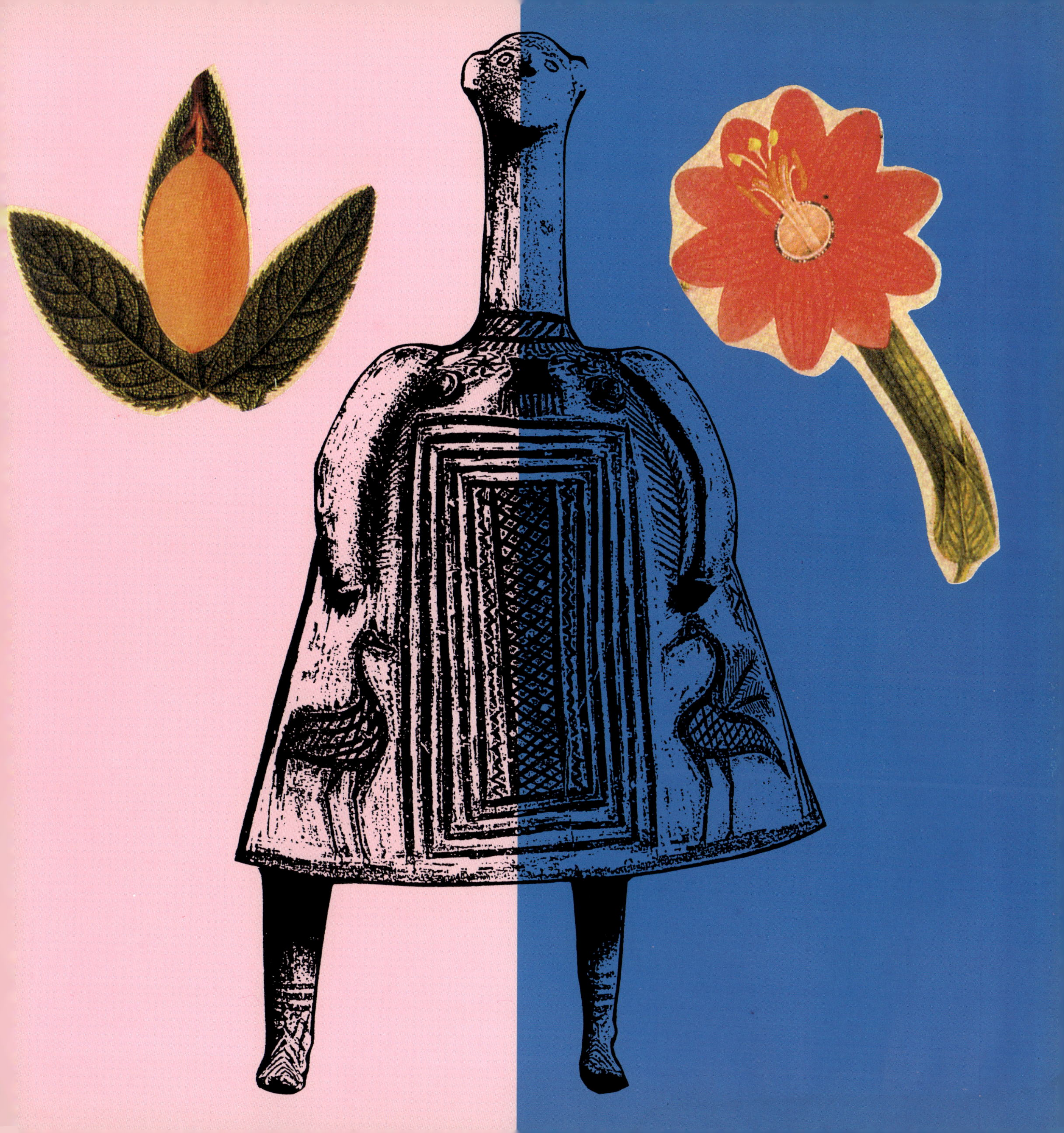

Übelkeit am Morgen

Gegen die morgendliche Übelkeit gibt es Heilmittel im Überfluß, obwohl dieses Unwohlsein in der Regel noch vor dem vierten Monat von selbst aufhört, wenn sich die Hormone stabilisieren.

ALTE HEILMITTEL:

Altes Rom – Jeden Morgen einen Trank aus Limonensaft und Zimtwasser.

Mittelalterliches England – Paradieskörner (ein seltenes westafrikanisches Gewürz).

Elisabethanisches England – Sirup aus Granatäpfeln, Muskat, einem bestimmten Holz, Aloe, Zimt, Sauerampfer und Wasser.

England des 18. und 19. Jahrhunderts – Aufguß aus Pfefferminz – in schweren Fällen eine Tinktur aus Opium in Minze, Rosen- oder Zimtwasser; Belladonna (Tollkirsche).

Europa & USA, 60er Jahre – Contergan, ein Schlafmittel, dessen schwer entwicklungsschädigende Wirkung sich später herausstellte.

MODERNE HEILMITTEL:

Europa & USA, 90er Jahre – Natron, Ingwerbier, Vitamin B_6, häufige kleine Mahlzeiten aus trockenen Keksen und Nüssen, besonders morgens vor dem Aufstehen.

China – Ginseng, frische Bambussprossen, getrocknete Orangenschale, Ingwer, Süßholzwurzel und Paradieskörner.

Hawaii – Ingwertee.

Jamaika – Fiebergras mit Rum, auch gegen Kopfschmerzen.

Japan – Umeboshi-Pflaumen.

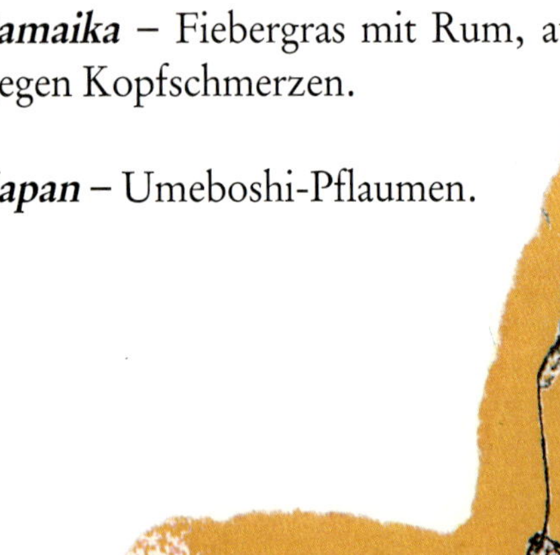

Schutz- und Vorsichtsmaßnahmen

Die Franzosen pflegten von einer schwangeren Frau zu sagen, sie stehe „an der Schwelle“, die alten Chinesen beschrieben sie als „die Frau mit dem Glück im Innern“. In der ganzen Welt wird die Schwangerschaft als ein Übergangsstadium betrachtet, eine Zeit der Wandlung. Die Frau zwischen zwei Lebensstadien gilt als sehr verletzbar, sei es, weil sie gefährlich nahe an der mächtigen Welt der Geister steht oder weil sich an ihr biologische Veränderungen vollziehen.

Wir alle sind uns darüber im klaren, daß das, was wir essen und trinken, sich auf das Kind auswirken kann. Im Himalaya raten die Lepcha der angehenden Mutter, nicht den Reis zu essen, der sich als Bodensatz im Topf festgesetzt hat, damit die Gebärmutter nicht verklebt. Wir vermeiden Medikamente wie Aspirin, das die Sauerstoffzufuhr zum Kind beeinträchtigt, oder Spraydosen, da die Dämpfe dem Fötus schaden können. Der tibetanische Volksmund rät der schwangeren Frau, den Schatten von Pferden zu meiden, da ihre Schwangerschaft sonst ebenso lang dauern könnte wie die des Pferdes – nämlich zwölf Monate.

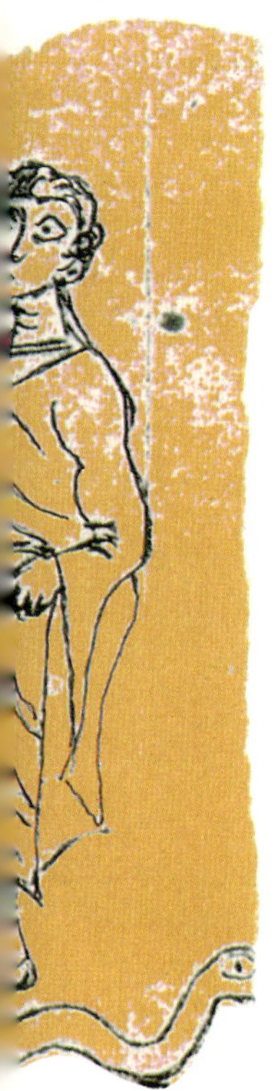

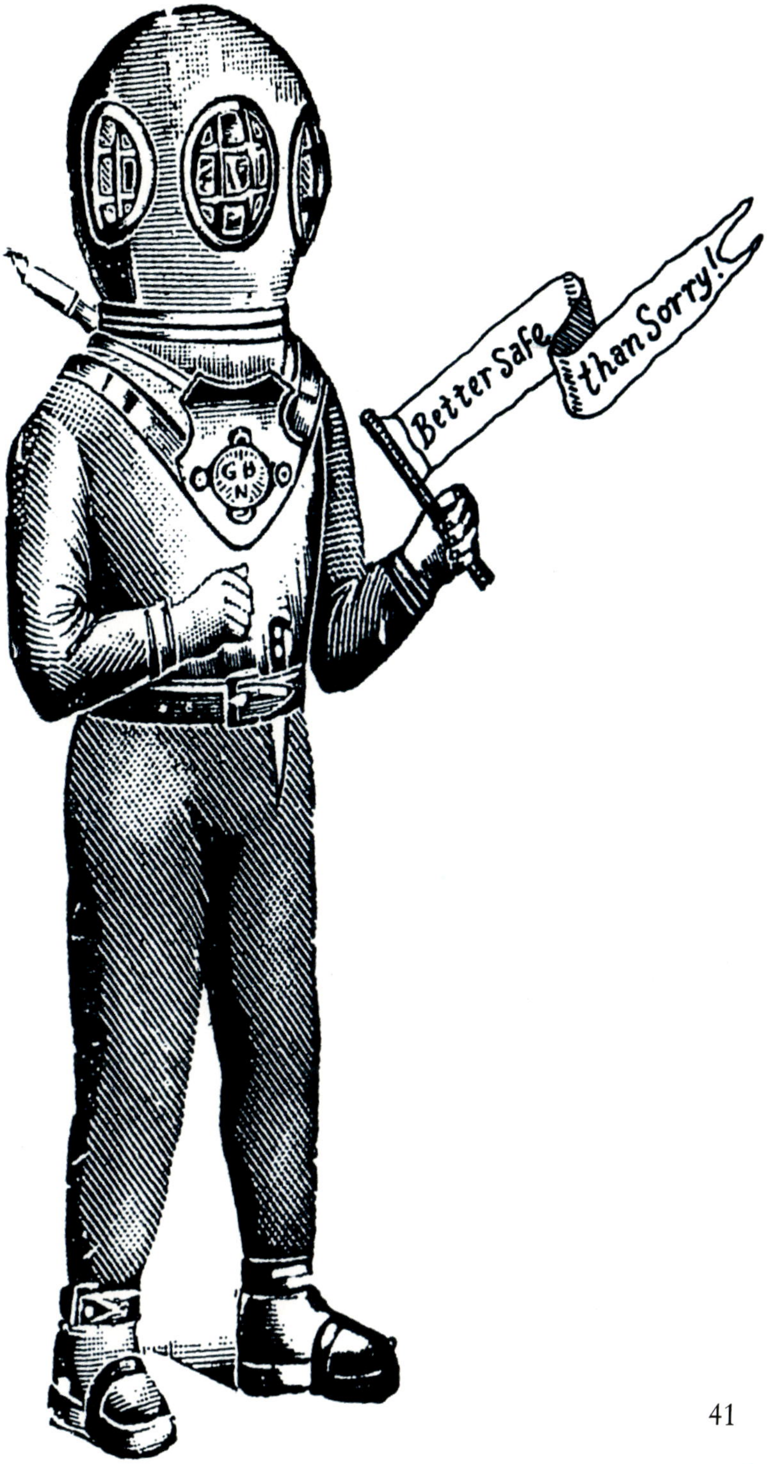

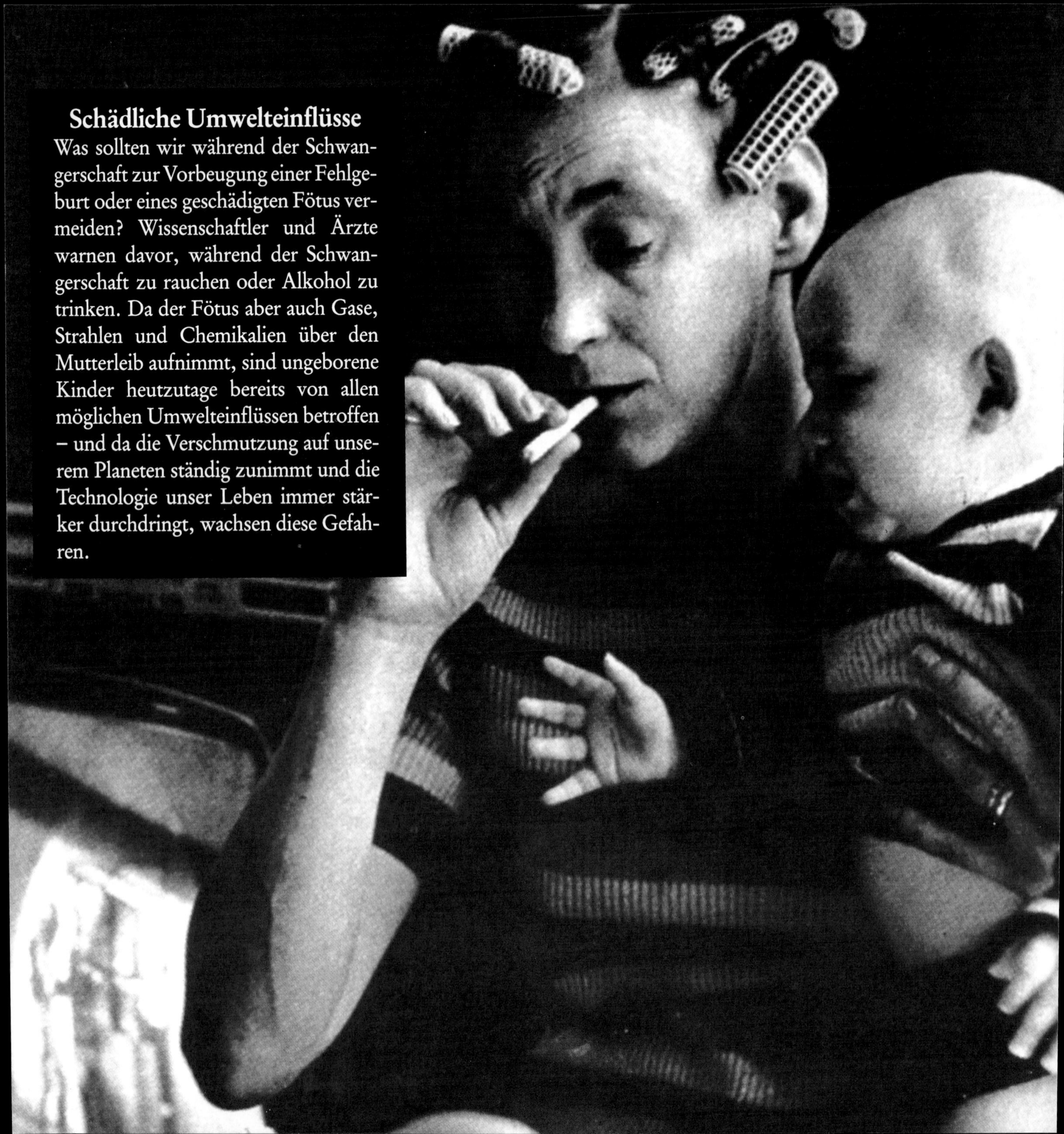

Schädliche Umwelteinflüsse

Was sollten wir während der Schwangerschaft zur Vorbeugung einer Fehlgeburt oder eines geschädigten Fötus vermeiden? Wissenschaftler und Ärzte warnen davor, während der Schwangerschaft zu rauchen oder Alkohol zu trinken. Da der Fötus aber auch Gase, Strahlen und Chemikalien über den Mutterleib aufnimmt, sind ungeborene Kinder heutzutage bereits von allen möglichen Umwelteinflüssen betroffen – und da die Verschmutzung auf unserem Planeten ständig zunimmt und die Technologie unser Leben immer stärker durchdringt, wachsen diese Gefahren.

Die Ärzte warnen werdende Mütter vor folgenden Risiken:

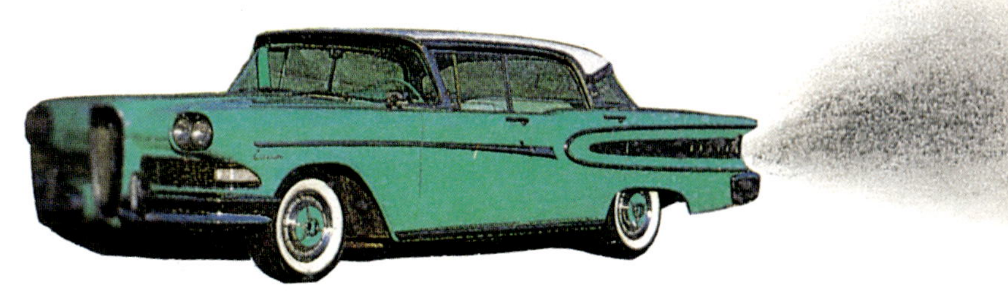

In den Industrieländern

- KOHLENMONOXID – Einatmen von Autoabgasen.

- BLEIVERBINDUNGEN – Färben der Haare mit chemischen Farbstoffen. Benutzung bleihaltiger Augenkosmetika. Einatmen bleihaltiger Farbdämpfe.

- ALUMINIUM – Kochen mit Aluminiumtöpfen und -pfannen.

- BENZOL, TOLUOL, ANILIN, CHLOR – chemische Haushaltsreiniger.

- KRESOL – Einatmen von Reinigungs- und Desinfektionsmitteln.

- BIOZIDE – Versprühen von Insektiziden oder Pestiziden (Dioxin und Chlor).

- ARBEITSPLÄTZE (z. B. in Fabriken), an denen übermäßiger Lärm, Vibrationen oder Hitze herrschen.

- VINYLCHLORID (PVC) – offene Fläschchen Korrekturlack.

- RÖNTGENSTRAHLEN – Achtung: Auch beim Zahnarzt möglichst nicht röntgen lassen.

- QUECKSILBER – Quecksilberamalgam-Füllungen für Ihre Zähne.

Warnungen in nicht-industrialisierten Ländern

– Zu langer Aufenthalt in der Sonne läßt den Fötus wegschmelzen – *Ibo, Nigeria.*

– Durch den Genuß von heißen Speisen oder heißem Wasser kann der Fötus verbrüht werden – *Ostafrika.*

– Das Sitzen vor der Tür kann dazu führen, daß das Kind einen großen Mund bekommt und viel Lärm macht – *Java, Indonesien.*

– Beim Übernachten auf dem Feld kann ein eifersüchtiger Geist dein Kind stehlen und du bekommst ein Geisterkind – *Nyinba, Nepal.*

– Das Betrachten einer Mondfinsternis kann beim Baby zu der Bildung einer Hasenscharte führen – *Azteken, Mexiko.*

– Beim Schlafen auf dem Rücken kann sich die Nabelschnur um den Fötus wickeln – *Bariba, Volksrepublik Benin.*

– Das Aufhängen von Wäsche kann zu Knoten in der Nabelschnur führen – *Navaho-Indianer, Vereinigte Staaten.*

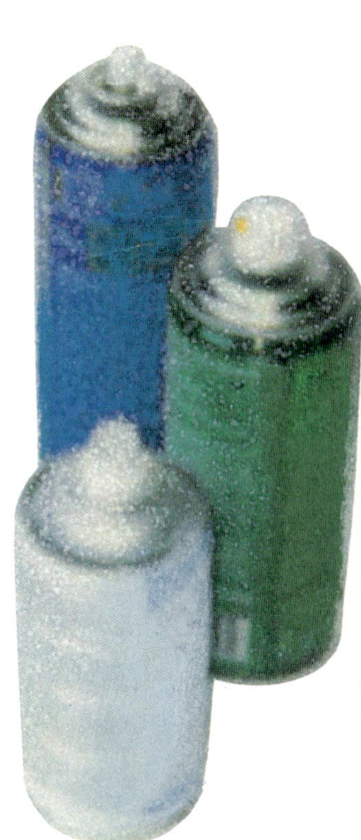

Zahlreiche Tabus basieren auf der Vorstellung der seelischen Beeinträchtigung des ungeborenen Kindes: Vom selben Fleisch und Blut wie die Mutter, zieht das Kind die körperlichen und seelischen Empfindungen der Mutter wie ein Magnet auf sich. So werden manche Deformierungen erklärt, mit denen ein Kind zur Welt kommt. Mehrere nordamerikanische und europäische Volksweisheiten spiegeln diese Vorstellung wider: Wenn z. B. die Mutter während der Schwangerschaft zu viele Erdbeeren ißt, wird das Kind mit Erdbeermalen am Körper geboren. Die Gabbra-Nomaden aus Nordostkenia glauben, daß eine schwangere Frau keine Filme anschauen sollte, da das Kind sonst genauso unheimlich und ungewöhnlich werden könnte wie die fantastischen Bilder auf dem Bildschirm.

All die Warnungen und Schutzmaßnahmen machen die Furcht deutlich, die alle schwangeren Frauen gemeinsam haben; neuartige Ängste, die nur eine Mutter kennt. Wird mein Baby gesund sein? Wird es zur Welt kommen, bevor es vollständig entwickelt ist? Wird es zur rechten Zeit geboren werden oder zu lange in meinem Bauch bleiben? In den westlichen Ländern wächst die Liste der Vorsichtsmaßnahmen für Schwangere ständig an, da Wissenschaftler immer mehr Schadstoffe in der Umwelt und im Körper entdecken. Einige Menschen beginnen sogar, moderne medizinische Methoden in Frage zu stellen – z. B. vermeiden sie Ultraschall-Untersuchungen aus Furcht vor einer Schädigung des Kindes. Andere tragen während der Schwangerschaft Bernstein auf ihrer Haut oder beschwören Schutzformeln und suchen so nach einer Hilfe jenseits des modernen Denkens und unserer technisierten Welt.

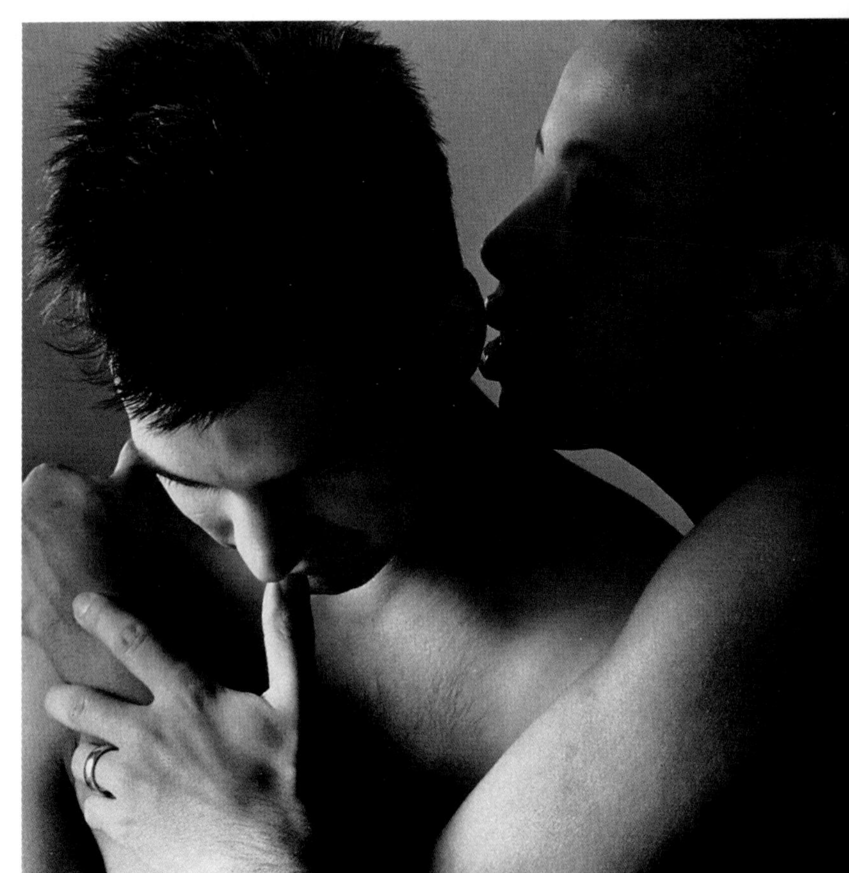

Sex und Schwangerschaft

Die Beziehung zwischen Mann und Frau kann sich während einer Schwangerschaft tiefgreifend ändern. Eine neue Person gehört plötzlich dazu, und nirgends wird dieses Problem deutlicher, als in der Frage, welche Auswirkungen körperliche Liebe auf das im Mutterleib heranwachsende Kind haben kann. Frauen empfinden ihren Körper anders, und auch Männer spüren Veränderungen, da die Vagina sich auf die Geburt vorbereitet und die Brüste zum Empfang des Kindes schwellen. Einige Frauen erleben ihren schwangeren Körper sinnlicher, andere wiederum im Gegenteil.

Viele Paare fühlen, daß Lockerheit und Entspannung bei der körperlichen Liebe für den Geburtsprozeß durchaus hilfreich sind. Der Orgasmus stimuliert und trainiert die Muskeln der Gebärmutter, die Bewegung der Beckenmuskeln hält sie geschmeidig, die Liebkosung der Brustwarzen bereitet diese auf das Stillen vor.

In zahlreichen Kulturen glaubt man allerdings, daß Frauen während der Schwangerschaft sexuell enthaltsam leben müssen, um keine Fehlgeburt zu riskieren und ihr Kind nicht zu gefährden. Das gilt insbesondere für die Zeit nach dem fünften Monat, wenn die Tritte des Kindes als Reaktion auf den Penis des Mannes spürbar werden. Eine Vorschrift der Christlichen Kirche im ersten Jahrhundert n. Chr. verfügte, daß „fromme Frauen“ drei Monate vor der Geburt keusch leben sollten.

Heutzutage werden westliche Paare darüber aufgeklärt, daß das Eindringen des Penis nur dann schädlich sein kann, wenn die Gefahr einer Fehlgeburt oder einer Frühgeburt besteht, insbesondere in den letzten sechs Wochen vor der Niederkunft, weil das bei einem Orgasmus ausgestoßene Hormon Oxytocin dasselbe ist wie jenes, das die Wehen einleitet. Die Chagga aus Uganda sagen, ein Paar sollte in den letzten Monaten den Geschlechtsverkehr von zehn auf drei Mal pro Tag reduzieren! Im Gegensatz dazu hat Sex während der Schwangerschaft bei den Kaluli in Neuguinea eine wesentliche Bedeutung, da der Samen des Mannes als notwendig für die gesunde Entwicklung des Fötus angesehen wird.

Wir schlafen in der Regel nicht miteinander, wenn wir schwanger sind. Das würde dem Kind schaden. Nur einige Leute tun es, wenn sie Lust haben. (Scherzoom, eine Nyinba-Frau aus Humla in Nepal)

Natürlich schlafen wir miteinander, wenn wir schwanger sind! Wie kann man ohne Liebe durch das Leben gehen? (Panna Lal Datta vom Santhal-Stamm in Indien)

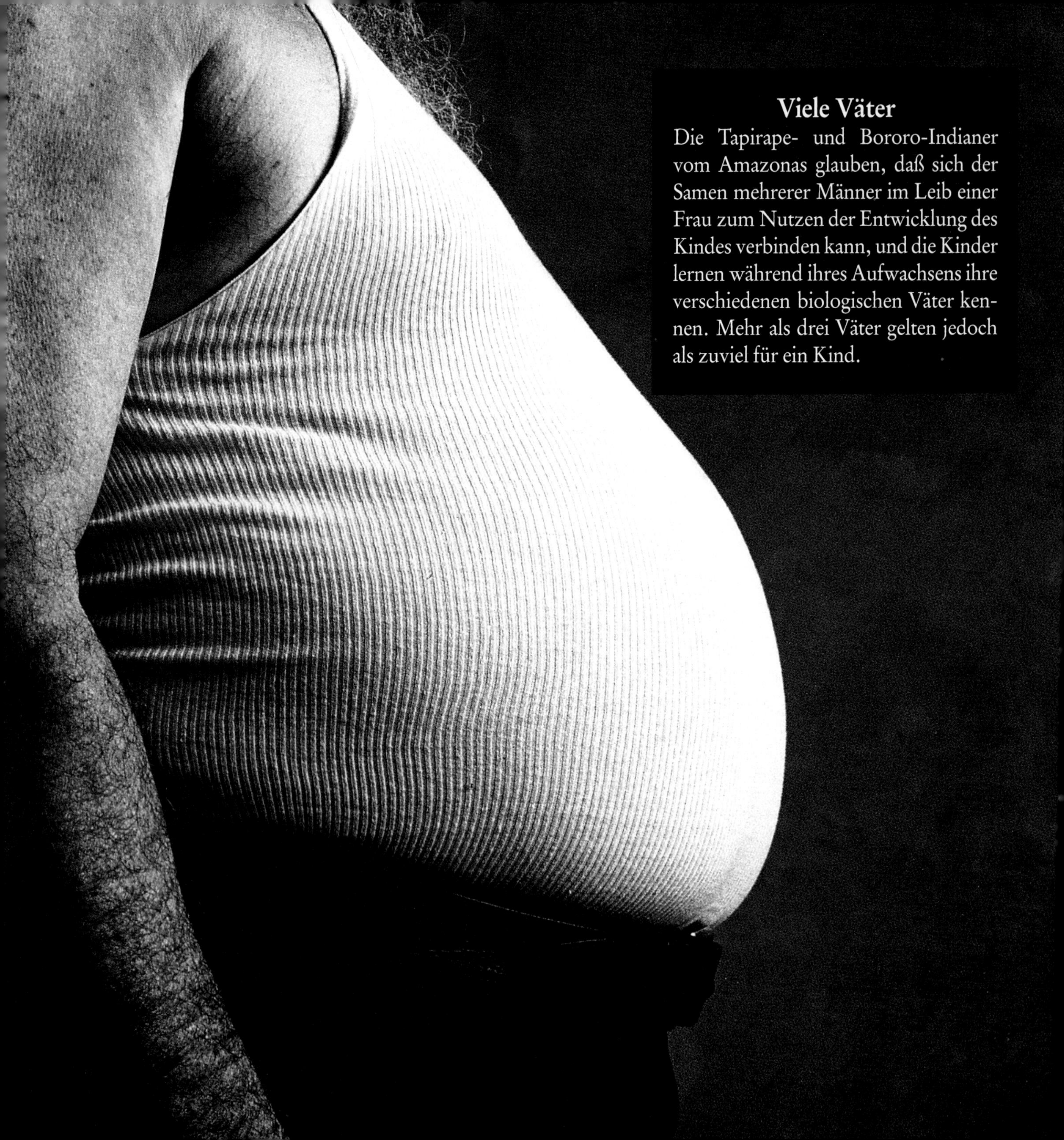

Viele Väter

Die Tapirape- und Bororo-Indianer vom Amazonas glauben, daß sich der Samen mehrerer Männer im Leib einer Frau zum Nutzen der Entwicklung des Kindes verbinden kann, und die Kinder lernen während ihres Aufwachsens ihre verschiedenen biologischen Väter kennen. Mehr als drei Väter gelten jedoch als zuviel für ein Kind.

Papatoto

Wie kann der Mann in die Schwangerschaft mit einbezogen werden? Bei einigen Stämmen in Südamerika und Südindien müssen die angehenden Väter während der Schwangerschaft ihrer Partnerin strenge Diät halten. Viele Gesellschaften sehen den werdenden Vater als eine Person im Zustand der Veränderung, dessen Einbeziehung von entscheidender Bedeutung für die gesunde Entwicklung des Fötus ist. Er kann, wie der Arapesh-Mann, die Pflicht haben, das Wachstum des Kindes im Mutterleib zu fördern, indem er so oft wie möglich mit seiner Partnerin schläft. Er kann für den Schutz seines ungeborenen Kindes zuständig sein, indem er die werdende Mutter mit allen Nahrungsmitteln versorgt, nach denen es sie gelüstet – und anstatt nach einer Tüte Eiskrem zu laufen, versorgt der srilankanische Mann seine Frau mit würzigen grünen Mangos.

Gelegentlich werden die Emotionen des Mannes während der Schwangerschaft ignoriert, und der Übergang zur Vaterschaft wird von außen dermaßen vernachlässigt, daß zahlreiche Väter unter einem „Sympathie-Syndrom" leiden. Bei den Jivaros in Equador ruhen die werdenden Väter sich zu Hause aus, verhätscheln und verwöhnen sich selbst und halten Diät. In einer englischen Stadt entwickelten aus einer Gruppe von 221 Männern, deren Frauen schwanger waren, 57 Prozent Symptome wie Rückenschmerzen und Zahnschmerzen bis hin zum Anschwellen des Unterleibs und dem seltsamen Gefühl, daß sich in ihnen das Baby bewege – Symptome, die samt und sonders mit der Geburt des Kindes verschwanden.

Bei den Chaggas werden werdende Väter von den Ältesten der Dorfgemeinschaft zur Seite genommen und darüber aufgeklärt, wie man eine schwangere Frau behandelt, insbesondere, da die Väter für die friedliche Atmosphäre verantwortlich sind. Die Ältesten singen: „Nun, mein Sohn, sollst du erfahren, was das Kind im Mutterleib tötet. Dich tötet es, und deinen knabenhaften, jugendlichen Zorn. Wenn dein Weib dich ärgert, während sie schwanger ist, geh zu den Nachbarn und zerstreue deinen Zorn dort!"

Auch das väterliche Tagwerk kann als schädlich für das Kind angesehen werden. Bei den Dyaks auf Borneo sind gewaltsame Handlungen wie Schießen oder das Schärfen eines scharfen Instruments verboten, aus Sorge, daß dies dem wachsenden Fötus schaden könnte. Vater und Mutter bilden eine Partnerschaft zum Schutz ihrer Schwangerschaft und ihres werdenden Kindes.

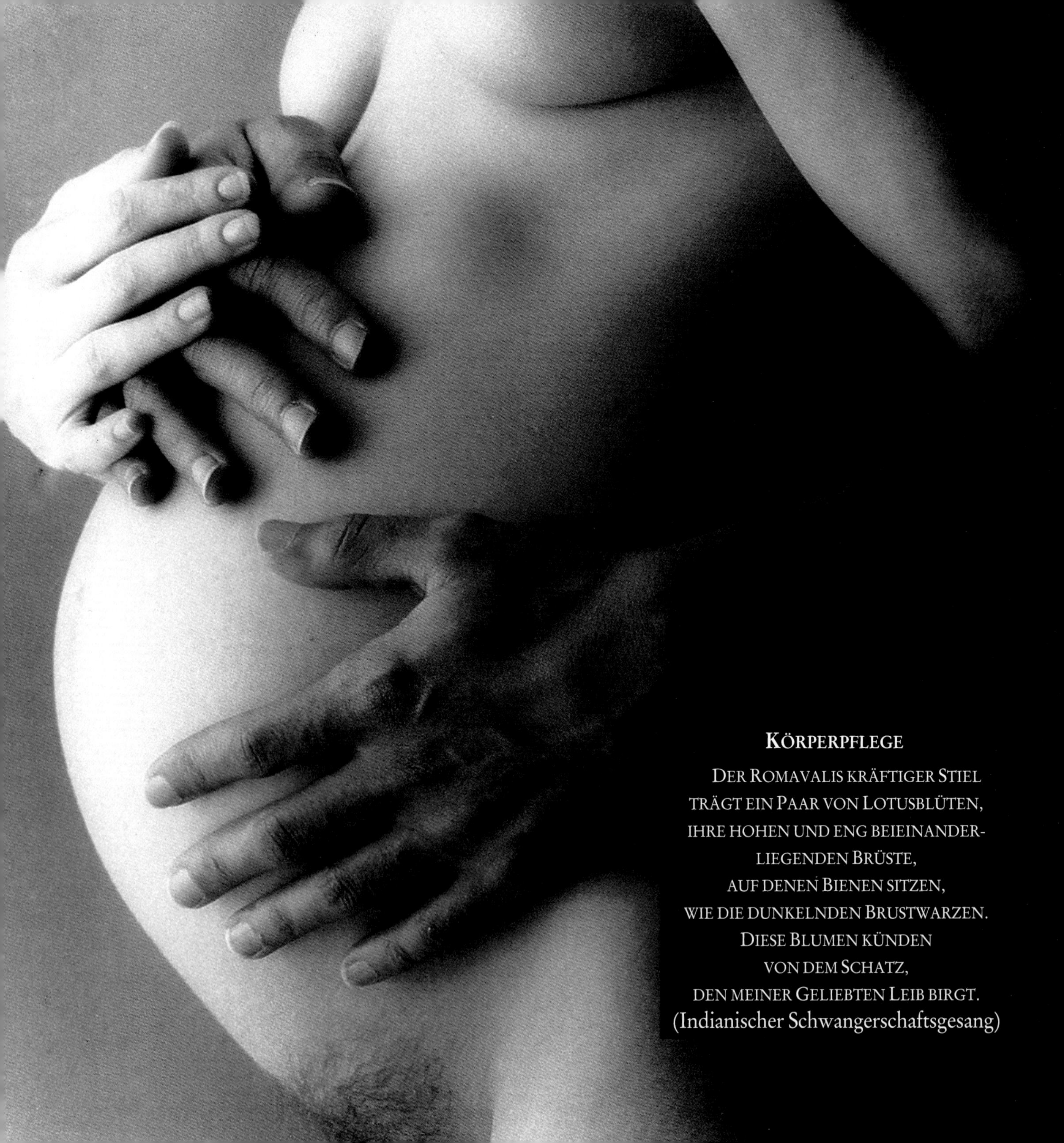

Körperpflege

Der Romavalis kräftiger Stiel
trägt ein Paar von Lotusblüten,
ihre hohen und eng beieinander-
liegenden Brüste,
auf denen Bienen sitzen,
wie die dunkelnden Brustwarzen.
Diese Blumen künden
von dem Schatz,
den meiner Geliebten Leib birgt.
(Indianischer Schwangerschaftsgesang)

Eine schwangere Frau sollte sich die Muße nehmen, sich auf sich selbst zu konzentrieren, denn nur so kann sie zu einer guten Harmonie mit ihrem Körper gelangen. Sie wird das tägliche Wachsen ihrer Brüste beobachten und spüren, wie der Bauch sich immer mehr ausdehnt. Sie kann die dunkle Linie beobachten, die sich aus der Schamgegend herauf – und von der Oberseite des Bauches herunterzieht. Wenn sie den Nabel erreicht hat, sagen die Frauen Hawaiis, ist das Kind nahezu geburtsbereit. Wenn die Frau in dieser Zeit ihre Brustwarzen massiert, um sie für das Stillen vorzubereiten, bemerkt sie vielleicht einen milchigen Ausfluß, die Vormilch – die erste Nahrung für den Säugling. All diese Anzeichen versichern uns des unsichtbaren Lebens in unserem Innern. In gleichem Maße, in dem dieses Leben wächst, verändert sich der Körper der Mutter und bereitet sich auf die Niederkunft vor.

Wie wir uns während der Schwangerschaft fühlen, hängt sehr davon ab, wie sorgfältig wir mit uns selbst umgehen und ob wir, wie die Frauen der meisten Kulturvölker, unseren schwangeren Körper schön finden und uns die Zeit nehmen, unsere Haare und unsere Haut zu pflegen und zu salben. Vielleicht kann uns der intensive Umgang mit unserem Körper bereits auf die Mutterschaft vorbereiten, da wir somit bereits uns selbst bemuttern. Die Haut, die sich während der Schwangerschaft stark ausdehnt und zum Austrocknen und Reißen neigt, benötigt besondere Aufmerksamkeit, ebenso wie die Haut des Kindes in der Zeit nach der Geburt die liebevolle Pflege der Mutter benötigt. Jede Kultur stellt dafür ihre eigenen traditionellen Pflegemittel her. Die hawaiianische Frau reibt ihren Körper täglich mit warmem Kukui-Öl ein, um die Hautreizung zu lindern und rissiger Haut vorzubeugen. Nordamerikanische Indianerfrauen reiben gekochte Gummibaumblätter auf Bauch und Rücken, der glitschige Saft soll die Haut geschmeidig machen und Schwangerschaftsstreifen verhindern. Die Frauen von Samoa massieren ihren Körper mit Kakaobutter, die Frauen aus Nepal benutzen Senföl, und in Malaysia wird die Haut der Schwangeren mit Kokosöl gesalbt, damit sie geschmeidig bleibt.

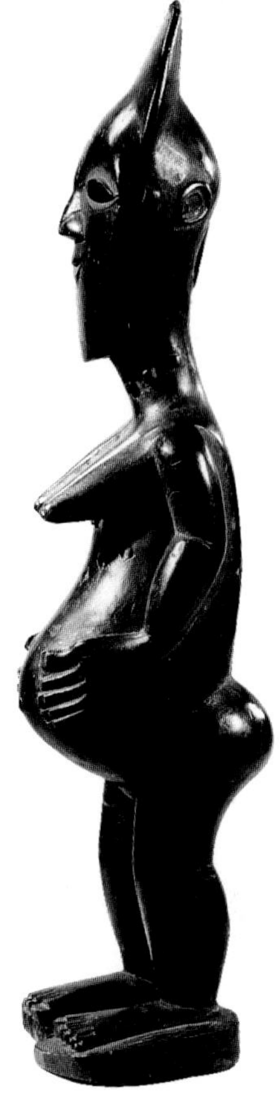

Durchschnittlich hat eine nicht schwangere Frau eine Hautoberfläche von 1,58 m². Diese dehnt sich bis zum neunten Schwangerschaftsmonat immerhin auf 1,72 m².

Baden

Wenn eine haitianische Frau erfährt, daß sie schwanger ist, führt ihr erster Gang sie zu einer der älteren Frauen ihrer Familie, die ihr Kräuter für magische Schutzbäder für die nächsten drei Tage gibt. Falls sie zuvor eine Fehlgeburt hatte, gibt ihr die *Vodun-Priesterin* noch eine besondere „Medizin" zum Baden des Bauchs und der Vagina als Schutz vor Werwölfen, die das Kind im Mutterleib fressen.

Viele Völker, u. a. die Kanuri auf Bornu, gehen davon aus, daß heiße Bäder während der Schwangerschaft gut für Mutter und Kind sind. Hawaiianische Frauen wiegen den Unterleib sanft im Wasser, damit sich das Baby lockert und bei der Geburt nicht steckenbleibt. Auch die alten Azteken verließen sich auf den therapeutischen Effekt von Bädern, Schwitzbäder wurden werdenden wie frischgebackenen Müttern empfohlen. Manchmal kam die Hebamme, um die werdende Mutter im Schwitzbad zu massieren. Diese Praxis wird noch heute bei den Indianerfrauen im Hochland von Guatemala gepflegt.

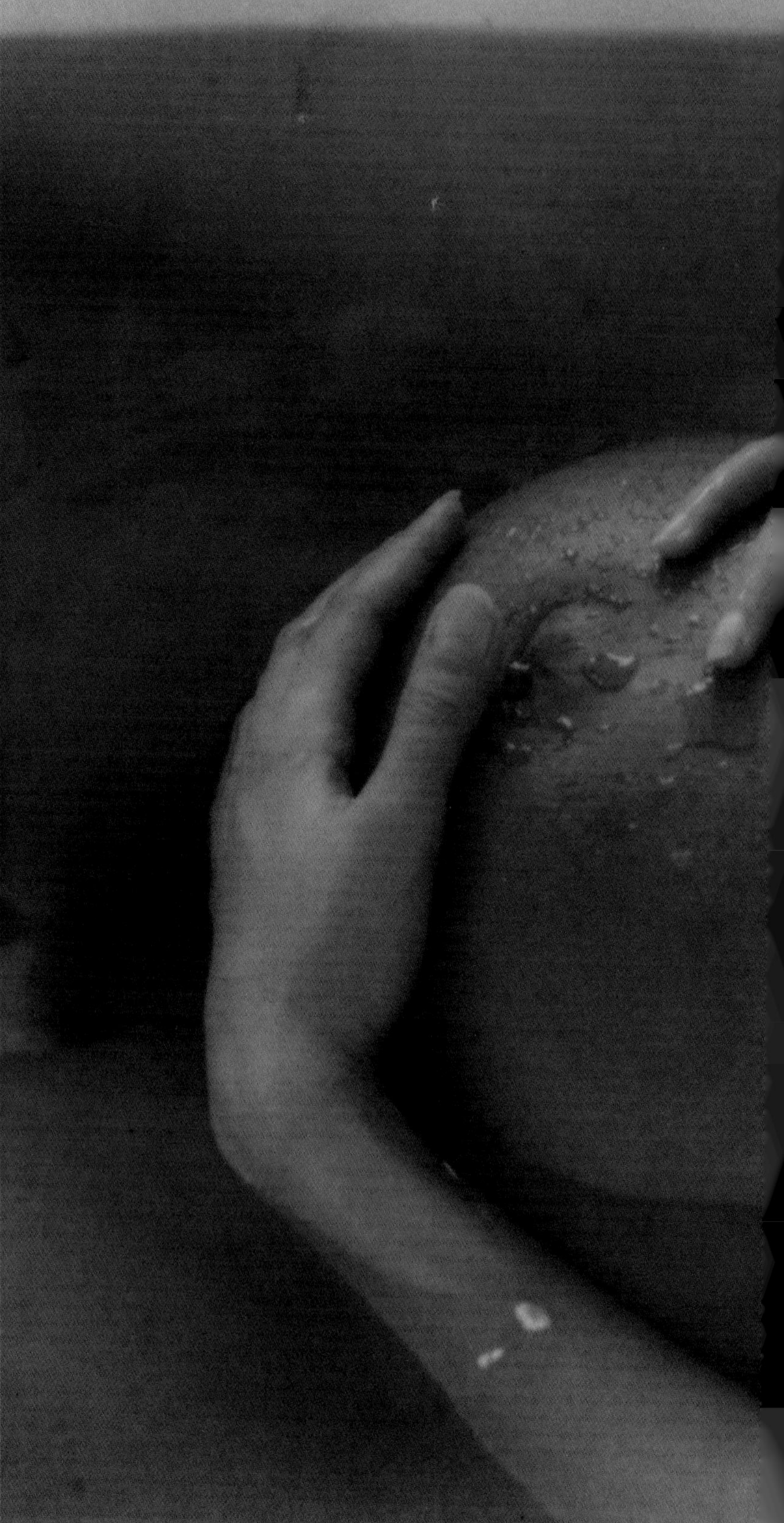

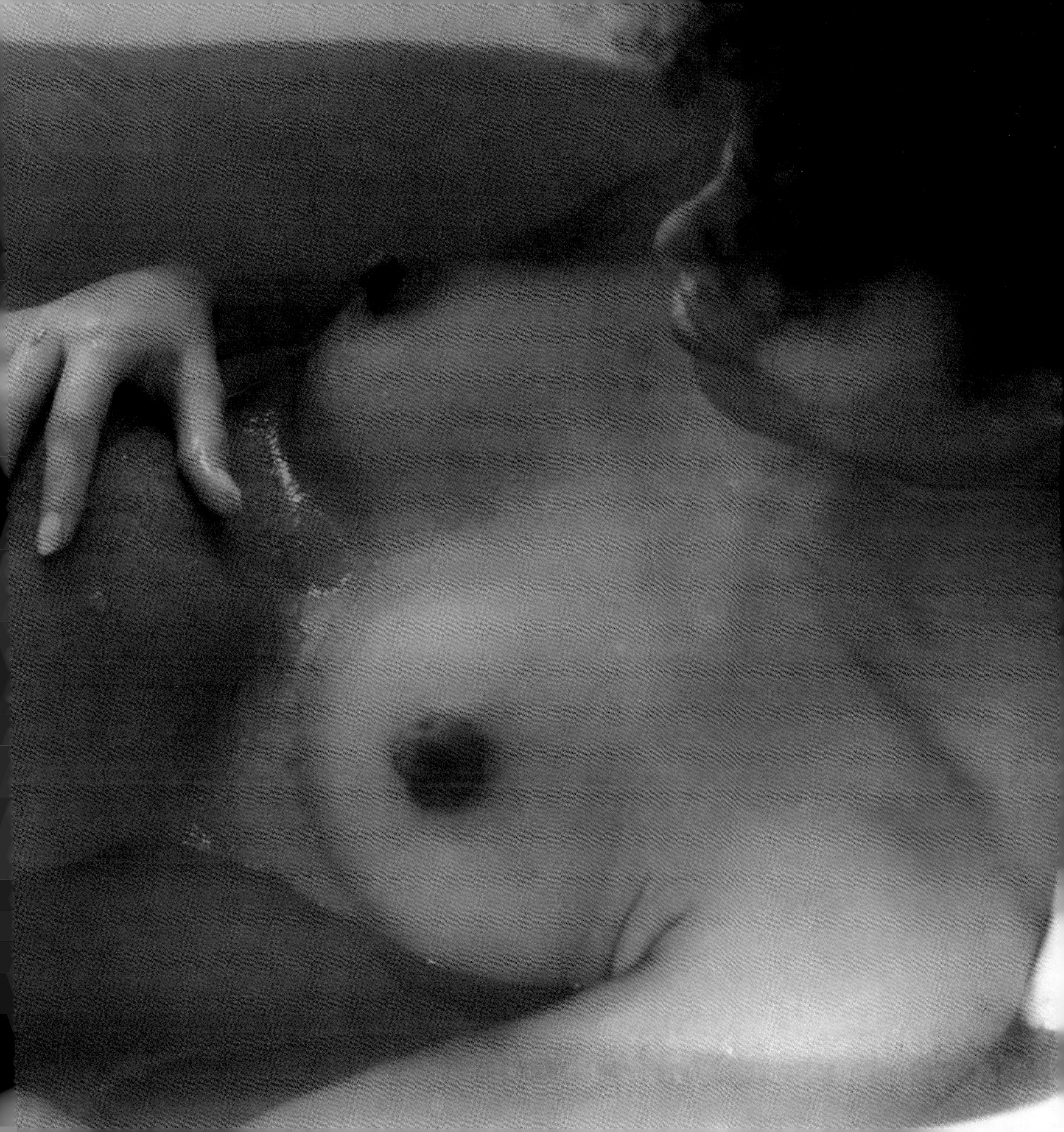

Massage

In aller Welt kommt der Schwangerschaftsmassage – ob sie nun von einem Masseur, der Hebamme, vom Ehemann oder von der Mutter durchgeführt wird – eine ausgesprochen große Bedeutung zu. Dabei wird duftendes Öl intensiv in die Haut einmassiert, um Schwangerschaftsstreifen vorzubeugen, die Glieder werden für die Entbindung geschmeidig gemacht, die Muskeln darauf trainiert, einzeln zu entspannen (was sehr wichtig für die Geburtsarbeit ist), und Schwangerschaftsbeschwerden werden gelindert.

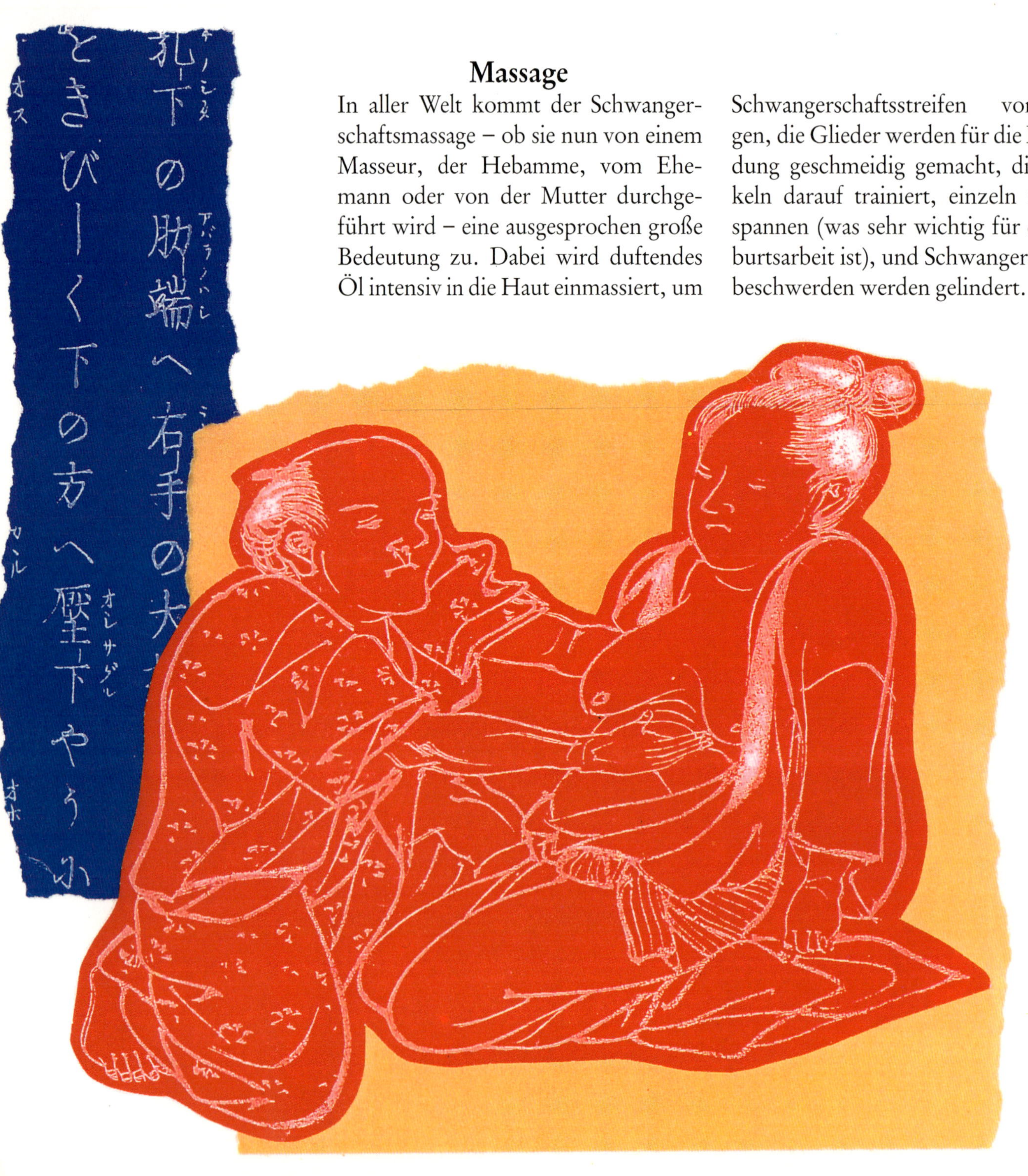

Verbindende Berührungen

Der untere Teil des Rückens ist während der letzten Schwangerschaftsmonate besonders belastungsempfindlich, da die Muskeln sich dehnen und das Stützgewebe nachgibt, um dem wachsenden Uterus Platz zu machen. Das Massieren dieser Bereiche kann Schmerzen lindern und Muskelschäden vorbeugen. Heutzutage werden viele Japanerinnen während der Schwangerschaft von ihren Ehemännern mit einer speziellen Shiatsu-Massage, die sich *tai Kyo* nennt, behandelt. Das Massieren fördert nicht nur eine enge Bindung der Partner untereinander, es kann auch den Bindungsprozeß zwischen den Eltern und dem ungeborenen Kind fördern. Der Vater stimuliert das Kind, indem er sanft auf bestimmte Stellen des Mutterleibs drückt und den Fötus ermuntert: „Spring auf und nieder! Roll dich herum! Schlag einen Purzelbaum!“ Vielleicht hilft diese Sitte dem Kind, die Stimme des Vaters wie die der Mutter kennenzulernen.

Die mexikanische Maya-Frau wird von der Hebamme massiert, während sie sich darüber unterhalten, wie die Frau sich fühlt, wie es dem Baby geht, wann es wohl geboren wird. Die Hebamme massiert den Bauch der Frau mit Öl oder Vaseline und spürt bei jedem Besuch, wie der Fötus wächst und wie er liegt. Die Massage ist eine Möglichkeit, mit dem wachsenden Kind in Verbindung zu treten, gleichzeitig kann die Mutter sich entspannen und sich eins mit ihrem Körper fühlen.

Das Formen des Kindes

Viele Menschen glauben, daß eine Massage dem ungeborenen Kind nicht nur deshalb guttut, weil die Mutter sich dabei entspannt, sondern auch, weil es selbst mit seinem bereits gut entwickelten Tastsinn vieles davon erfaßt. Die Hebammen auf Jamaika „formen das Kind“ durch regelmäßige Massagen der schwangeren Frau mit Rizinusöl. Die Japaner führen die sogenannte *hara*-Massage durch, eine spezielle Bauchmassage, die angeblich den Fötus stimuliert und dazu bringt, die geburtstypische Lage – mit dem Kopf nach unten – einzunehmen.

In den meisten Krankenhäusern wird bei einer Steißlage (d. h., das Kind liegt mit den Füßen statt mit dem Kopf nach unten) ein Kaiserschnitt durchgeführt. Englische und mayanische Hebammen pflegten hingegen die Kinder durch Massagen aus der Steißlage in die richtige Position zu bringen.

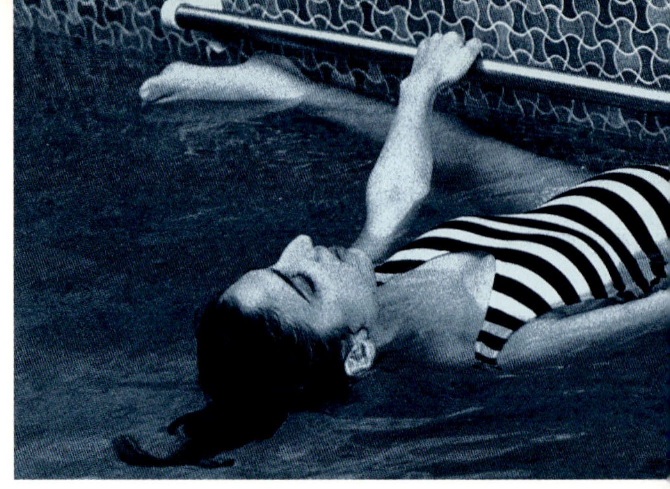

Sinnliche Alternative

Durch Massagen lassen sich viele Schwangerschaftsbeschwerden – Krampfadern, Kopfschmerzen, Krämpfe, Verdauungsprobleme usw. – lindern. Außerdem helfen sie der schwangeren Frau, sich mit den Veränderungen ihres Körpers anzufreunden. Massagen können auch für die angehenden Eltern in den letzten Monaten vor der Entbindung als sinnliche Alternative an die Stelle des Geschlechtsverkehrs treten.

Gymnastik, Atemübungen und die Vorbereitung des Geburtskanals: Die keltische Sheela-nagig *an der Kirche St. Mary and St. David in Herefordshire, England.*

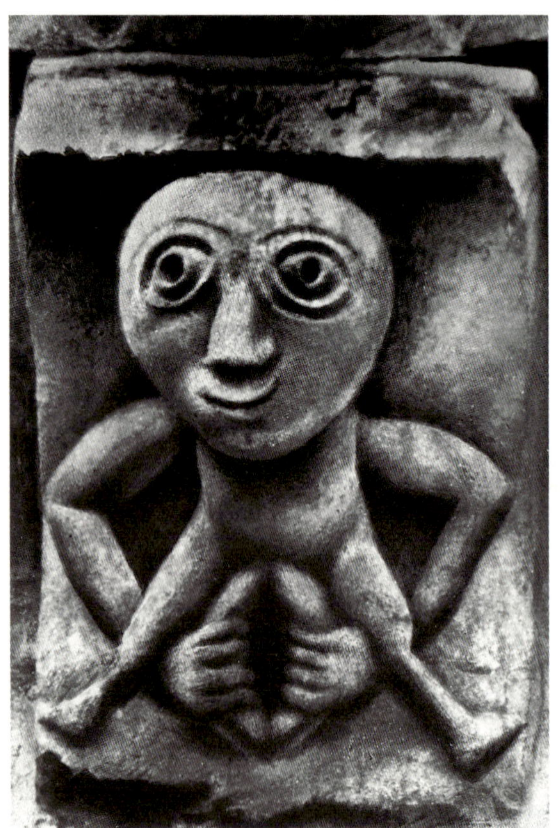

„Dehne die geheime Stelle"

In unserem westlichen Kulturkreis werden der Bauch und die Brüste als die empfindlichsten Körperbereiche während der Schwangerschaft betrachtet. Die Frauen der Mayas richten ihr Augenmerk mehr auf das Perineum – den Damm –, weil diese Region äußerst gespannt wird, wenn der Kopf des Kindes bei der Geburt herausdrängt. Vor vierhundert Jahren empfahl eine englische Hebamme einen Balsam aus dem Fett des Huhns, der Ente und der Gans sowie Oliven-, Lein- und Stockrosenöl, um „die geheime Stelle geschmeidig zu machen". Amerikanische Indianerstämme erzielten die Geschmeidigkeit des Dammes mit dem Saft der stachligen Blätter des Birnenkaktus, um einem Dammriß während der Geburt vorzubeugen. Hebammen in Guatemala und andernorts massieren den Damm mit reinem Olivenöl.

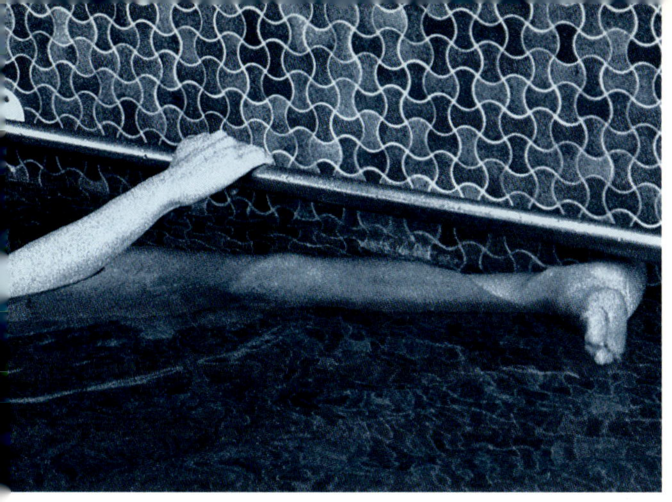

Gymnastik

Im alten Griechenland riet vor nahezu zweitausend Jahren Plutarch den jungen Mädchen, „ihren Körper durch Laufen, Ringkampf, Speerwerfen und Bogenschießen abzuhärten", damit er sich während der Schwangerschaft leichter „strecken und dehnen könne" und den Anstrengungen der Geburt besser gewachsen sei. Auch die Sanpoil-Frauen in Indien pflegen eine solche athletische Geburtsvorbereitung. Sie führen während der Schwangerschaft ein spezielles Fitneßprogramm mit viel Laufen und Schwimmen durch. In Neuguinea gibt es einen Stamm, bei dem die schwangeren Frauen über Hindernisse klettern und während des Bades ein paar Züge schwimmen.

Atemübungen

Die Japaner gehen mit ihren schwangeren Frauen weniger hart um. Sie lernen bestimmte Atemübungen und Körperstellungen in der Annahme, daß durch die Weitung des Brustkorbes zur gegebenen Zeit, wenn das Kind herausstrebt, sich auch das Becken öffnen wird. Die südafrikanischen Zulu-Frauen pflegen die Atemübungen nicht nur zur Geburtsvorbereitung, sondern auch zur Kräftigung des Kindes im Mutterleib. Jeden Morgen geht die Schwangere außerdem ins Freie und atmet dreimal tief ein, dann lange aus, um das Böse zu vertreiben.

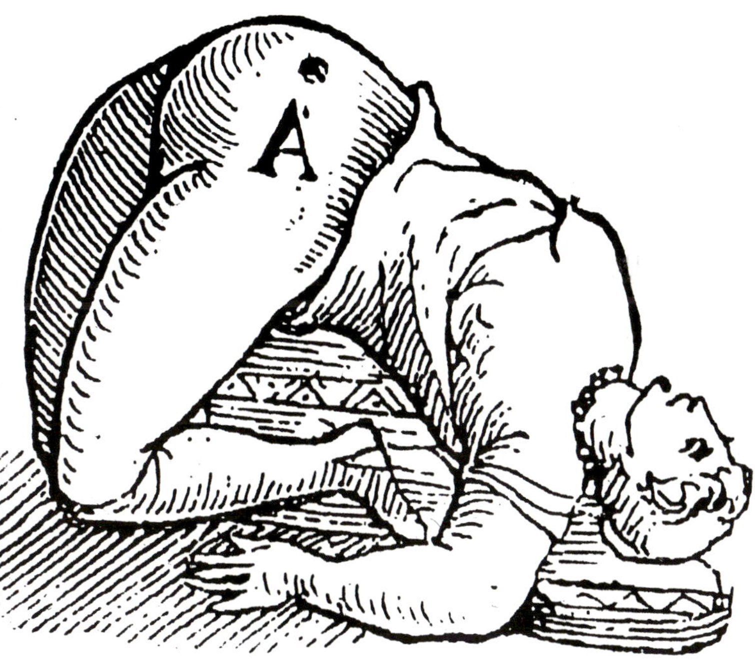

Die Kehrseite der Zivilisation

Bereits Plutarch erkannte, daß Frauen in hochzivilisierten Ländern, denen die tägliche Arbeit durch technische Geräte und Haushaltshilfen erleichtert wird, ihren Körper besonders auf die Geburt vorbereiten müssen. Die Bequemlichkeiten der Zivilisation haben, was die Schwangerschaft angeht, auch ihre Kehrseite. Gymnastische Übungen können jedoch einer Frau, die normalerweise ein eher bewegungsarmes Leben führt, helfen, ein gewisses Körperbewußtsein zu erlangen, sich ihrer Muskeln, die jahrelang brachgelegen haben, bewußt zu werden, und so einigen Unannehmlichkeiten der Schwangerschaft vorzubeugen.

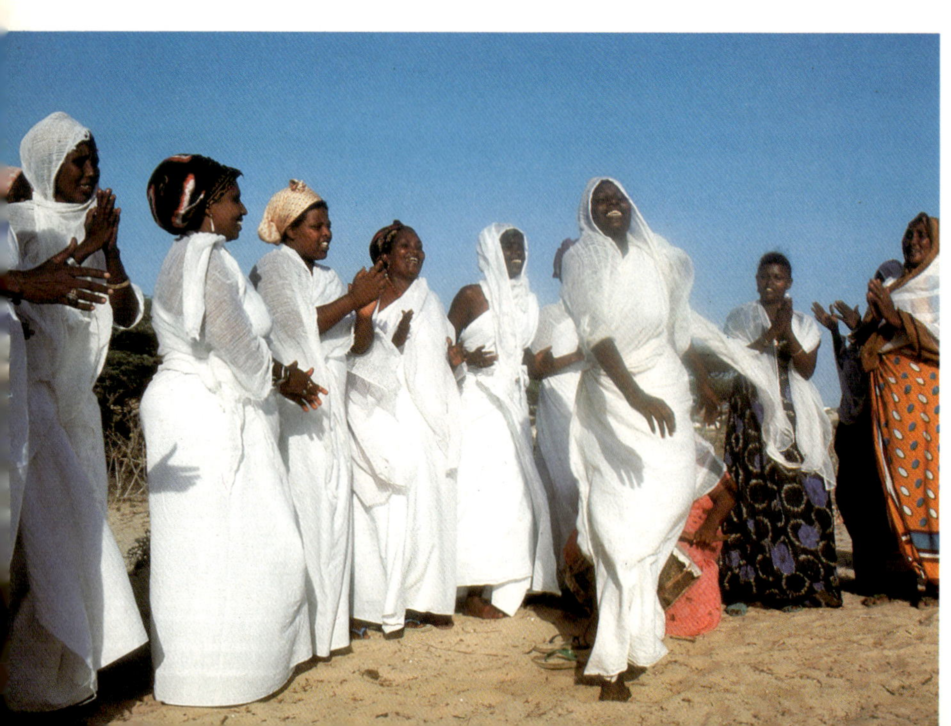

Gymnastik im Alltag

Ärzte und Hebammen predigen uns heute, was Tonga-Frauen bereits seit vielen Jahren raten – nämlich, daß unsere Schwangerschaft mühevoll und die Wehen schwerer werden, wenn wir gewohnt sind, immer in einer bestimmten Körperhaltung auszuharren, sei es im Sitzen oder im Stehen. Selbst wenn unsere tägliche Arbeit nicht viel Bewegung verlangt, können wir doch oftmals zu Fuß gehen, statt den Bus zu nehmen, die Treppen steigen, statt den Fahrstuhl zu benutzen, uns bewußt bücken, statt den Rücken mit steifen Beinen zu beugen, wenn wir etwas vom Boden aufheben, und uns recken, wenn wir etwas von einem hohen Regal nehmen. All diese Bewegungen können zur Vorbereitung unseres Körpers auf die Geburt beitragen.

Die Frauen des philippinischen Sammler- und Jägervolkes der Agta verfolgen das Wild, erlegen es mit dem Messer oder mit Pfeil und Bogen und tragen das Wildbret zurück ins Lager. Wie sagte Muhi Tudo von den Frauen der Santhal in ihrer Bihar-Gesellschaft: „Wir brauchen keine besondere Gymnastik."

Vor hundert Jahren gingen westliche Ärzte davon aus, daß schwangere Frauen eine Fehlgeburt riskierten, wenn sie sich nicht ausruhten, obwohl in noch fernerer Vergangenheit Schwangere im mittelalterlichen England den Rat befolgten, sich während der Schwangerschaft mehr als gewöhnlich zu bewegen. Heute schließt sich der Kreis in der Erkenntnis, daß nur die Frau, bei der man mit einer Fehlgeburt rechnen muß, anstrengende Tätigkeiten unbedingt vermeiden sollte. Dabei können nur wir selbst auf unseren eigenen Körper hören und seine Bedürfnisse erkennen.

Den Schmerz wegtanzen

Gymnastische Übungen müssen nicht in Arbeit ausarten! In einigen Kulturen gilt das Tanzen als gute Vorbereitung des Körpers auf die Geburt – z. B. bei den Hawaiianern, wo Männer und Frauen jeden Morgen ihren schwingenden Hula- oder „Ohelo"-Tanz tanzen. Der Bauchtanz soll nicht nur als Ritual zu Ehren der Gottesmutter durch das Schwingen des Beckens und das Rütteln der „Gebärmuskeln" ausgeübt worden sein, sondern auch als eine Form der gymnastischen Geburtsvorbereitung.

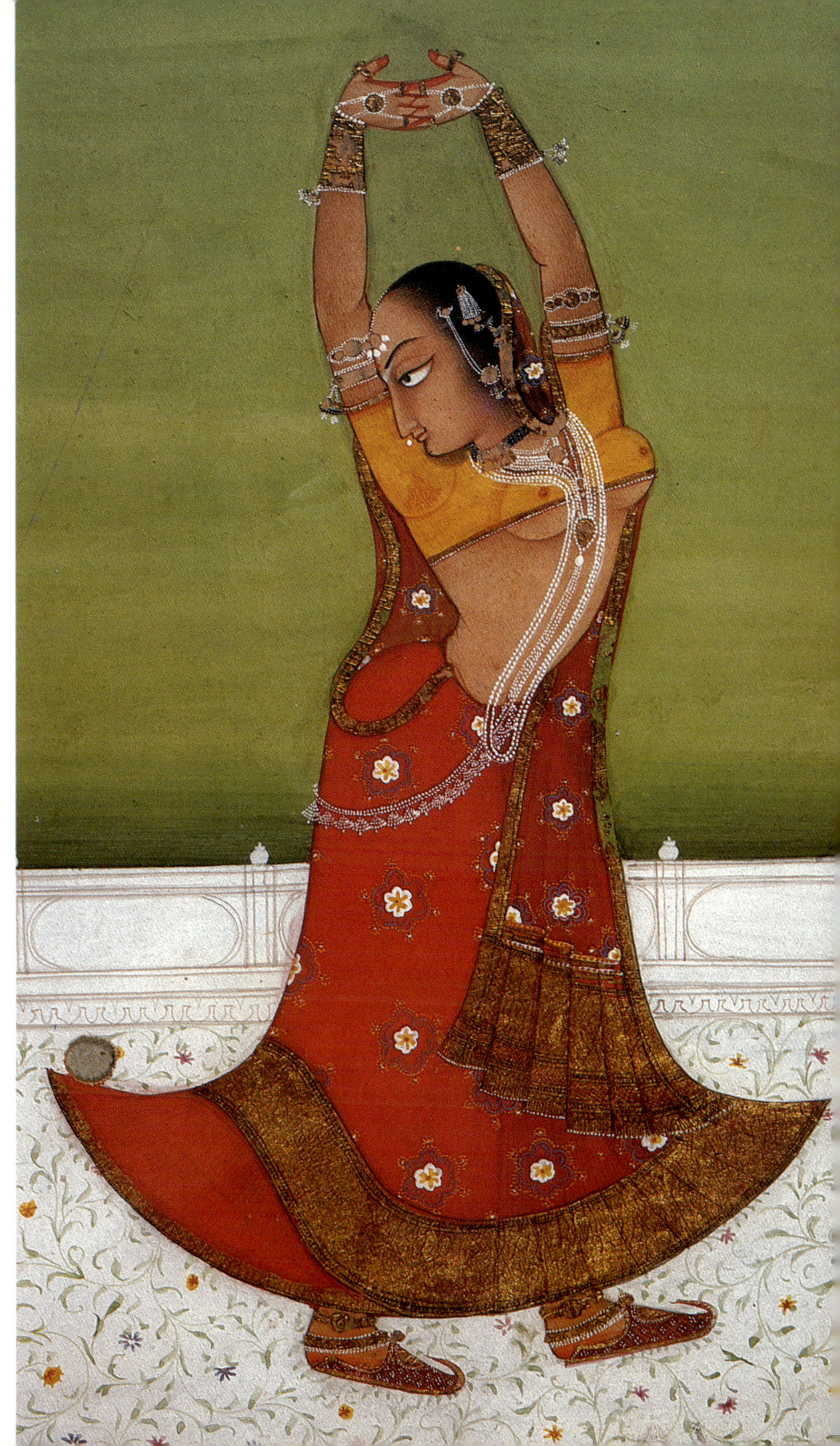

Von Indien bis Äthiopien wird der Tanz als eine vergnügliche Form der Gymnastik angesehen.

Wenn eine Mutter sich während der Schwangerschaft mit anderen streitet, wird das Baby schon bei der Geburt kämpfen und viele Schmerzen verursachen. Auch danach wird das Kind streitsüchtig und zänkisch heranwachsen. (Roogu, Mutter von sechs Kindern, Humla, Nepal)

Die Sorge um das geistige Wohl

In zahlreichen Kulturen gehen die Menschen davon aus, daß die kindliche Entwicklung im Mutterleib durch den Gemütszustand der Mutter beeinflußt wird. Den werdenden Müttern im England des neunzehnten Jahrhunderts wurde empfohlen, eine Ruhepause einzuhalten, damit sie ihre Gefühle unter Kontrolle halten konnten und das Kind, wie das ärztliche Fachblatt *The Lancet* schrieb, „nicht mit üblen Leidenschaften oder Verunstaltungen" gestraft wurde. Die Humla-Frauen hüten sich vor Streit und Wortgezänk und versuchen sogar, dem Dorfklatsch fernzubleiben, solange sie das ungeborene Kind im Leib tragen.

Seit alters her sind die Frauen von Jamaika davon überzeugt, daß ein Anblick, der die Mutter aufregt – z. B. ein Leichnam –, die Entwicklung des Kindes beeinträchtigen kann und solche Aufregungen folglich zu vermeiden sind. Die nigerianischen Ibo-Frauen bedecken bei einem erschreckenden Anblick ihren Nabel mit den Händen, um dem Kind die Sicht zu versperren.

Es erscheint uns vielleicht ziemlich unglaubwürdig, daß so ein winziges, tief im Leib heranwachsendes Wesen durch Dinge beeinflußt werden soll, die in der äußeren Welt vor sich gehen. Wir wissen jedoch noch sehr wenig darüber, was ein ungeborenes Kind beeinflußt, und wir können uns nur schwer vorstellen, wie es ist, eingerollt in einem mit Flüssigkeiten gefüllten Sack im Leib einer Frau zu liegen. Die Tabus, die verbieten, daß schwangere Frauen Traurigkeit oder Schrecken empfinden, gründen auf dem Glauben – der erst allmählich bei westlichen Wissenschaftlern auf Widerhall stößt –, daß nicht nur die physikalische, sondern auch die psychische Umwelt auf Ungeborene einwirkt. Die westlichen Wissenschaftler erklären dies durch Hormone, die in den Blutstrom der Mutter abgegeben werden, wenn sie Furcht, Schrecken oder Ärger empfindet (z. B. Adrenalin), und die vom Organismus des Kindes aufgenommen werden und den Fötus beeinträchtigen. Die mexikanischen Indianer sind davon überzeugt, daß die Angst der Mutter, die sich wie Knoten im Bauch anfühlt, zu Knoten in der Nabelschnur führen kann.

SCHENKE DER SCHWANGEREN FRAU AUFMERKSAMKEIT!
SIE IST AM ALLERWICHTIGSTEN.
(Sprichwort der Chagga, Uganda)

Bei den Akamba in Afrika ist die gesamte Gemeinschaft für den Gemüts-

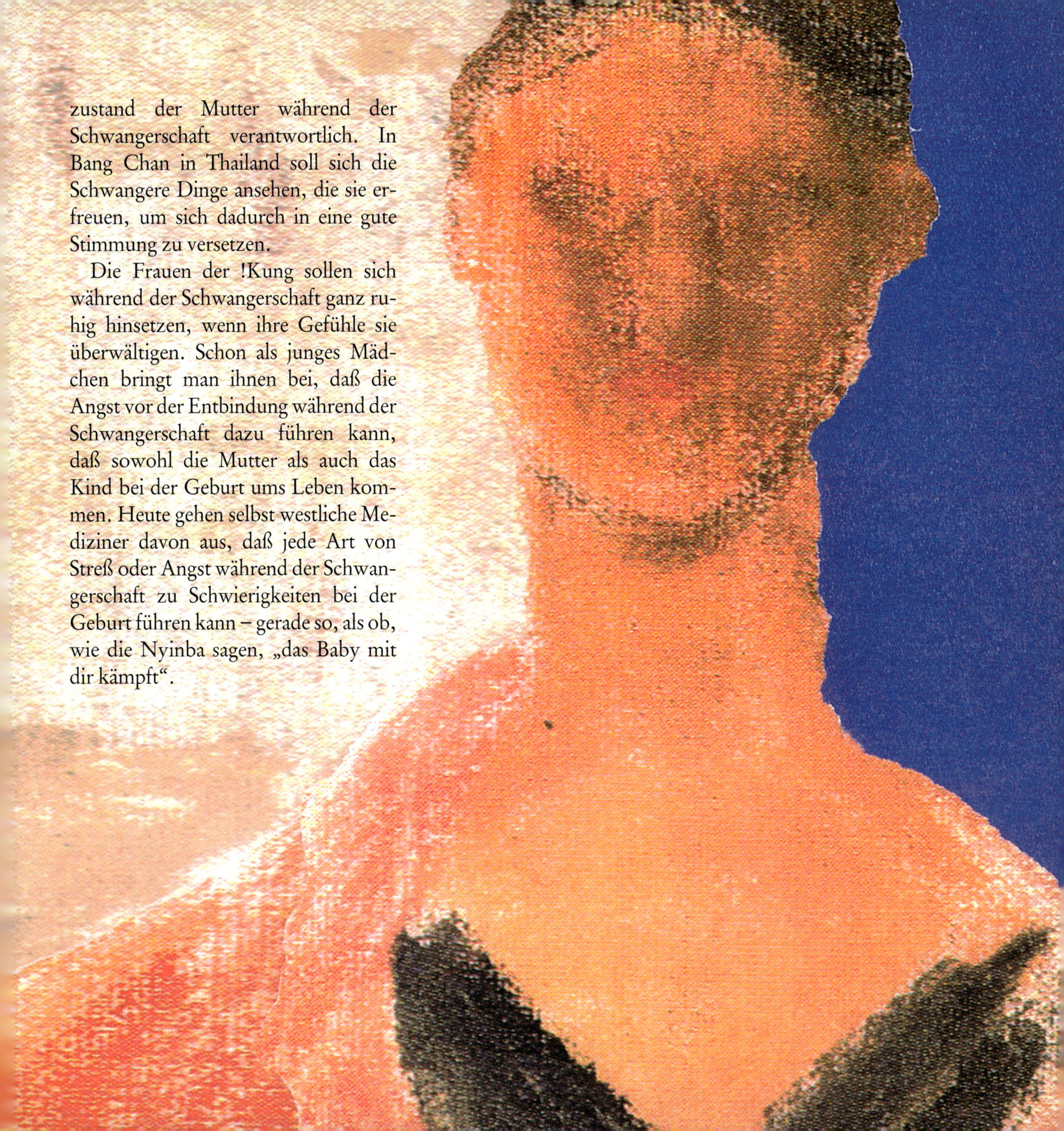

zustand der Mutter während der Schwangerschaft verantwortlich. In Bang Chan in Thailand soll sich die Schwangere Dinge ansehen, die sie erfreuen, um sich dadurch in eine gute Stimmung zu versetzen.

Die Frauen der !Kung sollen sich während der Schwangerschaft ganz ruhig hinsetzen, wenn ihre Gefühle sie überwältigen. Schon als junges Mädchen bringt man ihnen bei, daß die Angst vor der Entbindung während der Schwangerschaft dazu führen kann, daß sowohl die Mutter als auch das Kind bei der Geburt ums Leben kommen. Heute gehen selbst westliche Mediziner davon aus, daß jede Art von Streß oder Angst während der Schwangerschaft zu Schwierigkeiten bei der Geburt führen kann – gerade so, als ob, wie die Nyinba sagen, „das Baby mit dir kämpft“.

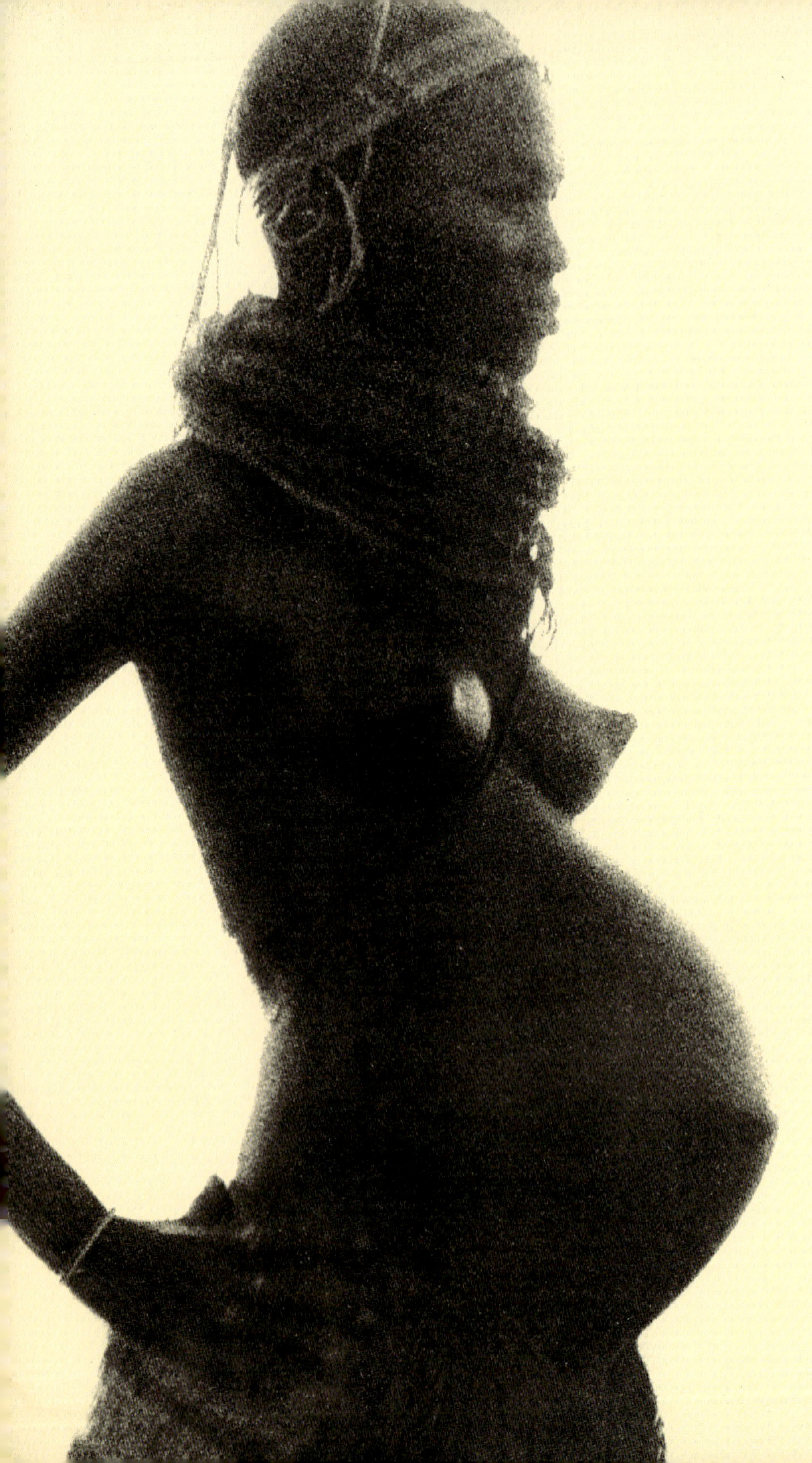

Warten auf die Geburt

MÖGE ALLAH MIR EINEN WAHREN
FREUND SCHENKEN,
SEI ER KLEIN ODER GROSS,
OB ER IN MEINEM LEIB LIEGT ODER
AN MEINER BRUST SAUGT ...
WENN ER WÄCHST, WERDEN WIR
FREUNDE SEIN.
ALLAH, SCHENKE MIR EINEN
WAHREN FREUND,
SEI ER GROSS ODER KLEIN.
(Nigerianischer Gesang)

Wenn der Tag der Entbindung näherrückt und der Körper schwer, der Bauch unbequem wird, versinkt eine Frau oft in Grübeleien. Sie denkt über die Geburt nach. Nisa, eine !Kung-Frau, sagt: „Wenn das Kind in dir liegt, kurz vor der Geburt, kommen dir viele Gedanken. Du fragst dich: ‚Werde ich am Tage der Entbindung mutig sein? Werde ich Angst haben? Werde ich überleben? Wird an dem Tage, an dem die Schmerzen kommen, mein Herz stark genug sein, um es auszuhalten?'"

Im Verlauf des siebten Monats bereitet die sudanesische Frau sich feierlich auf die Entbindung ihres Kindes vor. Das Haar wird mit Henna gefärbt, geflochten und gesalbt. Sie bindet ein besonderes Armband um ihr Handgelenk und einen geknüpften Lederriemen um

Die schwangere Turkana-Frau aus Kenia schaut der Zukunft entgegen.

ihre Taille, dann legt sie sich auf eine zeremonielle Hochzeitsmatte aus Palmblattstengeln – umringt von ihren Verwandten. Traditionell wird ein besonders vitaminreicher Brei aus fermentierter Hirse gereicht. In einem bestimmten Moment reiben die Verwandten eine Handvoll dieses Breies – dem Symbol für die Regeneration und das Leben, das bald erscheinen wird – über den gerundeten Leib der Frau.

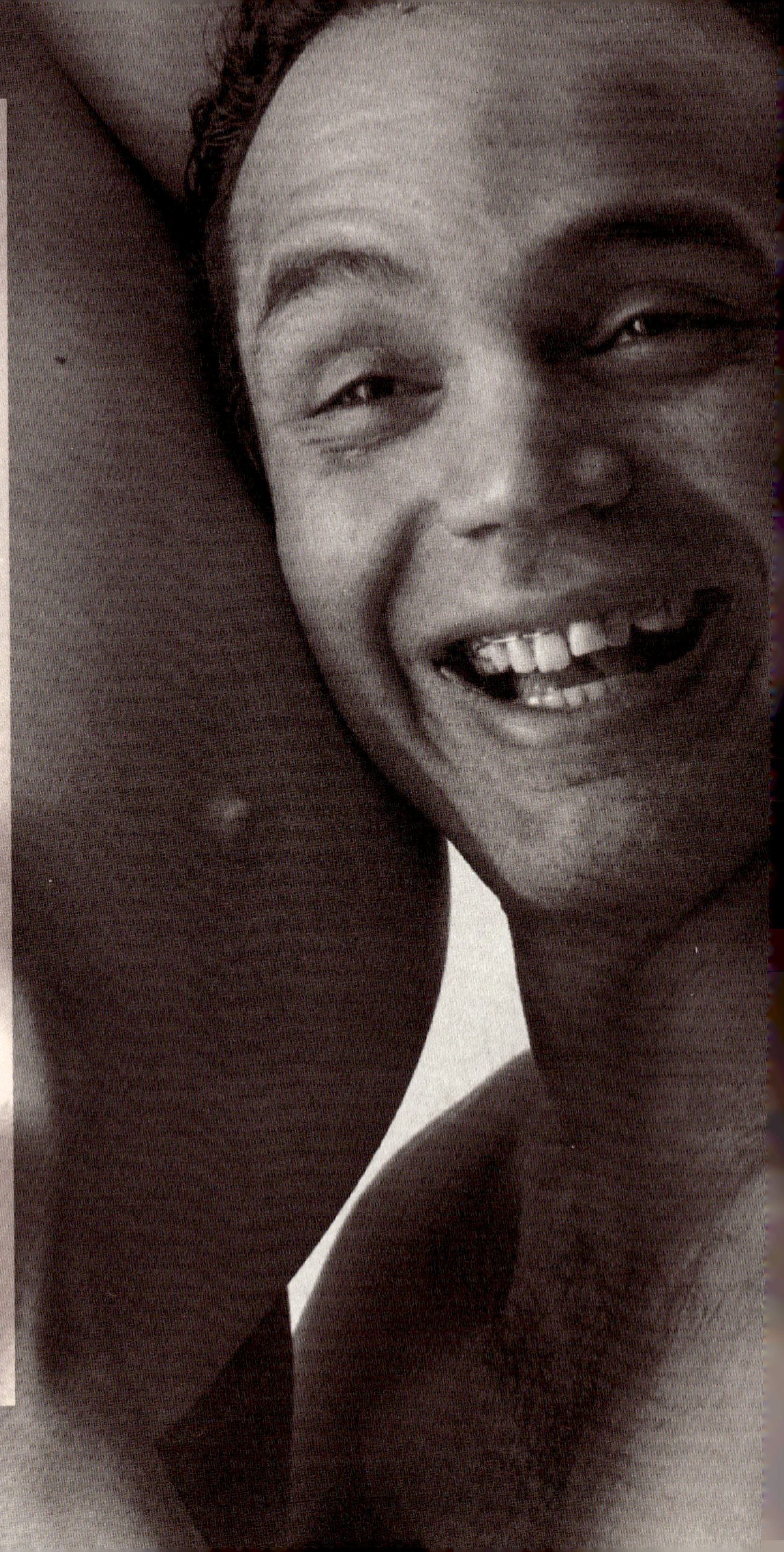

Diese Zeremonien dienen der geistigen Vorbereitung auf die Geburt und die Elternschaft. Auch die Gemeinschaft bereitet sich darauf vor, ein neues Mitglied in ihrer Mitte aufzunehmen. Die Menschen kommen zusammen – vielleicht die Familien der Eheleute, deren Zusammenhalt für die neue Familie lebenswichtig sein wird, ältere Leute, die erfahrenen Rat erteilen können, Freunde, die die neuen Eltern unterstützen wollen. In Nordamerika ist es Sitte, daß die besten Freunde der Frau eine „Kind-Dusche“ für ihre letzten Schwangerschaftsmonate arrangieren: Dabei werden Geschenke für das Kind gebracht – all die praktischen Dinge für seine ersten Lebensmonate –, und es werden Ratschläge angeboten, die auf den eigenen Erfahrungen der Freunde mit Geburt und Mutterschaft gründen.

Die Mansi-Frau bereitet sich auf ihr Baby vor, indem sie eine kleine Wiege aus Birkenrinde herstellt, in der das Kind in den ersten Wochen nach der Geburt schlafen wird. Sie fertigt eine kleine Bettdecke aus Schwanenhaut und ein Kopfkissen aus Hirschfell – doppelt so groß wie ihr Handteller. Wenn alles fertig ist, webt sie eine Matratze aus langen, trockenen Gräsern, auf der sie in den Tagen nach der Geburt ihres Kindes sitzen und schlafen wird.

Unliebsame Tatsachen

Rauchen während der Schwangerschaft

Dreissig oder mehr Prozent der Frauen in den USA, Grossbritannien, Kanada, Australien, Neuseeland und Norwegen rauchen auch während der Schwangerschaft. Untersuchungen bei über einer halben Million Geburten während der Jahre 1957–1986 ergaben, dass Frauen, die während der Schwangerschaft geraucht haben, Kinder mit einem geringeren Geburtsgewicht (etwa 200 Gramm weniger) als Nichtraucherinnen zur Welt brachten. Ein Vater, der während der Schwangerschaft seiner Frau 20 Zigaretten am Tag raucht, verringert das Geburtsgewicht seines Kindes um etwa 125 Gramm. Die Kampagne gegen das Rauchen hat dazu geführt, dass zahlreiche Raucherinnen die ganze Schwangerschaft über ein Schuldgefühl hatten. Zehn Prozent rauchen aufgrund des Stresses während der Schwangerschaft mehr als sonst.

Wie können Sie aufhören, zu rauchen? Sprechen Sie mit Ihrer Hebamme, suchen Sie nach Unterstützung.

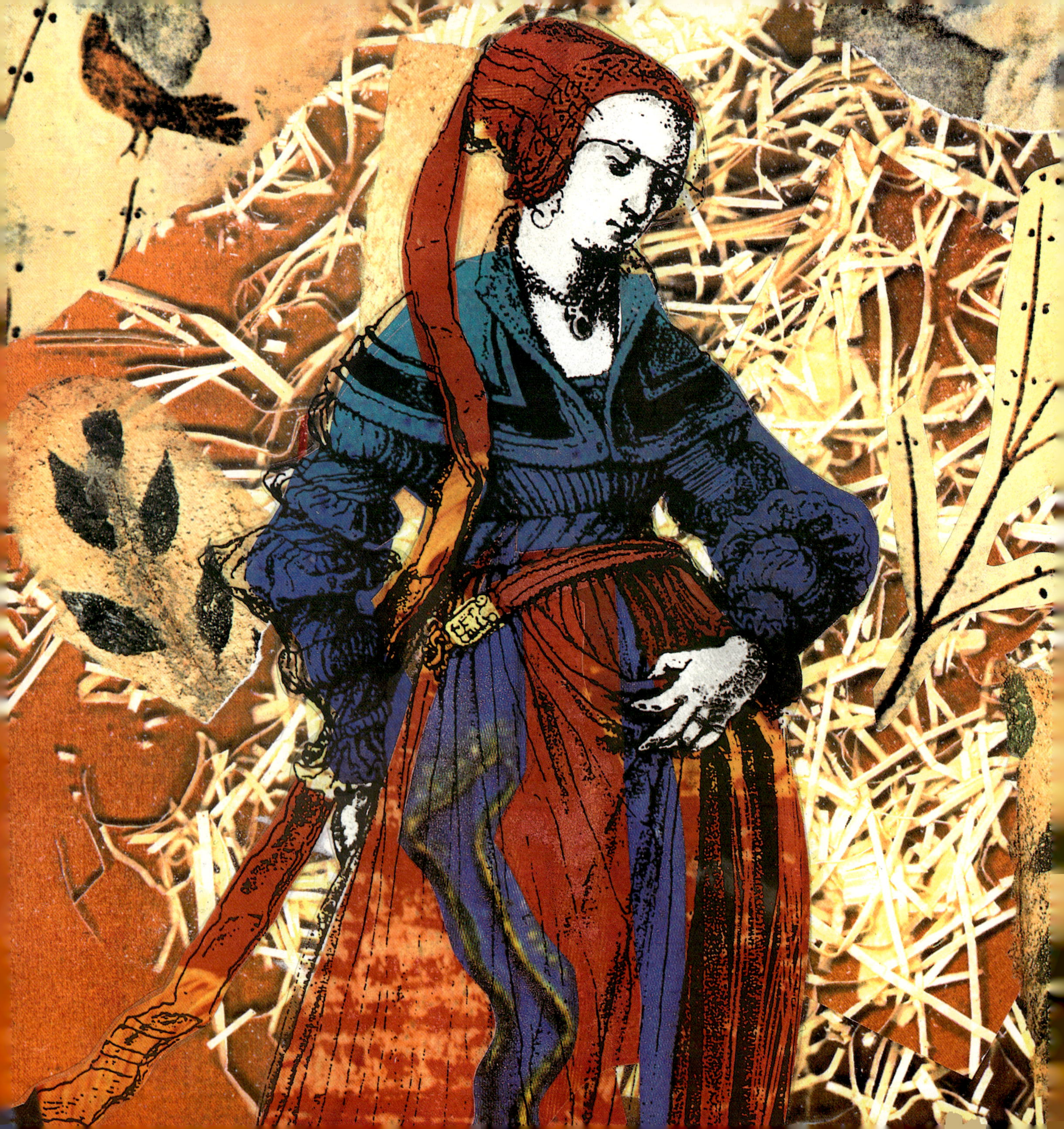

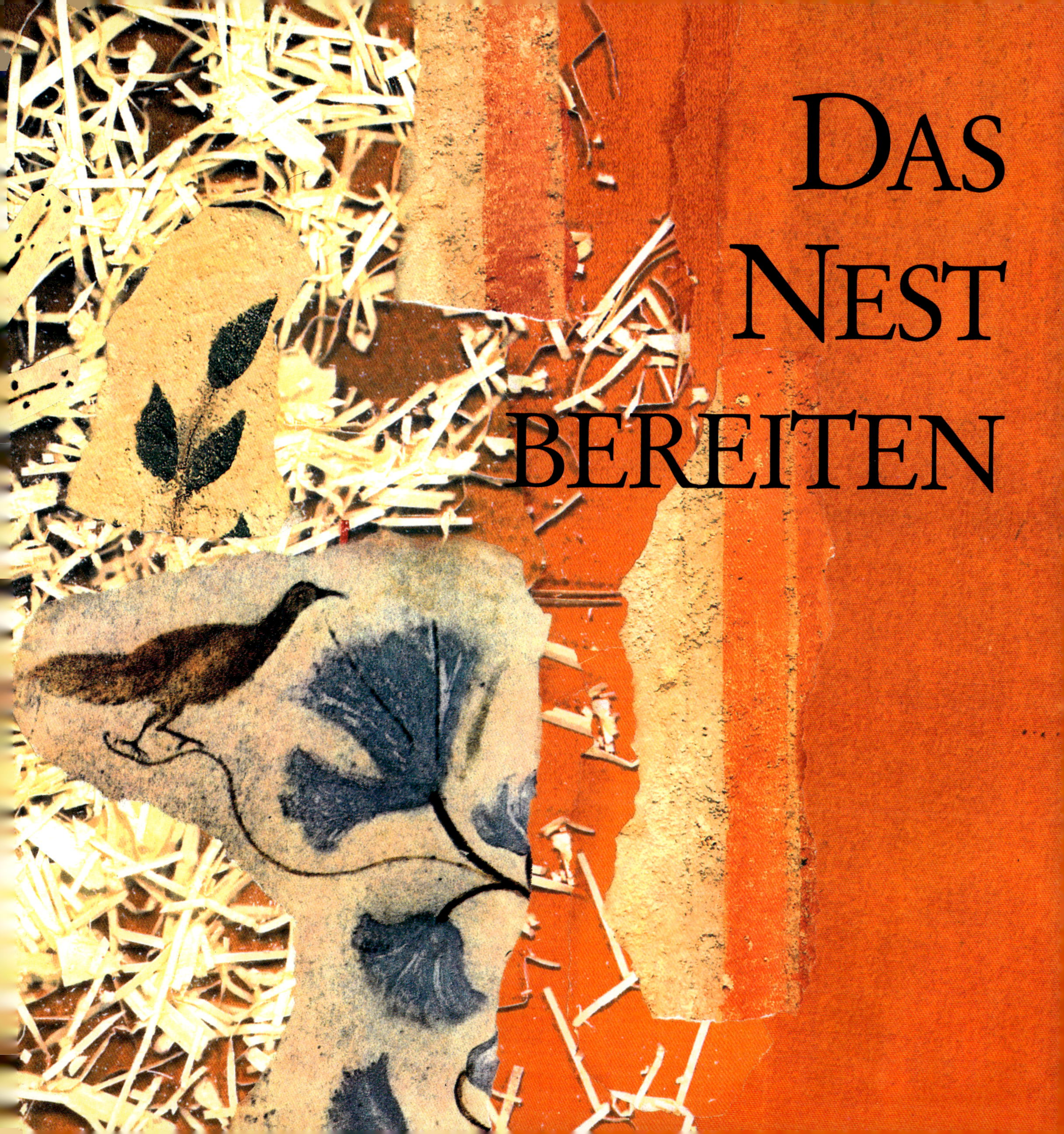
DAS
NEST
BEREITEN

Die Geburt ist der Höhepunkt einer langen Übergangszeit, die wir Schwangerschaft nennen und in der eine Frau zur Mutter und ein Fötus zum Kind wird. Innerhalb weniger Stunden wird aus dem geheimnisvollen Leben im Innern ein reales, atmendes, schreiendes Kind – ein Sohn oder eine Tochter, ein Bruder oder eine Schwester. Die Art, wie wir unsere Kinder auf dieser Welt begrüßen, zeigt, welche Hoffnungen und Träume wir für sie haben.

In gewissem Sinne ist dies auch eine Geburt der Mutter, die ebenso wie der Fötus in sich selbst hineingewachsen ist, während ihr Leib anschwoll. Wie möchten wir Mutter werden? Welche Erfahrungen wird das für uns, unsere Familien und unsere Kinder mit sich bringen? Für eine Frau, die zum ersten und vielleicht einzigen Mal in ihrem Leben einem Kind das Leben schenkt, haben diese wenigen Stunden eine ganz besondere Bedeutung.

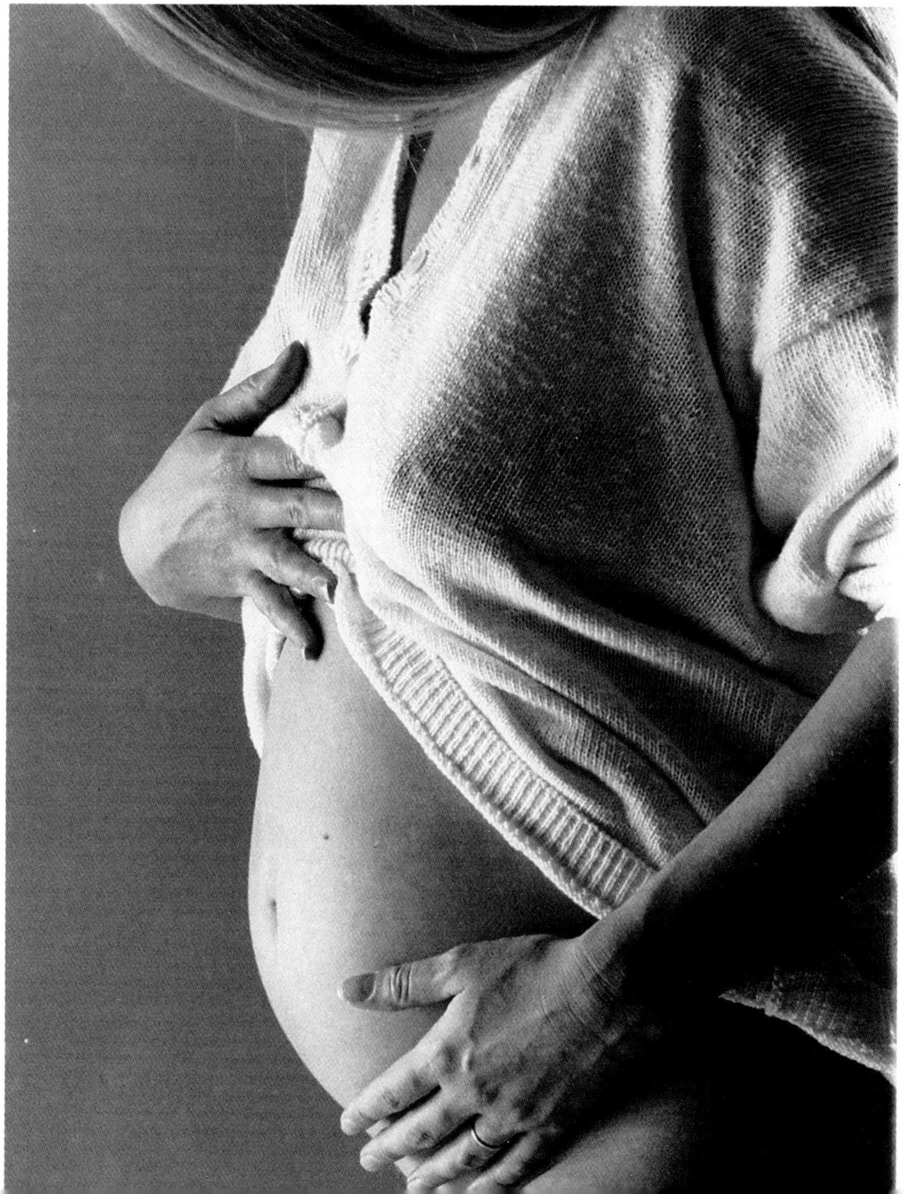

Das Nest wird bereitet

Je näher der Tag rückt, an dem die Frau das Kind, das sie neun Monate lang im Leib trug, leibhaftig im Arm halten wird, um so mehr wächst die Erwartung und Aufregung. Nun kann auch der kleinste Stich, den sie spürt, das Einsetzen der Wehen verkünden.

Irgendwann kommt der Tag, an dem die werdende Mutter den plötzlichen Drang verspürt, die Dinge für die Geburt ihres Kindes zu ordnen. Dieses Gefühl bezeichnen wir als „Nestinstinkt“, ein sicheres Zeichen für die unmittelbar bevorstehende Geburt. Die Müdigkeit der vergangenen Monate weicht einem hektischen Tätigkeitsdrang, während die Frau an der Schwelle zur Mutterschaft einen Platz schafft, wo sie niederkommen und ihrem Kind begegnen will.

Frauen der thailändischen Bang Chan wickeln eine heilige Schnur um das Haus, an der sie Tücher aufhängen, die mit magischen Schriftzeichen und Symbolen beschrieben sind. Bei zahlreichen Kulturen, z. B. bei den Tanala auf Madagaskar, gehört zur Vorbereitung des Hauses das Ausstopfen aller Ritzen und Öffnungen mit Lumpen

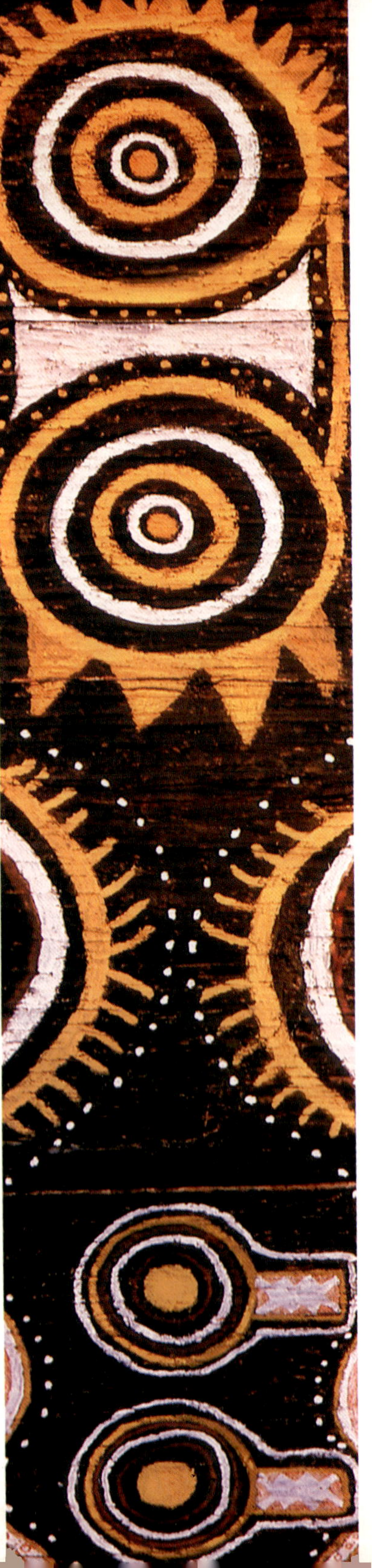

und Zeitungspapier, um böse Geister fernzuhalten und die Geburtsstätte behaglich und sicher zu machen.

Wie wirst du den Tag der Geburt vorbereiten? Vielleicht richtest du den Raum her, in dem du entbinden möchtest, oder du beschließt, daß es Zeit ist, den Koffer für den Krankenhausaufenthalt zu packen, und du packst ein paar dir besonders ans Herz gewachsene Dinge ein, die dir helfen, dich in der fremden Umgebung wohl zu fühlen.

Wenn die sibirische Mansi-Frau sich zur Niederkunft in das Geburtshaus begibt, nimmt sie ihr schönstes Tuch mit und hängt es dort für die mythische Gestalt auf, die nach ihrem Glauben die Kinder bringt.

Herzlich willkommen!

Die Zulus in Südafrika schmücken den Geburtsraum mit bunten Perlen und Schnitzereien, damit das Kind den ersten Blick seines Lebens auf etwas Schönes richten kann. Eine Frau, die im Krankenhaus entbindet, wird mit einem neuen Menschen nach Hause kommen – vielleicht schmückst du das Haus und das Kinderbett, damit der erste Eindruck von dem neuen Zuhause angenehm ist. Neugeborene sind sehr sensibel – was wird dein Kind gern riechen und fühlen? Die Mbuti-Mutter in Zaire geht in den Wald, um einen duftenden Rebstock zu suchen, aus dem sie dann eine Decke zum Einwickeln des Babys anfertigt. Nach Möglichkeit soll er eine helle Rinde haben, die sich hübsch gegen die Haut des Babys abhebt. Sie schneidet den Rebstock, stampft die Rinde mit einem Elefantenstoßzahn, bis sie schön weich ist, und malt mit dem Saft der Gardenia-Frucht verschlungene Muster darauf.

Das Bereiten der Geburtsstätte. Links: Macuna-molucca-*Malereien, Kolumbien. Rechts: Anuak-Dorf in Äthiopien.*

Mein Heim ist dort, wo mein Herz schlägt

Welchen Ort hast du für die Geburt gewählt, wo sollte ein Kind diese Welt betreten? In Ägypten, im Sudan und in vielen anderen Teilen der Welt geht eine Frau, besonders wenn sie zum ersten Mal Mutter wird, in das Haus ihrer Eltern, um sich von ihrer eigenen Mutter umhegen zu lassen und die schützende Atmosphäre des Ortes zu spüren, an dem sie selbst aufgewachsen ist. Die Mbuti-Frau in Zaire kommt dort nieder, wo sie sich gerade befindet, wenn die Zeit gekommen ist. Dies ist für gewöhnlich der Wald, die „Mutter Wald", der sie ihr ungeborenes Kind bereits vorgestellt hat und mit deren Geräuschen es bereits vertraut ist.

Welcher Anblick, welche Geräusche und Gerüche sollen dich umgeben in der Stunde, in der all deine Sinne besonders geschärft sind? Über 80 Prozent der Kinder dieser Welt – und nahezu alle Kinder in nicht-industriellen Kulturen – werden zu Hause geboren, in einer Umgebung, die der Wöchnerin behaglich und vertraut ist.

Die Geburtsstätte

Die Geburt ist ein ungemein wichtiges Ereignis im weiblichen Sexualzyklus, und der Ort, an dem eine Frau ihren Körper für ein anderes Leben öffnen will, kann das widerspiegeln. Bei den Dogon in Mali, deren Dörfer gemäß einem komplexen Schema geschlechtlicher Anatomie gestaltet sind, gebären die Frauen in einem Zentralraum bzw. in der Frauendomäne, deren Tür die weiblichen Sexualorgane symbolisiert und deren Decke den Körper des Mannes zeigt. Das Kind wird in diesem Raum geboren, damit es dort seinen Lebensgeist empfangen kann.

Wo wirst du dich sicher fühlen? In Kulturen, in denen man die Geburt für etwas Schmutziges und Bedrohendes für das Wohl des Haushaltes hält, wird ein spezielles Geburtshaus errichtet, das oft rund wie der Mutterleib ist. Dieses Geburtshaus – oder „Nesthaus", wie es die Maori in Neuseeland nannten – ist ein abgeschiedener, heiliger Ort, zu dem nur bestimmte Personen Zutritt haben und an dem Frauen und neugeborene Kinder vor den mächtigen Geistern, die sich am Ort einer Geburt versammeln, geschützt sind.

Wenn wir die Wahl zwischen mehreren Orten für die Niederkunft haben, können wir uns überlegen, wo wir uns sicher und behaglich fühlen und was wir für die beste Umgebung für unser Geburtserlebnis halten.

Noch vor hundert Jahren legte man den Frauen in England warm ans Herz, ihre Kinder zum eigenen Schutz zu Hause zu bekommen – in jenen Zeiten vor *Louis Pasteur* boten die Krankenhäuser ein erhebliches Risiko für Kindbettfieber. In der ersten Hälfte unseres Jahrhunderts galten Frauen, die sich für eine Hausgeburt entschieden, in den USA als altmodisch. In den fünfziger Jahren galt das Interesse mehr der Krankenhausroutine als den individuellen Bedürfnissen von Mutter und Kind. 1965 fand noch jede dritte Geburt in Großbritannien zu Hause statt – 1990 war es nur noch eine von hundert.

Eine *Hausgeburt* kann viele Gesichter haben: Ein Schlafzimmer, gedämpftes Licht und Myrrheduft, ein Schwitzbad im guatemaltekischen Hochland oder ein Geburtsbecken in einer englischen Mietwohnung, eine warme Feuerstelle in einer Küche im Himalaya, die aus festgestampftem Schnee bestehende Schlafplatte in einem Inuit-Iglu oder eine einräumige Hütte in Jamaika, in der das Familienbett durch eine Wäscheleine abgetrennt ist und die Kinder auf der anderen Seite darauf warten, einen ersten Blick auf das für sie hochgehaltene Kind zu werfen. Wenn eine Frau ihr Kind zu Hause zur Welt bringt, haben sie und ihre Familie eine gewisse Kontrolle über das Ereignis, denn es findet in ihrem eigenen Reich statt.

Intimsphäre oder Fest?

Wer wird dabeisein, wenn dein Kind das Licht der Welt erblickt? Die Hawaiianer gehen davon aus, daß die meisten Frauen am Tage der Niederkunft von dem Bedürfnis gepackt werden, eine besonders gute Freundin zu sehen. Kann diese nicht zugegen sein, wird an ihrer Stelle ein Stein in der Nähe der Tür aufgestellt, damit die Frau ihre Anwesenheit spüren kann. Das hat zur Folge, daß das Kind diese Person mögen wird. Da die intensivsten Beziehungen vom Kind in den ersten Minuten und Stunden seines Lebens geknüpft werden, werden die bei der Geburt anwesenden Menschen wahrscheinlich die wichtigsten für sein ganzes Leben sein.

Für viele Menschen ist die Geburt ein ganz intimes Erlebnis zwischen Mutter und Kind. Die !Kung-Frauen in Botswana gehen, wenn die Wehen beginnen, allein hinaus in den Busch und suchen sich eine schattige Stelle in der Nähe des Lagers, für den Fall, daß sie

In Holland ziehen die Frauen ihre eigenen Erkundigungen ein und treffen dann ihre Entscheidung über den Ort der Geburt. Das gibt ihnen mehr Kontrolle über das Erlebnis. Interessanterweise brüstet sich Holland mit den weltweit niedrigsten Raten für Dammschnitte, Zangengeburten, Saugglockengeburten und Kaiserschnitte.

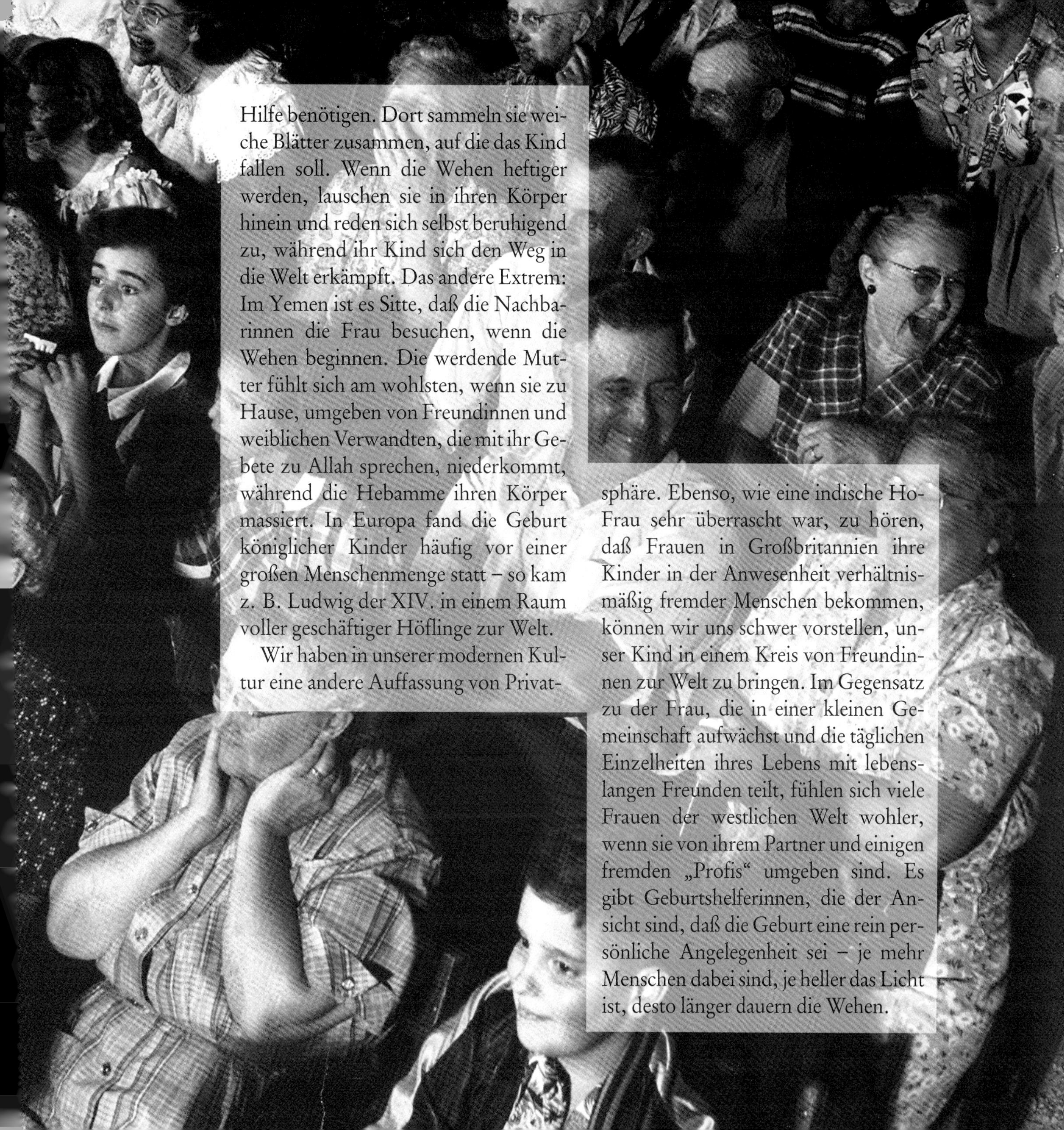

Hilfe benötigen. Dort sammeln sie weiche Blätter zusammen, auf die das Kind fallen soll. Wenn die Wehen heftiger werden, lauschen sie in ihren Körper hinein und reden sich selbst beruhigend zu, während ihr Kind sich den Weg in die Welt erkämpft. Das andere Extrem: Im Yemen ist es Sitte, daß die Nachbarinnen die Frau besuchen, wenn die Wehen beginnen. Die werdende Mutter fühlt sich am wohlsten, wenn sie zu Hause, umgeben von Freundinnen und weiblichen Verwandten, die mit ihr Gebete zu Allah sprechen, niederkommt, während die Hebamme ihren Körper massiert. In Europa fand die Geburt königlicher Kinder häufig vor einer großen Menschenmenge statt – so kam z. B. Ludwig der XIV. in einem Raum voller geschäftiger Höflinge zur Welt.

Wir haben in unserer modernen Kultur eine andere Auffassung von Privatsphäre. Ebenso, wie eine indische Ho-Frau sehr überrascht war, zu hören, daß Frauen in Großbritannien ihre Kinder in der Anwesenheit verhältnismäßig fremder Menschen bekommen, können wir uns schwer vorstellen, unser Kind in einem Kreis von Freundinnen zur Welt zu bringen. Im Gegensatz zu der Frau, die in einer kleinen Gemeinschaft aufwächst und die täglichen Einzelheiten ihres Lebens mit lebenslangen Freunden teilt, fühlen sich viele Frauen der westlichen Welt wohler, wenn sie von ihrem Partner und einigen fremden „Profis“ umgeben sind. Es gibt Geburtshelferinnen, die der Ansicht sind, daß die Geburt eine rein persönliche Angelegenheit sei – je mehr Menschen dabei sind, je heller das Licht ist, desto länger dauern die Wehen.

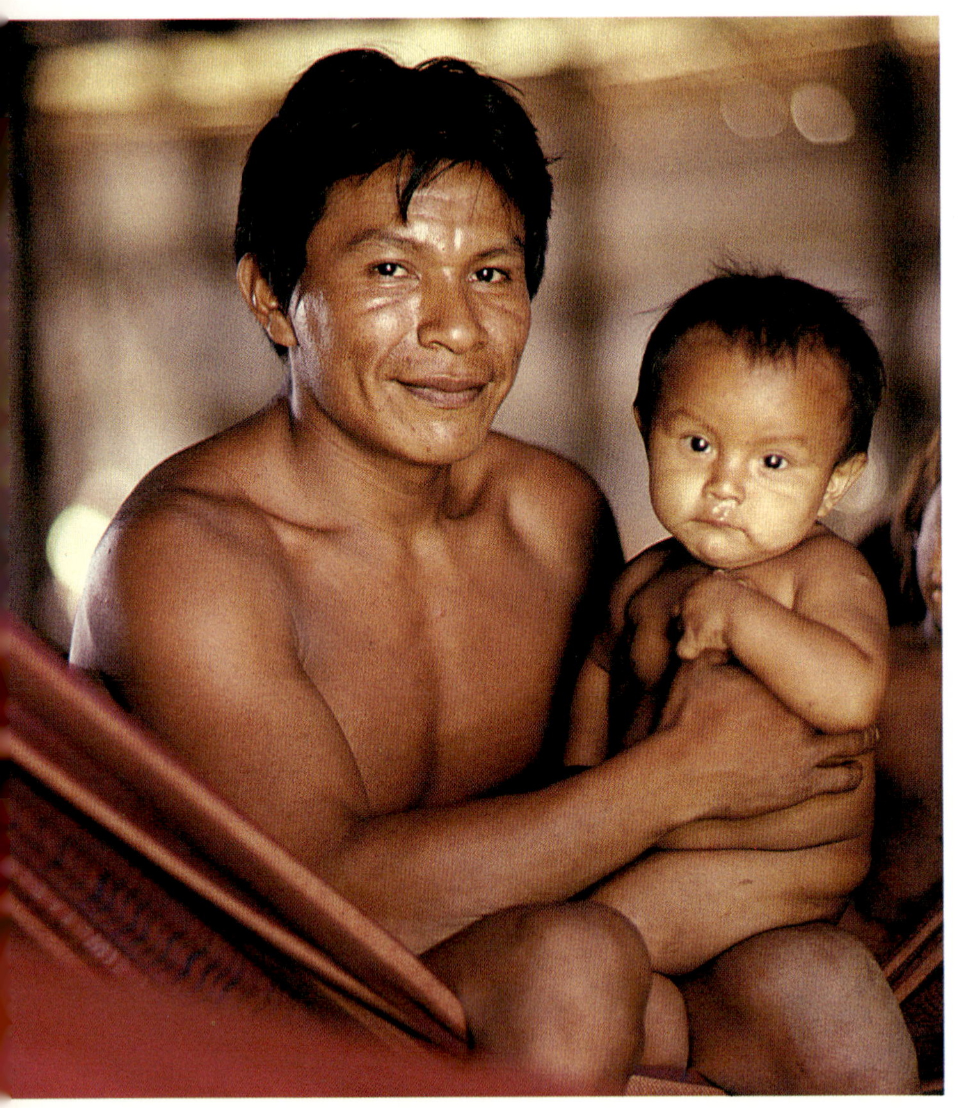

In Kolumbien kümmern sich die Väter um die Kinder, während die Frau in den Wehen liegt.

Väter bei der Geburt

WENN DU NUR SIEHST, WIE SEHR
DEINE FRAU SICH MÜHT,
MUSST DU ALS IHR PARTNER,
SOBALD SIE EIN BEDÜRFNIS VERSPÜRT,
IHR ALSBALD HELFEN,
IHRE PEIN ZU TRAGEN ...
IST ES DOCH AUCH DEIN KIND.
(St. Bernardino, 15. Jahrhundert)

Wenn nun das Mutterwerden seinen Höhepunkt in der Geburt erfährt, kann die Hilfe bei der Geburt dieses Kindes nicht auch einem Mann bei seinem Schritt in die Vaterschaft helfen? Vielleicht ist es kein Zufall, daß mit wachsender Zahl von Vätern, die bei der Geburt dabei sind – in Großbritannien gab es zwischen 1974 und 1984 einen Zuwachs von 53 Prozent –, die Männer viel mehr Anteil am täglichen Leben ihrer Kinder nehmen.

Welche Rolle spielt der Vater bei der Geburt? In vielen Kulturen werden die Väter aus dem Geburtszimmer verbannt. Dort gilt es als die Aufgabe des Vaters, vor der Geburtshütte zu wachen und für eine gute Entbindung zu beten. „Kämpfe tapfer wie ein Krieger", beginnt das Gebet eines Chagga-Vaters für seine gebärende Frau. Wenn sich bei der Geburt Komplikationen einstellen, ist es in Kenia die symboli-

Er will mit Instrumenten eingreifen, während ich mit der Natur, mit mir selbst, mit meinem Kind und mit der Bedeutung, die ich dem allen gebe, kämpfe, mit meiner Lust zu geben und festzuhalten, zu bewahren und zu verlieren, zu leben und zu sterben. (Anais Nin)

sche Pflicht des Gabbra-Vaters, draußen vor der Geburtshütte den Gürtel und die Hosen abzulegen, um alles Einengende zu lockern und den Weg für eine leichtere Geburt zu bereiten. Bei den Bang Chan in Thailand ist der Vater bei der Geburt seines Kindes dabei, damit seine Hände möglichst als erste das Kind berühren. Er kommt mit Weihrauch, Blumen und einer brennenden Kerze, was ihm den Zutritt zur geheiligten Stätte des Geburtszimmers gestattet. Dann betet er zu den „Geburts-Winden", daß sie kommen mögen, denn für ihn ist es der Wind, der sein Kind bringt.

Die Tibeter glauben, daß durch die Anwesenheit des Vaters die Wehen verlängert werden. „Das Kind ist zu schüchtern, dem Vater sein Gesicht zu zeigen", sagt Urgyen, Mutter von drei Kindern. Vielleicht gilt diese Schüchternheit auch für die Mutter. Nur in Kulturen, in denen Männer und Frauen als Partner miteinander leben – sei es bei einigen Jäger/Sammler-Völkern oder im urbanen Westen –, können sie sich auch die Geburtsarbeit partnerschaftlich teilen. Die Inuit-Männer in der Arktis zum Beispiel führen die Entbindung und Geburtspflege ihrer Kinder selbst durch. Ihr Nomadenleben läßt keine ausgedehnten Familienbande zu. Manchmal ist gar keine weibliche Verwandte zugegen, um bei der Entbindung zu helfen.

Wie wird dein Partner an der Geburt seines Kindes teilnehmen? Was ist ihm am liebsten?

Geteilter Schmerz

Im Mittelalter glaubte man, daß Schmerzen sich durch das Austauschen der Kleidung übertragen ließen. Während die Frau die Wehen in der Kleidung ihres Mannes ertrug, wälzte sich der Mann in ihrem Kleid am Boden und stöhnte und litt, als ob er das Kind bekäme! Das gleiche Verhalten findet man heute noch in einigen entlegenen Teilen Südindiens, wo die Väter während der Niederkunft den Sari ihrer Frau tragen. In Brasilien bringen sich die Männer, während die Frau mit den Wehen kämpft, selbst blutige Wunden bei, um den Geburtsschmerz mit ihr zu teilen.

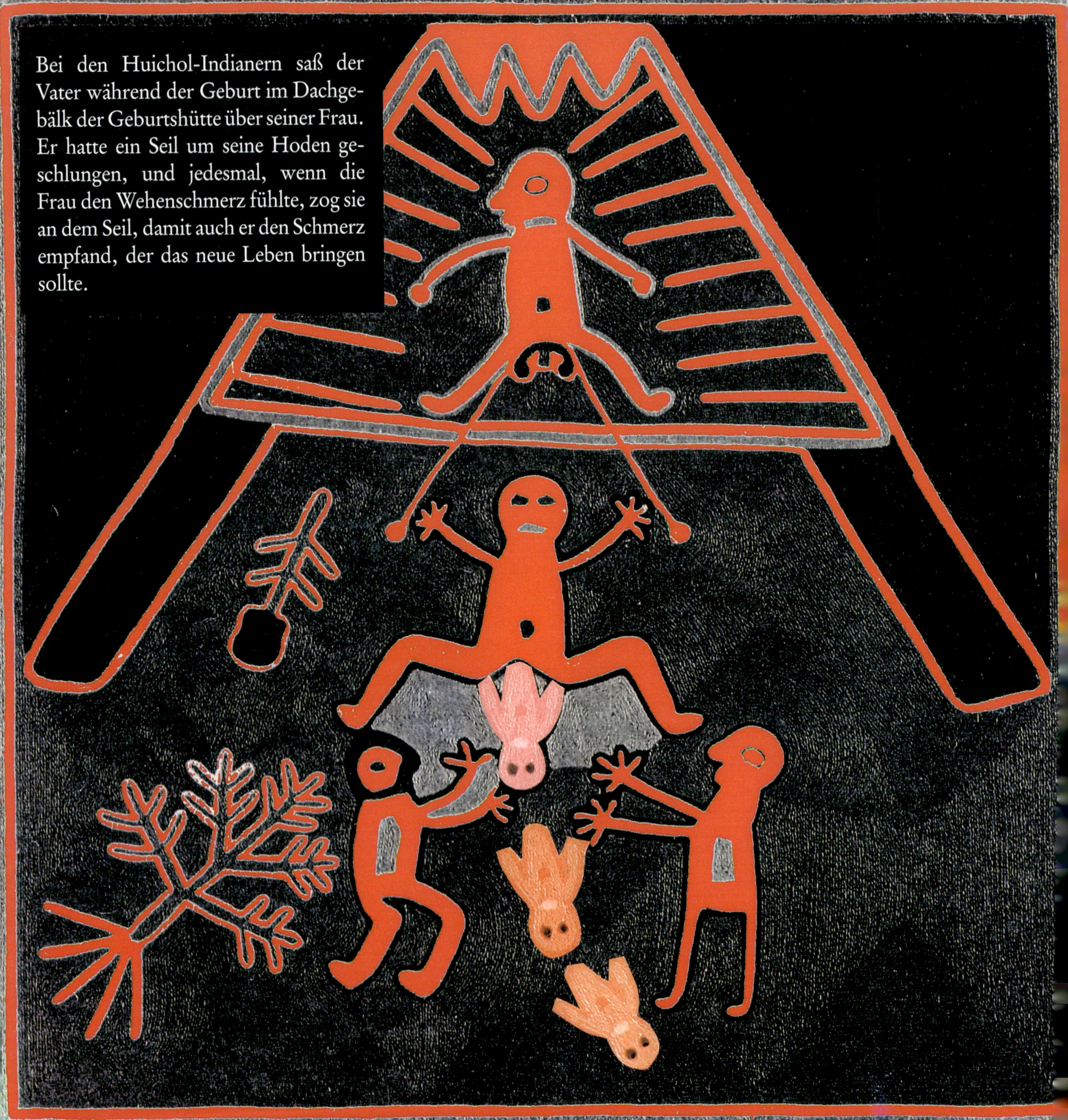

Bei den Huichol-Indianern saß der Vater während der Geburt im Dachgebälk der Geburtshütte über seiner Frau. Er hatte ein Seil um seine Hoden geschlungen, und jedesmal, wenn die Frau den Wehenschmerz fühlte, zog sie an dem Seil, damit auch er den Schmerz empfand, der das neue Leben bringen sollte.

Die Männer sind stark im Nachteil. Sie können keine Kinder bekommen. (Golda Meir)

Meine Großmutter war Hebamme. Sie hatte das von ihrer Mutter gelernt, und als ich ein junges Mädchen war, ließ sie mich zuschauen ... Als ich das erste Mal Geburtshilfe leistete, war ich vierzehn. (Dies erzählte Jesuita, eine Hebamme in New Mexico.)

Die Hebamme: „Sie, die stützt"

In unserer Kultur sind Männer erst seit kurzem im Geburtszimmer zugelassen. Jahrtausende lang galt der Beruf der Hebamme als eine Domäne der Frau, und wenn einmal ein männlicher Arzt zu Hilfe gerufen werden mußte, mußte er sich in Frauenkleidern unbemerkt in das Geburtszimmer schleichen. 1664 wurde einem Mann der Prozeß gemacht, weil er so „unmoralisch" war, sich als Hebamme zu betätigen.

Das Wort *midwif* bedeutet einfach: „Frau, die dabei ist". Die Franzosen nennen sie „weise Frau". Für die Deutschen ist sie die „Beraterin". Für viele Menschen gilt der Beruf der Hebamme als ein heiliges oder magisches Handwerk. Was kann schließlich wichtiger sein, als neuem Leben ans Licht der Welt zu verhelfen?

Im Hochland von Guatemala erkennen die Frauen an bestimmten Zeichen, daß Gott sie zur Hebamme ausersehen hat, und sie erlernen diese Kunst von den Geistern toter Hebammen, die ihnen im Traum erscheinen. In anderen Kulturen wird das Hebammenhandwerk von Generation zu Generation weitergegeben. In Malaysia begleitet die angehende Hebamme ihre Mutter bei der Geburtshilfe. Die Mutter lehrt sie die Kunst der Massage und zeigt ihr, wie man die Hände auf den wehengespannten Bauch der Schwangeren legen muß, um die Lage des Kindes zu ertasten. Später wird sie lernen, Geburtsrituale durchzuführen, z. B. dafür zu sorgen, daß die gebärende Frau sich in Harmonie mit den maßgeblichen Winden befindet. Andernorts ist die Hebamme vielleicht nur eine Frau der Gemeinschaft, die lediglich aus eigener Erfahrung die seelischen und körperlichen Bedürfnisse einer niederkommenden Frau kennt.

In einigen Kulturen besteht die vornehmliche Aufgabe der Hebamme darin, die Frau in der von ihr gewählten Gebärposition zu stützen – sei es, daß sie aufrecht steht, hockt oder kniet. In einigen Gebieten Irlands bedeutet der entsprechende Ausdruck für Hebamme „Knie-Frau", und bei den Navahos im Südwesten der USA heißt Hebamme: „Sie, die stützt". Die Hebamme stützt die Frau im Rücken ab und massiert ihren Leib oder Rücken. In dieser Position kann sie nicht viel mehr tun, als ermutigende Worte zu sprechen. Die Mutter selbst kontrolliert den Geburtsvorgang, während die Hebamme sie hält und beruhigend streichelt.

Ruf den Schamanen!

Selbst dort, wo die Frauen allein für die Geburt der Kinder zuständig sind, wird manchmal ein Spezialist zu Hilfe gerufen. Während es die Aufgabe der Hebamme ist, den Geburtsrhythmus einer Frau zu verfolgen und, wo nötig, zu unterstützen, soll der Schamane in einer Lage, die als nicht mehr „normal" gilt, sein magisches Wissen einsetzen. Vielleicht vertieft sich der Schamane oder Medizinmann in einen besonderen Gesang, bereitet ein Amulett vor oder ruft den Geist des Kindes herbei, wie die *Bomoh* in Malaysia. Im mittelalterlichen Europa kam in höchster Not der Metzger oder der Schmied mit seinen Werkzeugen. Und im 17. Jahrhundert führte die fortgeschrittene Wissenschaft der Geburtshilfe zu einem neuen Gesetz, das vorschrieb, daß die Hebamme den Arzt zu rufen hatte, falls die Geburt nicht „vorschriftsmäßig" vor sich ging.

Der Geburtshelfer: Der Mann, der davor steht?

Das Wort *Obstetrik* – das die Wissenschaft von der Geburtshilfe beschreibt – hat seine Wurzeln in dem Begriff „vor etwas stehen". In unserer westlichen Kultur war damit allerdings nie eine passive Rolle gemeint. Viele glauben, daß die Männer, sei es aus Eifersucht auf die Macht der Frauen, Leben aus ihrem Körper hervorzubringen, oder aus Furcht vor der machtvollen Erfahrung, die sie nicht verstehen, um die Kontrolle dieses Vorgangs gekämpft haben, um die Frau zur teilnahmslosen Mitwirkenden zu degradieren. Sind die ärztlichen Eingriffe – wie die Rasur der Frau zu Beginn der Wehen oder das Einzwängen ihrer Füße in Bügel – wirklich aus medizinischen Gründen erforderlich, oder sind es schlicht Rituale, die die Furcht des Mannes vor dem Unbekannten bannen sollen? Oder war der Kampf um die Kontrolle der Geburt einfach ein Kampf um die Berufsehre?

Dr. William Cadogan schrieb 1748: „Mit großer Genugtuung sehe ich, daß die Entbindung von Kindern endlich der Obhut gelehrter Männer anvertraut wird. Nach meiner Überzeugung blieb diese Tätigkeit allzu lang der Obhut der Frauen überlassen, denen man nicht das erforderliche Wissen zutrauen kann, dieser Aufgabe gerecht zu werden, auch wenn sie es als ihre Domäne betrachten."

1738 führte der Geburtshelfer der Königin von Frankreich als erster die Praxis ein, die Frau dazu anzuhalten, sich während der Wehen auf den Rükken zu legen. Die gebärende Frau konnte so das erscheinende Kind nicht

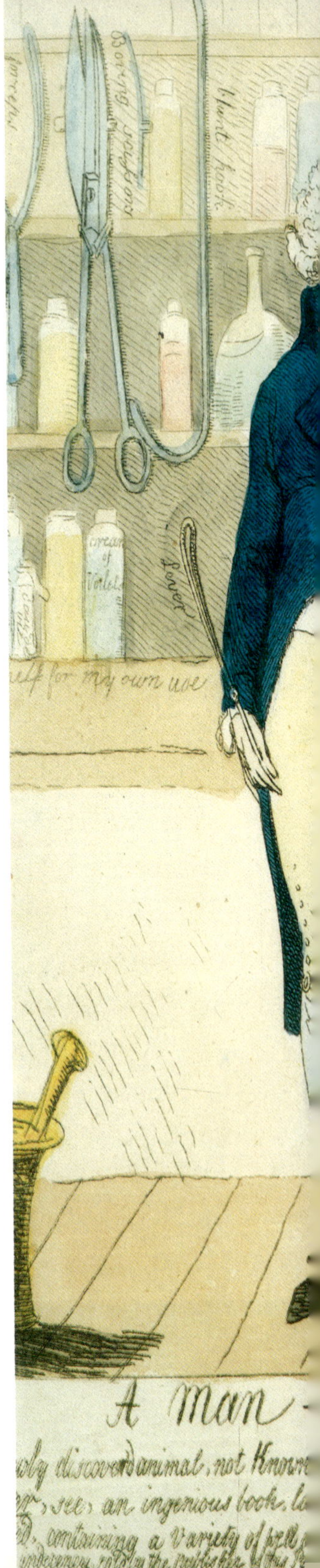

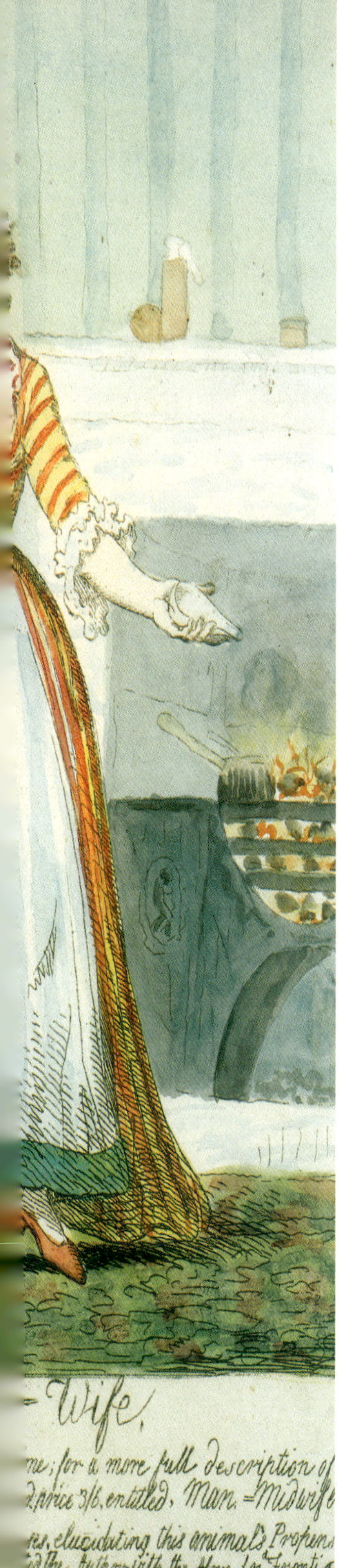
-Wife.
me; for a more full description of
price 3/6. entitled. Man.=Midwif
elucidating this animal's Propen
the Author - with the Above for Frontis

sehen und mußte gegen die Schwerkraft pressen – die Position war jedoch für den Arzt bequemer. Wenig später begannen männliche Ärzte, Kinder mit Metallwerkzeugen herauszuholen, und mit fortschreitender medizinischer Wissenschaft führten die Ärzte Drogen in das Geburtszimmer ein. Unter dem Einfluß von Medikamenten fällt es den Frauen oft schwer, während der Wehen und des Pressens die Kontrolle über ihren Körper zu behalten, was ihre Abhängigkeit vom Arzt noch verstärkt.

Je mehr die Ärzte die Hebamme verdrängten, um so mehr wurde die Schwangerschaft als „Zustand" betrachtet und wie eine Krankheit behandelt, statt als natürlicher Lebensvorgang. Die Hebammen gerieten unter das Diktat ärztlicher Vorschriften. Aufgrund ihrer nur geringen Kenntnisse von Sterilisationstechniken richteten sie bei den neuen Gepflogenheiten häufig ebensoviel Schaden an wie die Ärzte, die durch ihre Machtergreifung über den Geburtsprozeß den Frauen die Fähigkeit raubten, sich selbst zu helfen.

Männliche Geburtshelfer: Von den gefürchteten „Man-mid-wives" (für gewöhnlich Metzger) bis hin zum viktorianischen Gynäkologen, der seine Untersuchungen ohne hinzuschauen durchführte.

Zurück in die Zukunft

In einer Zeit, in der die Frauen der westlichen Länder aufgrund besserer Ernährung und Gesundheitsvorsorge mehr denn je mit einer sicheren Geburt rechnen können, fällt diese immer mehr in die Zuständigkeit von Ärzten. Wenn wir mehr Vertrauen in uns selbst setzen und in unsere Fähigkeit, auch ohne ärztliche Eingriffe Kinder zur Welt zu bringen, lernen wir vielleicht wieder, mehr auf die Botschaften unseres Körpers zu horchen und auf die emotionale und physische Hilfe zu bauen, die Hebammen seit jeher geleistet haben.

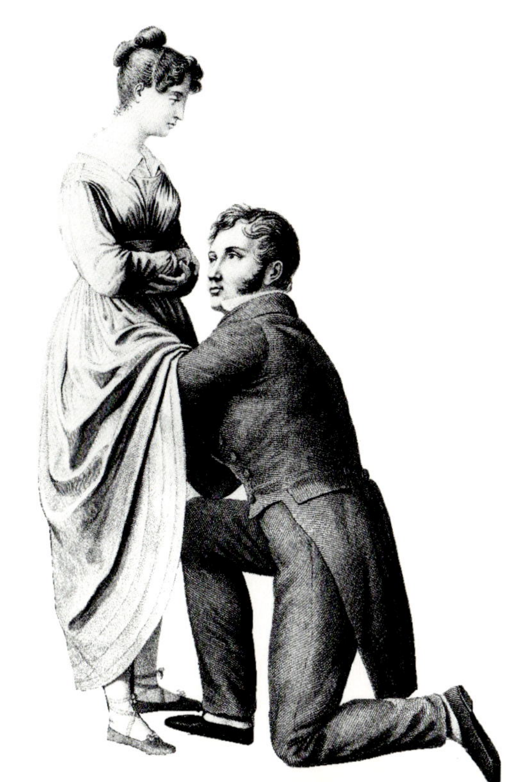

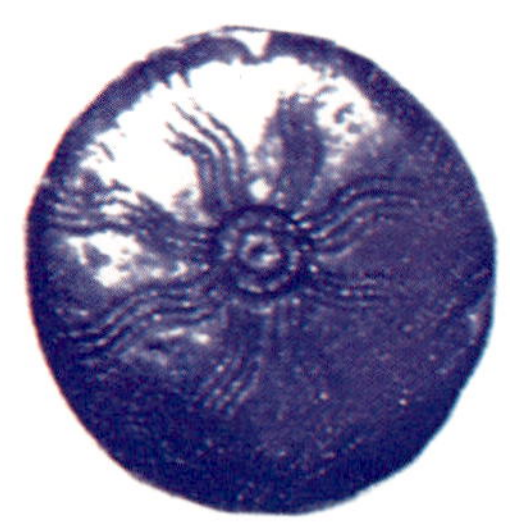

Die Wehen kündigen sich an

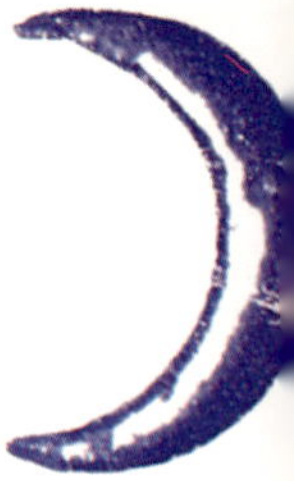

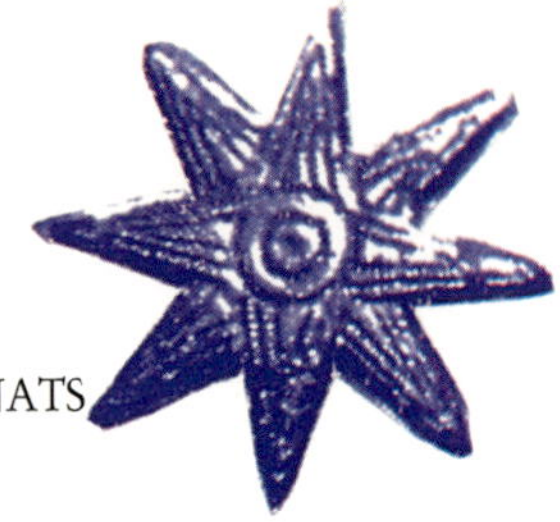

DER MOND DES NEUNTEN MONATS
WIRFT SEINEN SCHATTEN.
WIE LANGWEILIG IST ES IM INNERN.
ANGESICHTS SEINES DUNKLEN KERKERS
KÄMPFT DAS LEBEN DARUM, FREI ZU SEIN
UND SEIN LAGER AUF DER ERDE
AUFZUSCHLAGEN.
(Indischer Geburtsgesang)

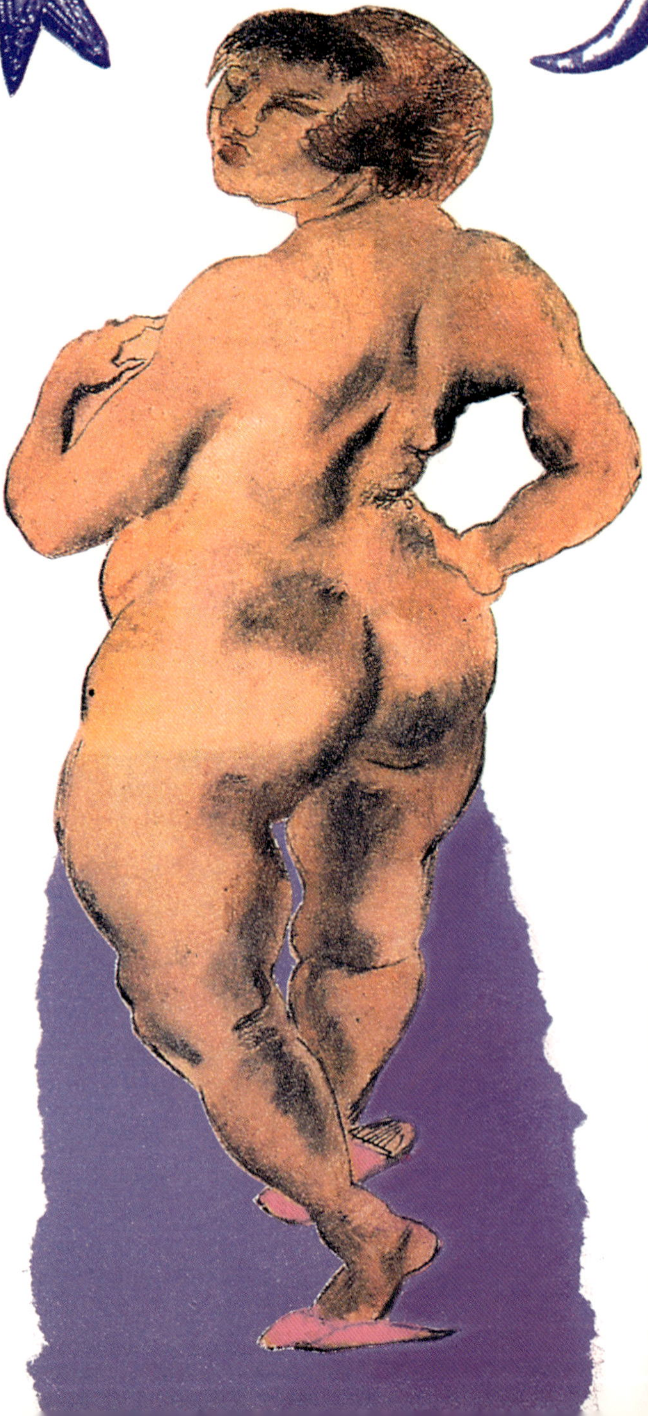

Die meisten Frauen, die zum ersten Mal Mutter werden, fragen sich, woran sie erkennen können, wann die Geburtswehen eingesetzt haben. Wir werden dazu angeleitet, den Zeitraum zwischen den Wehen, die in der Regel mit der Zeit kürzer aufeinander folgen und immer intensiver werden, zu beobachten. Im Südwesten der USA pflegten die Indianerfrauen Steine fallenzulassen, um ihre Wehen zu zählen. Wenn der Zeitraum zwischen den Wehen nur noch sechs Atemzüge ausmachte, hatten die Geburtswehen begonnen.

Diese elenden Kinder kommen erst heraus, wenn sie fertig sind. (Königin Elizabeth II.)

Die erste Wehe kann stark und eindeutig sein – das halten die Arapesh in Neuguinea für ein Zeichen dafür, daß das Kind sich im Leib dreht, wenn es endlich von seinem langen Schlaf in der Gebärmutter erwacht. Nach dem ersten Schmerz wird das seltsame, beklemmende Gefühl tief im Leib oder

Rücken in ungewissen Wellen an- und abschwellend wiederkehren.

Weitere Anzeichen dafür, daß die Geburt bevorsteht, sind Frauen rund um den Erdball bekannt: Schwallweiser oder ständig tröpfelnder Ausfluß aus der Vagina zeigt an, daß die Fruchtblase geplatzt ist. Ein rosafarbener Ausfluß bedeutet, daß der Schleimpfropfen, der den Gebärmuttermund verschloß, sich gelöst hat. Malaysische Hebammen fühlen die Füße der Frau. Ist ihr großer Zeh kalt, bedeutet das, daß das Blut aus ihren Extremitäten in den Uterus strömt und ihn erwärmt – die Geburt läßt nicht mehr lange auf sich warten, da das Kind die steigende Temperatur im sich erwärmenden Uterus nicht mag und heraus möchte.

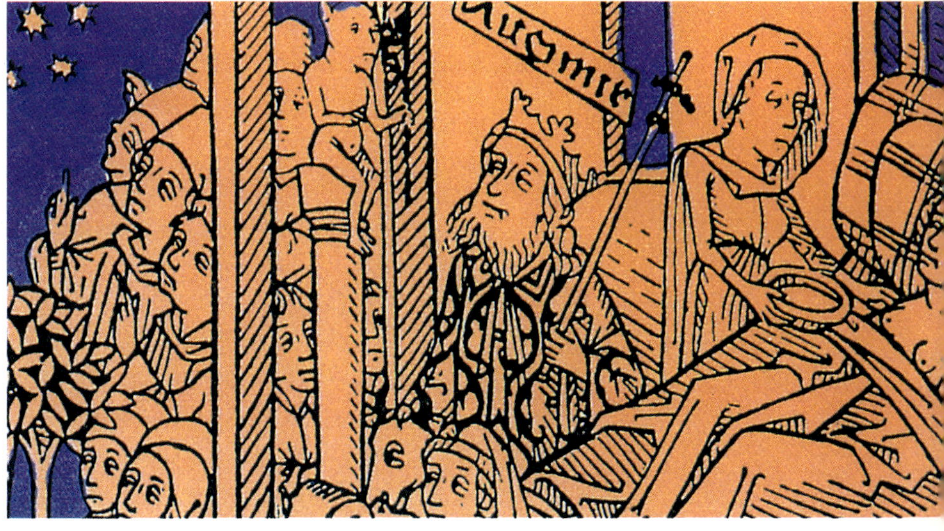

Reif für die Geburt

Die Tibetaner sind davon überzeugt, daß das Kind ungeachtet der Zeit erst dann auf die Welt kommt, wenn sein vorbestimmter Schicksalsstern vom Himmel strahlt. Die westliche Medizin hat einen Weg gefunden, Wehen künstlich herbeizuführen, indem der Frau das simulierende Hormon Oxytocin injiziert wird, das die Wehen auslöst. Seit mehreren Jahren haben ungewöhnlich viele Frauen in dem bequemen Zeitraum zwischen neun und siebzehn Uhr an Werktagen entbunden.

Unter Umständen kann die künstliche Geburtseinleitung Leben retten. Häufig jedoch wurden die Wehen nur deshalb eingeleitet, weil die übliche Frist überschritten war (obwohl 80 Prozent der angeblichen Spätgeburten z. B. in Amerika absolut rechtzeitig kommen). Die Idee, die Geburt des Kindes aus Effizienzgründen zu beschleunigen, hat in den letzten Jahren an Beliebtheit verloren – vorher gab es seitens der Frauen wie der Mediziner ein regelrechtes Lobpreisen der Auswirkungen der künstlichen Einleitung auf die Fähigkeit der Frau, mit der Geburt umzugehen, und auf das Wohlergehen des Fötus. Wie die Malaysier sagen, ein Kind ist wie eine Frucht: Es wird geboren, wenn es reif ist.

Tod, Steuern und die Geburt eines Kindes – für diese Dinge gibt es nie den richtigen Zeitpunkt! (Scarlett O'Hara in Margaret Mitchells „Vom Winde verweht")

Vagina: Das Wort Vagina stammt von dem lateinischen vaina *oder* vagina *und bezeichnet die „Scheide", in die die Soldaten ihr Schwert stecken. Bei den alten Römern war Caesar bekannt für die zahlreichen Scheiden an seiner Rüstung. Von den römischen Soldaten scherzhaft mit dem weiblichen Geschlechtskanal in Verbindung gebracht, wurde dieses Wort bis in unsere Zeit überliefert.*

Wie wurde Julius Caesar geboren?

Jede werdende Mutter fürchtet sich vor Komplikationen. Die Entbindung durch Kaiserschnitt ist eine uralte Methode, die bereits im Talmud erwähnt wird, und will man der Legende glauben, kam Julius Caesar – von dessen Namen die Bezeichnung abgeleitet ist – auf diese Weise zur Welt. Der erste belegte erfolgreiche Kaiserschnitt des modernen Europa wurde 1500 von einem Schweizer Metzger durchgeführt.

Vor Beginn unseres Jahrhunderts war das Infektionsrisiko so groß, daß chirurgische Eingriffe nur in äußerst verzweifelten Situationen durchgeführt wurden. Nach 1950 hatte sich die auf hygienische Apparate gestützte klinische Geburt so weit etabliert, daß die Vorstellung, ein Kind ohne unnötiges Brimborium aus dem Leib der Mutter herauszuheben, Fuß faßte – welcher Weg versprach eine sicherere und schmerzlosere Geburt! Viele Frauen wurden zu dieser Methode überredet, wenn die Wehen lange andauerten oder Komplikationen eintraten (allzuoft infolge der künstlichen Geburtseinleitung), und natürlich wurden viele Frauen und Kinder dadurch gerettet. Bis 1980 standen die Chancen einer Frau, ihr Kind durch Kaiserschnitt zu bekommen, in den USA vier zu eins.

Penis: Ursprünglich bedeutete Penis Schwanz, später dehnte sich der Begriff auf „männliches Geschlechtsorgan" aus. Penis (im Sinne von Schwanz) wurde eine Metapher für Pinsel, lateinisch peniculus. *Infolgedessen bedeutet „pencil" (Bleistift) ethymologisch „kleiner Penis".*

Ausschnitt aus einer illustrierten mittelalterlichen Handschrift: Eine Chirurgin führt einen Kaiserschnitt durch.

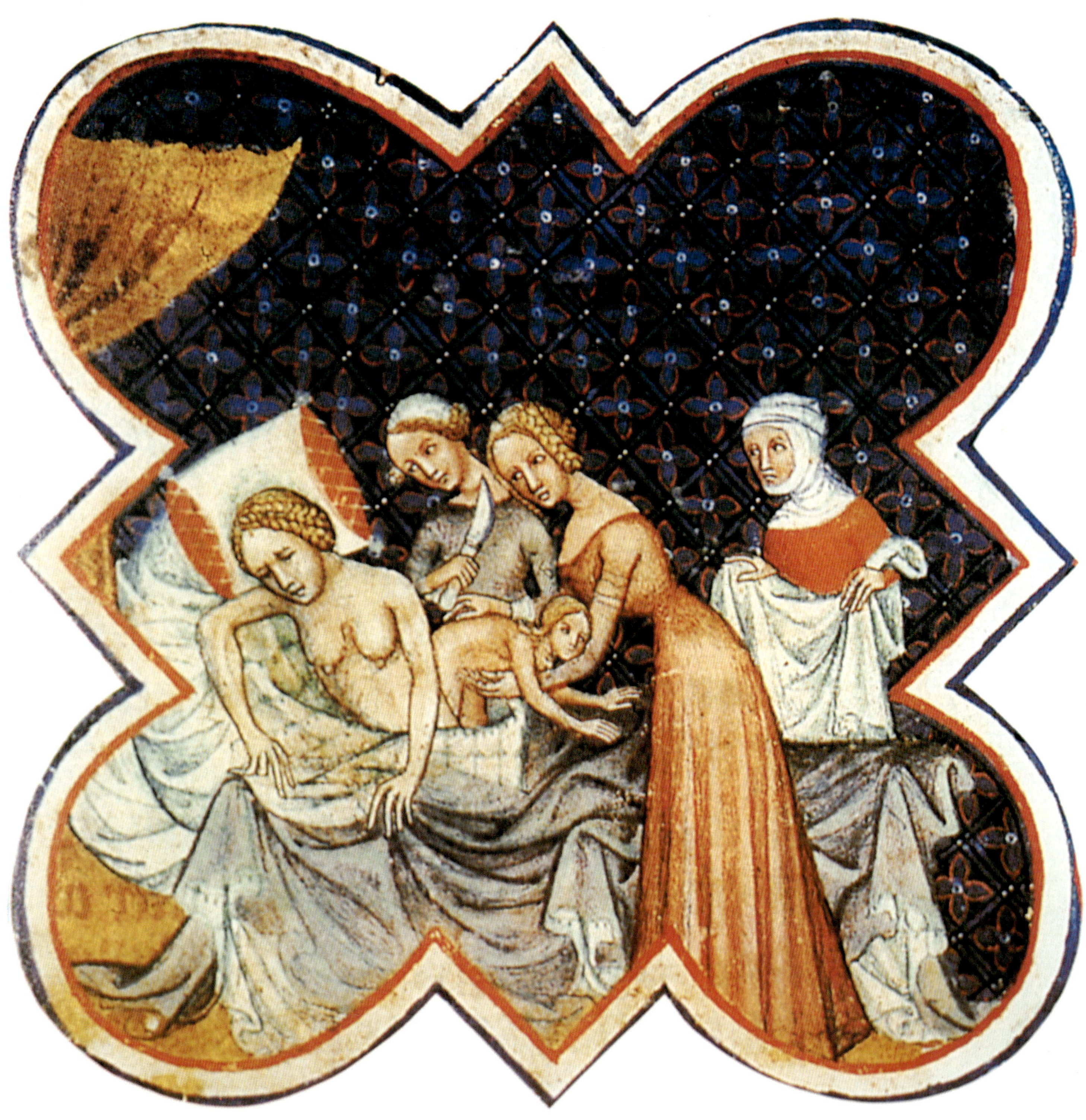

Wie wirst du mit den Wehen fertig werden?

Wirst du Beruhigungsmittel schlucken, um deine Angst zu unterdrücken und deinen Körper zu entspannen? Heilkräuter? Ein warmes Bad?

Wirst du versuchen, den Schmerz mit Medikamenten zu betäuben? Oder wirst du dich auf die körpereigenen, schmerzstillenden Hormone verlassen?

Wirst du versuchen, die Schmerzen durch Narkose oder durch Massage zu bekämpfen?

Wirst du in deinen Körper hineinlauschen und tief in das Zentrum des Schmerzes hineinatmen?

Wirst du das Öffnen des Muttermundes fördern, indem du wehensteigernde Mittel einnimmst? Oder wirst du dir vorstellen, wie deine Gebärmutter sich wie eine Blume öffnet?

Wirst du dich dem Rhythmus deines Körpers hingeben und ihn mit Musik oder Gesang unterstützen?

Unliebsame Tatsachen

Staatlicher Terror: Wem gehört mein Körper?

Rumänien und Tibet

Wir neigen dazu, unseren Körper für unser Eigentum zu halten. Es gibt jedoch Regionen in dieser Welt, in denen die Fortpflanzungsrechte der Frau unter staatlicher Kontrolle stehen. Unter Ceaucescu wurde jede Frau, ob verheiratet oder nicht, gezwungen, fünf Kinder zur Welt zu bringen. Da es keine Verhütungsmittel gab und es häufig unmöglich war, die fünf Kinder zu versorgen, haben die Narben der Abtreibungen (die oft ohne Narkose durchgeführt wurden) dazu geführt, dass nur bei 5 Prozent der Frauen im gebärfähigen Alter in Bukarest die Gebärmutter gesund ist.

Die Tibeter leiden unter einer grausigen Form des Völkermords durch die Chinesen, die ihr Land seit 1950 gewaltsam besetzt halten: Tibetanische Frauen werden jeden Monat auf Schwangerschaft untersucht. In jedem Wohnblock in der Hauptstadt Lhasa kontrolliert eine weibliche Regierungsbeamtin die Monatszyklen. Jede Tibeterin, bei der eine Schwangerschaft festgestellt wird, wird zur Abtreibung in ein Krankenhaus eingeliefert. Bis Ende 1989 wurden in der Provinz Qinghai in Zentralasien 87 000 Frauen sterilisiert. Die haarsträubende Rechtfertigung der chinesischen Regierung für diese Völkermord-Praxis findet sich in dem amtlichen Bericht über die Familienplanungspolitik: „Innerhalb ihrer Gesellschaft findet man zu häufig Personen, die geistig zurückgeblieben, zwergenwüchsig oder geistig krank sind.“ Während das Vermächtnis des brutalen Ceaucescu-Regimes in den Tausenden ungewollter Kinder in staatlichen Waisenhäusern und den Narben der gegen ihren Willen zur Geburt gezwungenen Frauen fortlebt, können die Tibeter sich glücklich schätzen, wenn sie unter der chinesischen Kontrolle ihrer Heimat eigene Kinder haben.

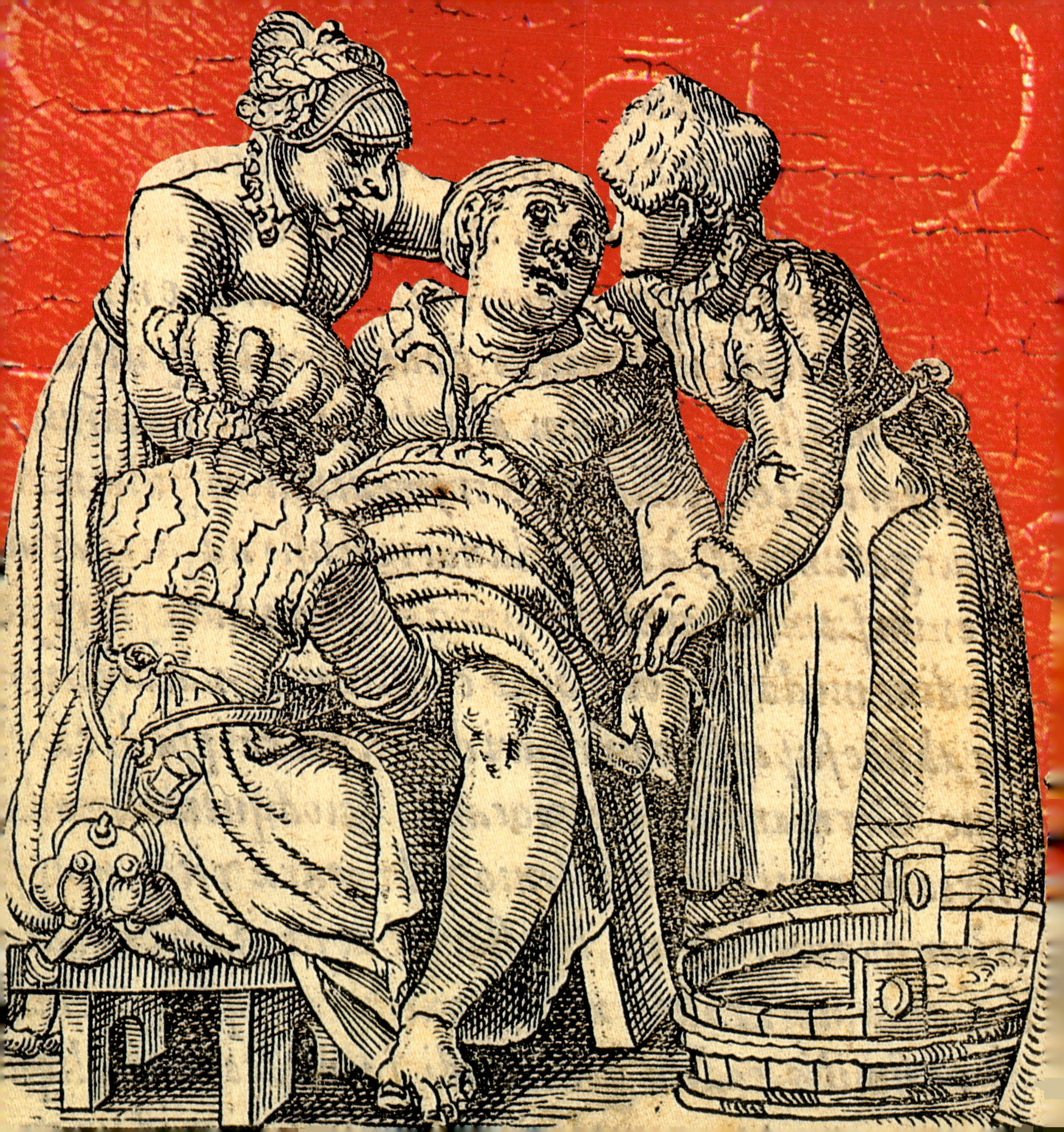

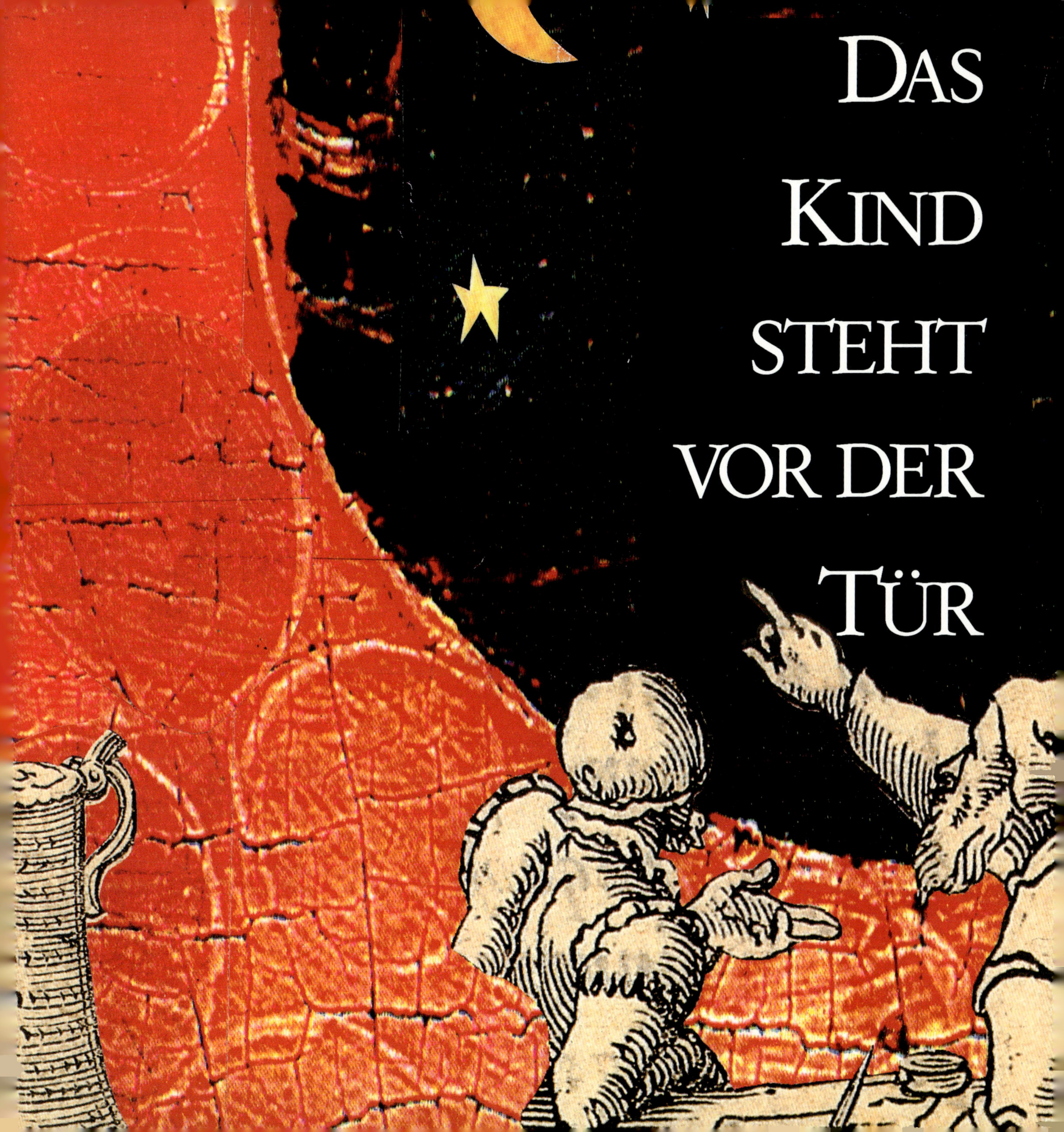
DAS
KIND
STEHT
VOR DER
TÜR

Wenn die Geburtswehen regelmäßiger und stärker werden, sind die meisten Frauen aufgeregt und bisweilen gar ängstlich. Wie wirst du mit diesen Wehen umgehen? Was wirst du tun, während du auf die Hebamme wartest oder auf den richtigen Zeitpunkt, um ins Krankenhaus zu fahren?

Die jemenitische Frau geht – mit Bernstein und Korallen als Glücksbringern um den Hals – auf und ab und unterbricht ihren Gang nur, um sich während der Wehenkrämpfe vorzubeugen. Erst in jüngster Zeit haben auch die westlichen Mediziner erkannt, daß das Herumlaufen im ersten Wehenstadium die Wehen viel wirkungsvoller machen kann. In den vergangenen Jahrhunderten wußten die Frauen das vermutlich instinktiv. In England riet man ihnen schon vor vierhundert Jahren, bei einsetzenden Wehen Treppen auf und ab zu steigen und so laut wie möglich zu schreien, um „sich selbst zu stimulieren“, und sich erst unmittelbar vor der Geburt zu setzen.

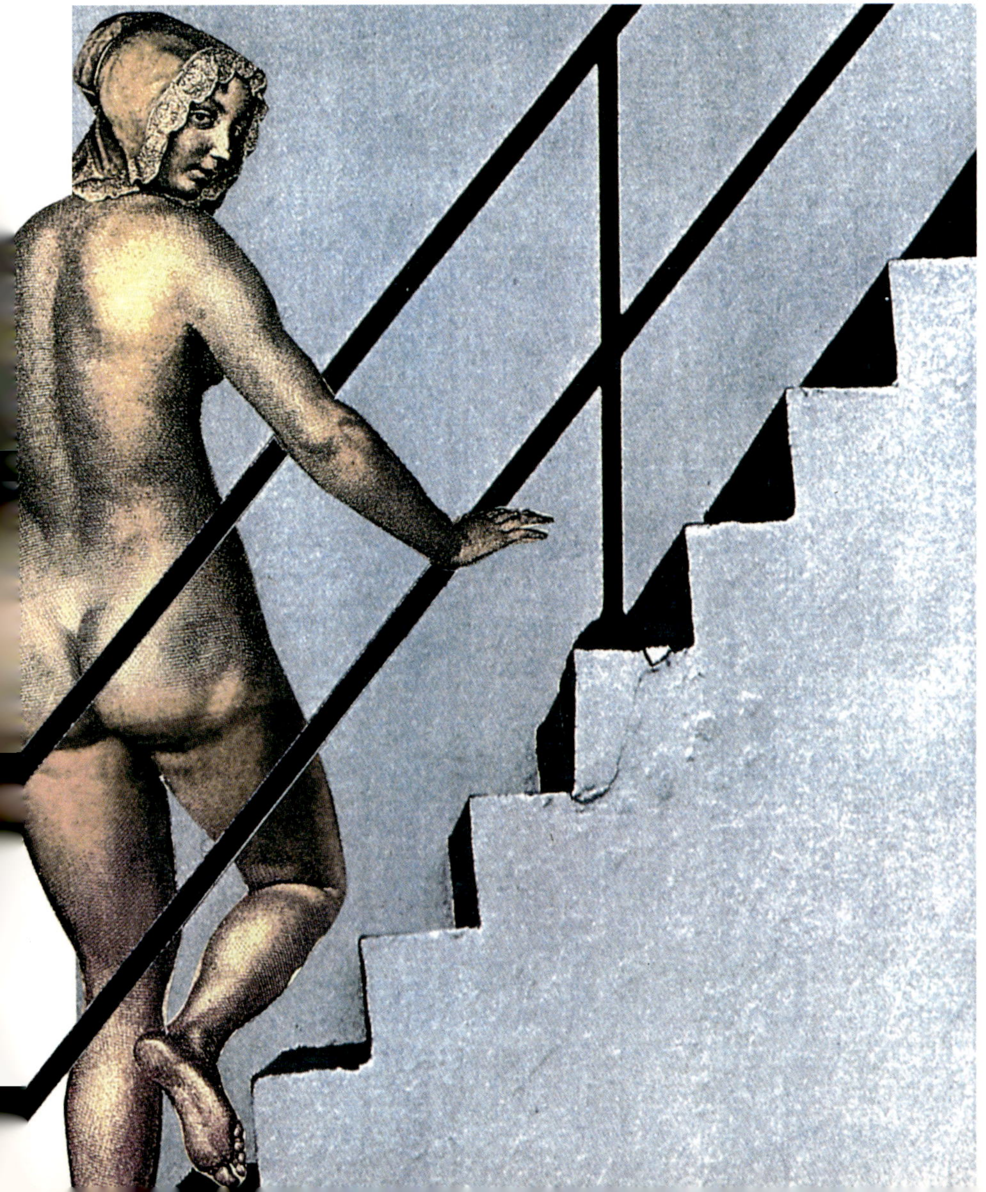

AKTIVE GEBURTS-ARBEIT: DAS ERSTE STADIUM

In dieser Phase kontrahieren während der Wehen die Muskeln der Gebärmutter, um den Muttermund bis zu etwa 10 cm zu öffnen. Das kann Minuten, aber auch Tage dauern. Normalerweise rechnet man mit acht bis zwölf Stunden.

Den Schmerz ertragen

Als Königin Victoria die christliche Tradition des unerschütterlichen Ertragens der Geburtsschmerzen herausforderte und um Chloroform bat, um sich das Leiden zu ersparen, löste sie ein Jahrhundert der Forschung nach neuen Medikamenten zur Erleichterung der Geburt aus. Und die Arzneimittel der Ärzte waren beileibe nicht die ersten Geburtsmedikamente – wo immer man Kräuter sammelt und zu medizinischen Zwecken verwendet, kennen die Menschen solche, die die Geburt erleichtern. Aber die Resultate der modernen Chemie waren wesentlich erfolgreicher, und die Frauen begrüßten sie begeistert. Im Laufe der Zeit haben wir so einige der Methoden, mit denen eine Frau sich selbst helfen und das Geburtserlebnis nicht als Leiden, sondern als lebensspendend erfahren kann, vergessen.

Parallel zu der Entwicklung chemischer Hilfen hat uns die westliche Wissenschaft die Kraft unseres eigenen Körpers deutlich gemacht. Wir wissen heute, daß bei einsetzenden Wehen unser Organismus seine eigenen, natürlichen Schmerzbekämpfer freisetzt – morphiumartige Chemikalien, die man Endorphine nennt. Wenn wir gegen unsere Empfindungen ankämpfen und uns verspannen, stören wir die Sekretion dieser Stoffe. Vielleicht sagen die !Kung-Buschfrauen deshalb, daß es die Furcht ist, durch die die Frau und ihr Kind während der Geburt leiden.

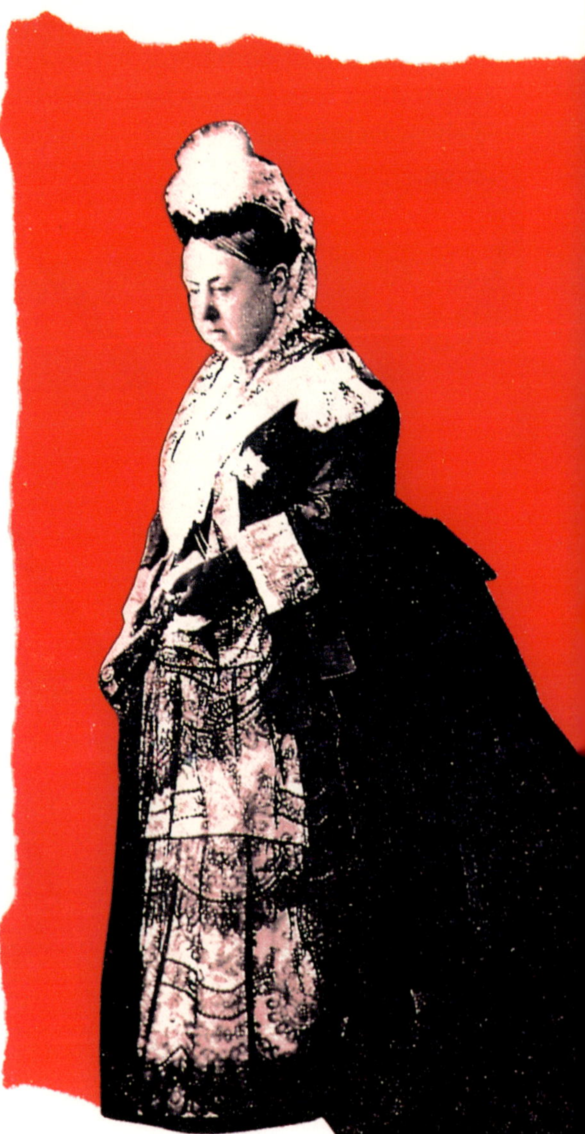

Gesegnetes Chloroform. (Königin Victoria)

Wirst du schreien?

Wirst du versuchen, während der Wehen still zu sein wie die Gabbra-Frauen in der Chalbi-Wüste, oder wirst du schreien wie die Frauen im Sudan, die glauben, daß jeder Versuch, mutig durchzuhalten, sie für den bösen Blick empfänglich macht?

Einige Hebammen vertreten die Ansicht, daß der Mund und die Schamlippen miteinander in Verbindung stehen. In dem Moment, wo das Kind nach außen drängt, meldet sich der mächtige Drang, einen lauten, offenen Schrei auszustoßen – wie der Schrei der Ainu-Frauen in Japan, die von den „kleinen Großmüttern" Hilfe erbitten. Vielen Frauen der westlichen Welt ist die Vorstellung, vor fremden Menschen im Krankenhaus zu schreien, jedoch peinlich, wie den Frauen in Hawaii und Uganda, die davon ausgehen, daß sie sich zum Gegenstand des Nachbarklatsches machen, wenn sie während der Geburt schreien. Du hast die Wahl. Du kannst die Geburt als privates Erlebnis zwischen dir und deinem Kind ansehen und dich im Schrei gehenlassen, oder der Empfehlung der Hopi-Frau Helen Sekaquaptewa folgen: „Schrei und brüll nicht. Bewahre deinen Atem, um das Kind auszustoßen."

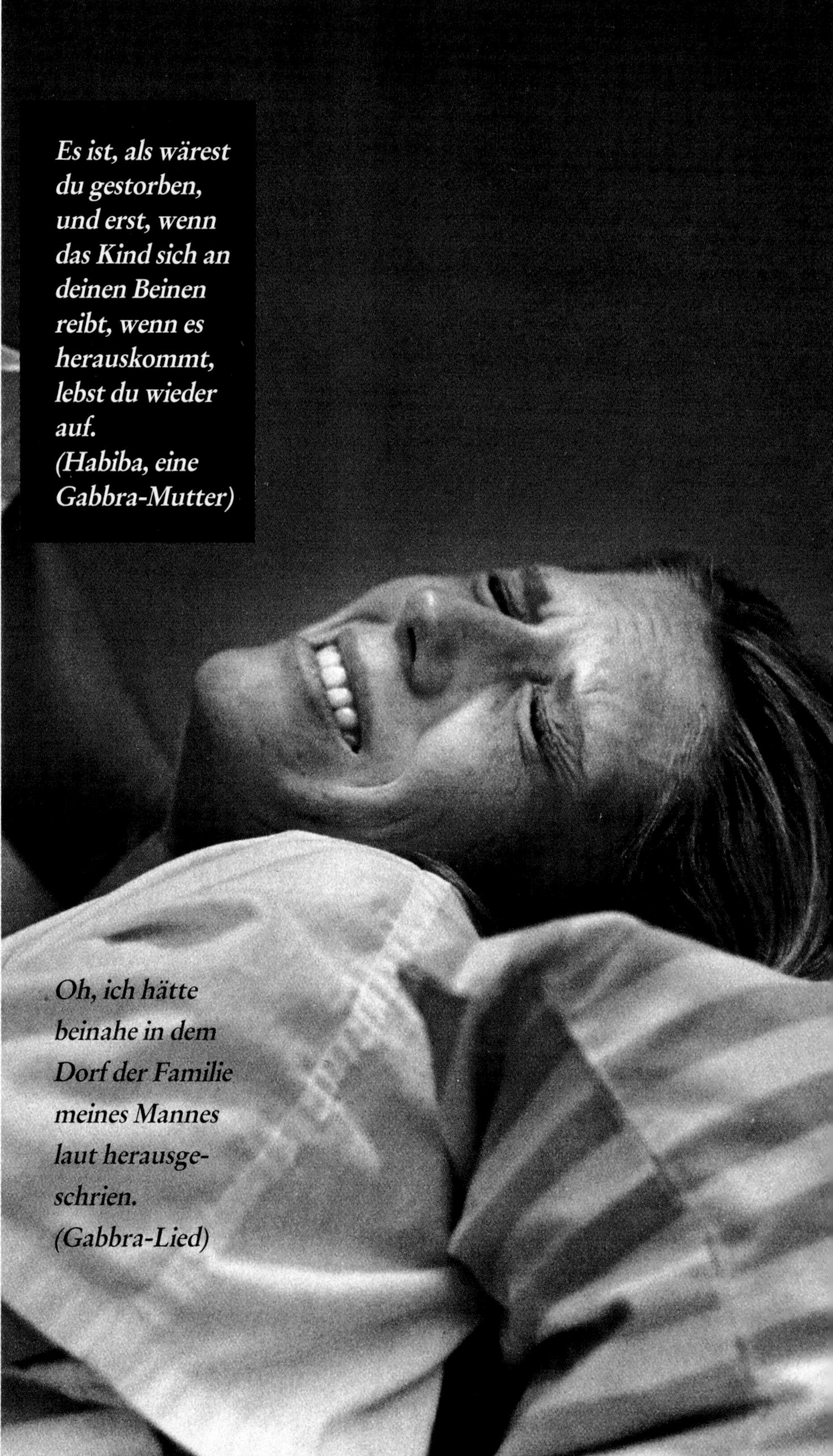

Es ist, als wärest du gestorben, und erst, wenn das Kind sich an deinen Beinen reibt, wenn es herauskommt, lebst du wieder auf.
(Habiba, eine Gabbra-Mutter)

Oh, ich hätte beinahe in dem Dorf der Familie meines Mannes laut herausgeschrien.
(Gabbra-Lied)

Wo immer Ihr sein mögt, meine kleinen Großmütter, bitte steht heute einer leidenden Frau bei! (Geburtsgesang der Ainu)

Zeit der Verzweiflung

Wenn der Muttermund nahezu vollständig geöffnet ist, erleben manche Frauen eine Zeit, die wir als Übergang bezeichnen. Vielleicht zittern und verkrampfen deine Beine, du übergibst dich, du möchtest pressen, bevor du ausreichend gedehnt bist. Der Wehenrhythmus ändert sich, wenn die Gebärmutter bereit ist, das Kind auszustoßen. Dies kann der ärgste Moment der Geburt sein, der Moment, wo du am liebsten Schluß machen und nach Hause gehen möchtest: Du hast einfach genug.

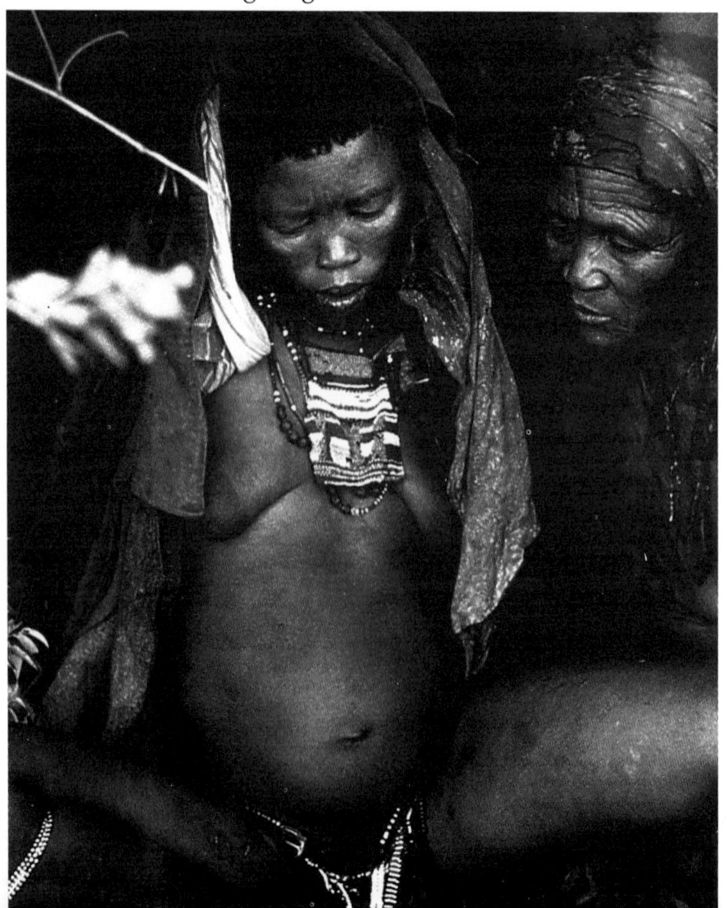

Die Sterne zählen

Malaysische Frauen richten ihre Konzentration auf heilige Dinge, wenn die Schmerzen drohen, ihnen die Kontrolle zu rauben. Den Frauen unserer Kultur wurde in der Vergangenheit empfohlen, demütig zu Gott zu beten. Heute versuchen weltweit Paare, den Schmerz mit Hilfe der Atmungs- und Entspannungsmethode von *Lamaze* zu überwinden, die darauf basiert, daß „der Geist stärker ist als der Körper".

Auch die südafrikanische Zulu-Frau praktiziert während der Schwangerschaft spezielle Atemübungen, und im Laufe der Geburt konzentriert sie sich auf das abwechselnde Atmen durch Mund oder Nase. Traditionsgemäß befindet sich ein Loch in dem Hüttendach über ihr, durch das bei Nacht die Sterne scheinen. Sie versucht, sich auf diesen Sternenhimmel zu konzentrieren. Deshalb berichten die Zulu-Frauen von den Wehen, daß sie „vor Schmerz die Sterne zählen".

Die mit Schutzamuletten behängte !Kung-San-Frau konzentriert sich während der Wehen auf sich selbst.
Gegenüber: Um die Öffnung des Gebärmuttermundes zu unterstützen, denken Inderinnen intensiv an sich entfaltende Lotosblütenblätter. Italienischer Stich aus dem 17. Jahrhundert.

Lauschen

Wir können unsere Aufmerksamkeit von unserem Körper ablenken, wir können aber auch versuchen, mit den Wehen mitzugehen, in unseren Körper hineinzulauschen und unsere Atmung den Vorgängen in unserem Innern anzupassen. Wir können tief und rhythmisch in den Bauch hineinatmen, hinein ins Zentrum des sich öffnenden Muttermundes.

Gedämpftes Licht und Ruhe

Ein den Bedingungen im Mutterleib ähnelnder, gedämpft beleuchteter Raum kann uns helfen, uns auf das Innere unseres Körpers zu konzentrieren. Wenn die Wehen einer Maya-Frau stärker werden, flauen die entspannenden Gespräche mit den Freunden ab, damit die Frau in ihren eigenen friedlichen, inneren Raum einkehren kann.

Eine Blüte entfaltet sich

Wir können auch versuchen, die Harmonie zwischen Geist und Körper zu finden, indem wir uns die im Innern stattfindenden Vorgänge ausmalen. Eine Inderin stellt sich eine Lotosblüte vor, die langsam ihre Blätter entfaltet, so, wie sich ihr Muttermund bei jeder Wehe ein wenig mehr öffnet und einen Weg schafft, durch den das Kind in die Welt gelangt.

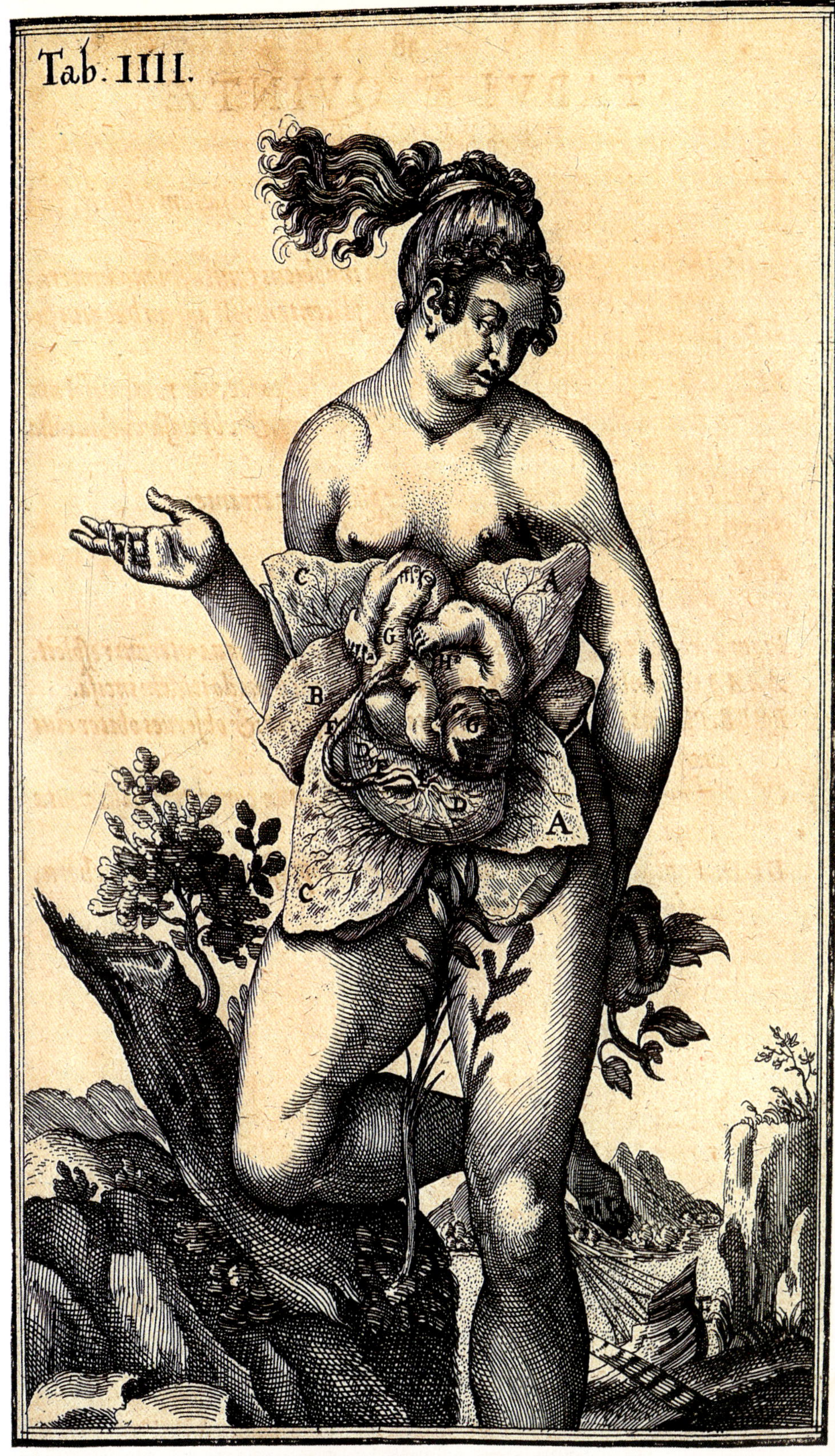

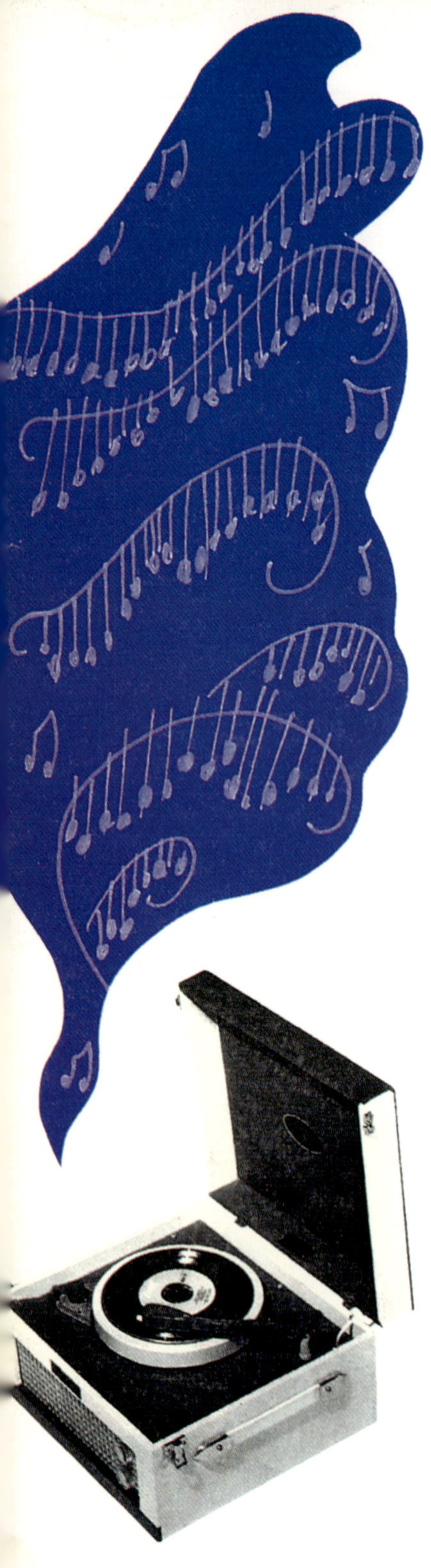

Sanfte Musik und Bewegung

Die Navaho-Indianer erleichtern der Frau die Einstimmung in den Wehenrhythmus mit Musik. Heutzutage, wo viele Krankenhäuser Kassettenrekorder im Kreißsaal zulassen, sollten wir vielleicht einmal darüber nachdenken, welche Art von Musik uns helfen könnte, unserem natürlichen Rhythmus zu folgen. In einigen Gebieten Saudi-Arabiens umgeben Frauen, die Bauchtänze aufführen, die Mutter in den Geburtswehen, um sie mit ihren rhythmischen Wellenbewegungen zu hypnotisieren, damit auch sie sich mit anstatt gegen ihren Körper bewegt und atmet.

Mit den Wellen schwimmen

Wenn die Wehen sich wie immer höhere Wellen auftürmen, kann es sehr schwer werden, auf ihnen zu schwimmen, da sämtliche Muskeln des Körpers danach streben, sich anzuspannen. Wie kannst du deinen Körper entspannen, während sein stärkster Muskel, die Gebärmutter, sich mit nie zuvor erlebter Kraft zusammenzieht? Die Indianerfrauen im Hochland von Guatemala werden von der Hebamme in einem Dampfbad massiert. Einige gebären ihre Kinder dort unverhofft aufgrund der extremen Entspannung.

Jede Frau erlebt die Wehen anders, und jede Geburt ist etwas Einzigartiges. Vielleicht brauchst du eine Weile stimulierende Musik, Gerüche oder Berührungen und dann wiederum Ruhe und inneren Frieden. Vielleicht möchtest du gestreichelt werden oder aber mit deinem Körper allein sein. Vielleicht stellst du fest, daß du dir mit Atemübungen oder mit dem Zählen der Sterne selbst helfen kannst und hast das Bedürfnis, in einen instinktgeleiteten Zustand zu gleiten, während die Geburt voranschreitet.

Baden: Entspannung im Wasser

Niemand kann genau sagen, warum ein warmes Bad während der Wehen so guttut. Schon der Anblick und das Geräusch von fließendem Wasser können mancher Frau helfen, sich zu öffnen. Im Hochland von Neuguinea bringen die Gahuku-Frauen ihre Kinder an einem Flußufer zur Welt, wo sie auf das dunkelgrüne, ans Ufer schwappende Wasser schauen können, während andere Frauen ihren Rücken und ihre Schultern mit Tüchern, die sie im Fluß getränkt haben, kühlen. Von Rußland bis Großbritannien wird die wohltuende Wirkung von Wasser im Spätstadium der Geburtsarbeit inzwischen zunehmend geschätzt und genutzt. In den letzten fünf Jahren brachten in Großbritannien rund 1000 Frauen ihr Kind im Wasser zur Welt. Umgeben von Wasser, das die Geräusche um sie herum dämpft, kann eine gebärende Frau ihre Aufmerksamkeit nach innen und auf die bevorstehende Aufgabe richten. So kann sich der Gebärmuttermund rascher dehnen.

Wassergeburten

Vor einigen Jahren boten Wissenschaftler der Universität von Kopenhagen einer Gruppe von Frauen an, beim Einsetzen der Wehen nach Belieben ein warmes Wannenbad zu nehmen. Die Hälfte der Frauen nahm das Angebot an und stellte fest, daß ihr Muttermund sich doppelt so rasch öffnete wie bei den anderen Frauen. Sie machten außerdem viel weniger Gebrauch von beruhigenden oder wehenfördernden Medikamenten als die Kontrollgruppe. Im benachbarten Schweden stellte man fest, daß eine unverhältnismäßig große Zahl von Geburten montags, zwei Tage nach der traditionellen Samstagssauna stattfand!

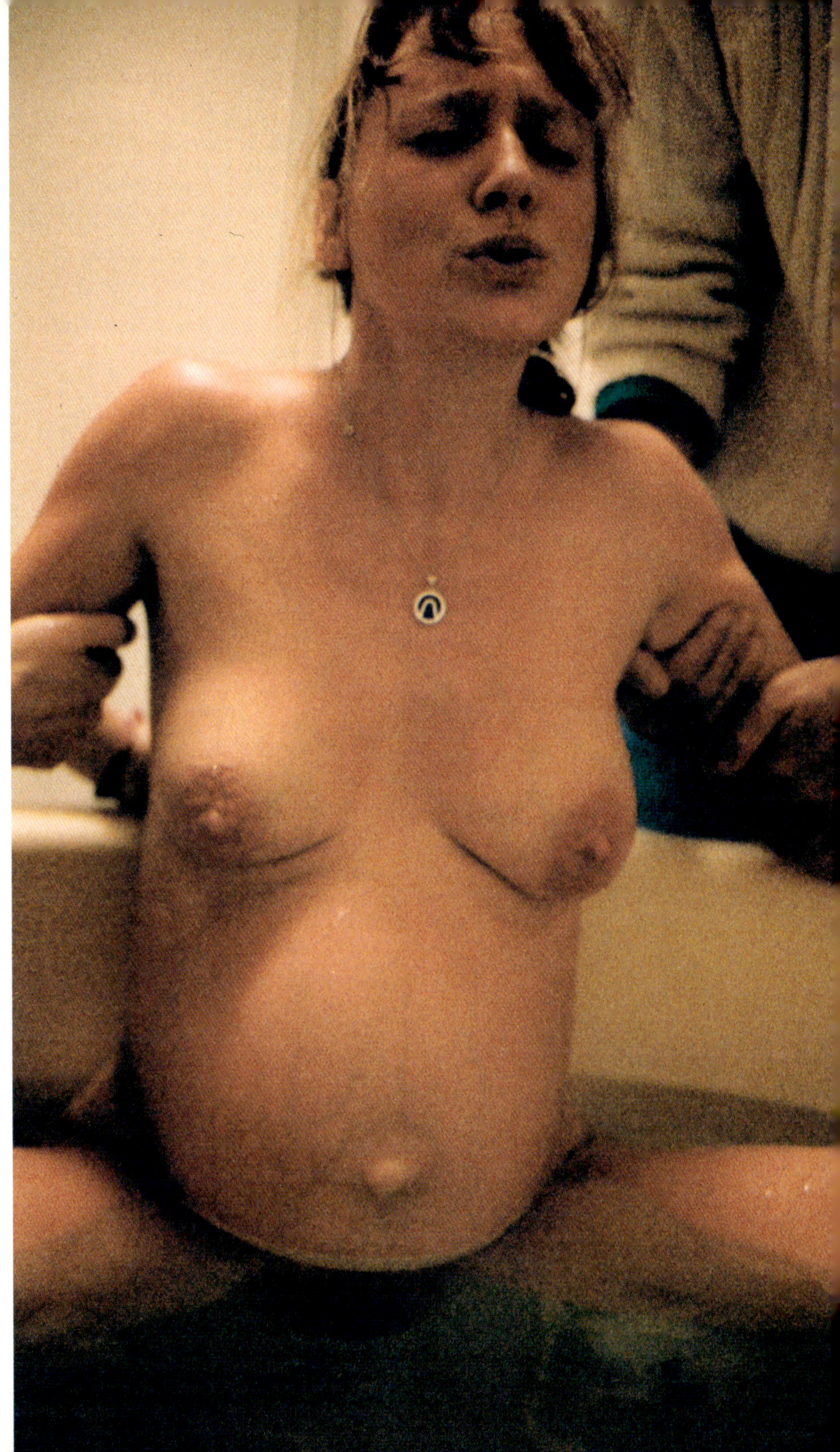

In Deutschland werden zur Zeit etwa 3–5% aller Kinder im Wasser geboren. Die Tendenz ist steigend.

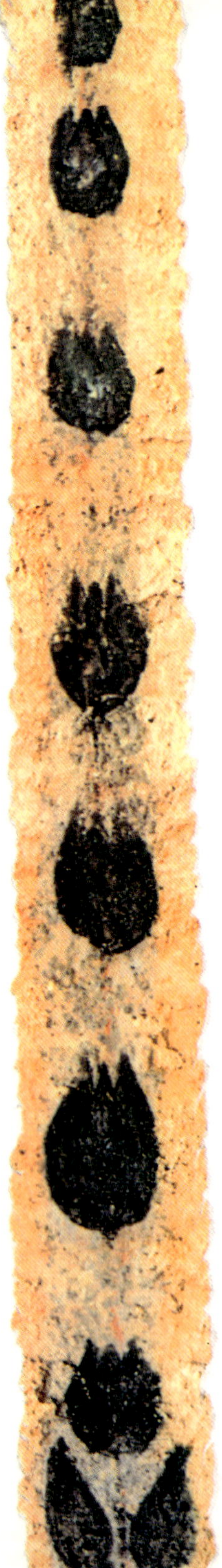

Aromatherapie zur Erleichterung der Geburt

Wenn wir uns während der Niederkunft ganz in uns selbst versenken, erreichen unsere Sinne die höchste Aufnahmebereitschaft – auch der Geruchssinn. Wir wissen, daß dieser Sinn mit unserem Gehirn verbunden ist und dadurch unsere Stimmung beeinflussen kann. Haben aber bestimmte Düfte sogar die Kraft, uns während der Wehen zu beruhigen oder zu beleben, oder die Angst zu mildern, die es uns so schwer macht, uns auf unsere Schmerzen einzulassen? Viele Leute sind davon überzeugt, daß die chemischen Bestandteile der aromatischen Öle in Blumen, Blättern, Wurzeln und Baumrinden direkt auf unser Nervensystem wirken.

In einigen Kulturen zerreiben die Frauen aromatische Kräuter zwischen den Fingern und inhalieren den angenehmen Duft, um die Wehentätigkeit zu erleichtern. Der Geruch wird von der Nasenmembrane aufgenommen, gelangt in den Blutstrom und ändert das chemische Gleichgewicht in unserem Körper. Die alten Römer parfümierten das Geburtszimmer gern mit Lavendel zur Stimulierung und Unterstützung der ermüdenden Muskeln, während im Sudan bei der Geburt Weihrauch verbrannt wird. Eine der angenehmsten Arten, die wohltuenden Dämpfe einzuatmen, um die Wehenspannungen zu erleichtern, ist der Zusatz einiger Tropfen ätherischer Öle im Badewasser.

Vor dreihundert Jahren pflegten englische Hebammen die Frauen während der Geburt mit süßduftendem Lilienöl zu massieren. Die Wohlgerüche und die Berührungen dienten der Entspannung, während das in die Haut geriebene Öl ins Blut gelangte und auf Organe und Muskeln wirkte. Räucherung war eine weitere traditionelle Methode. Im 17. Jahrhundert empfahl man, den Rauch von Ringelblumen durch einen „Tunnel zu den *geheimen Orten*" zu leiten, um das Ausstoßen der Plazenta zu fördern!

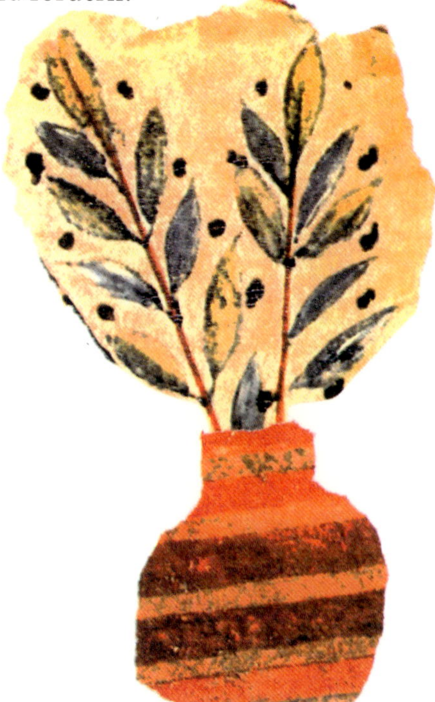

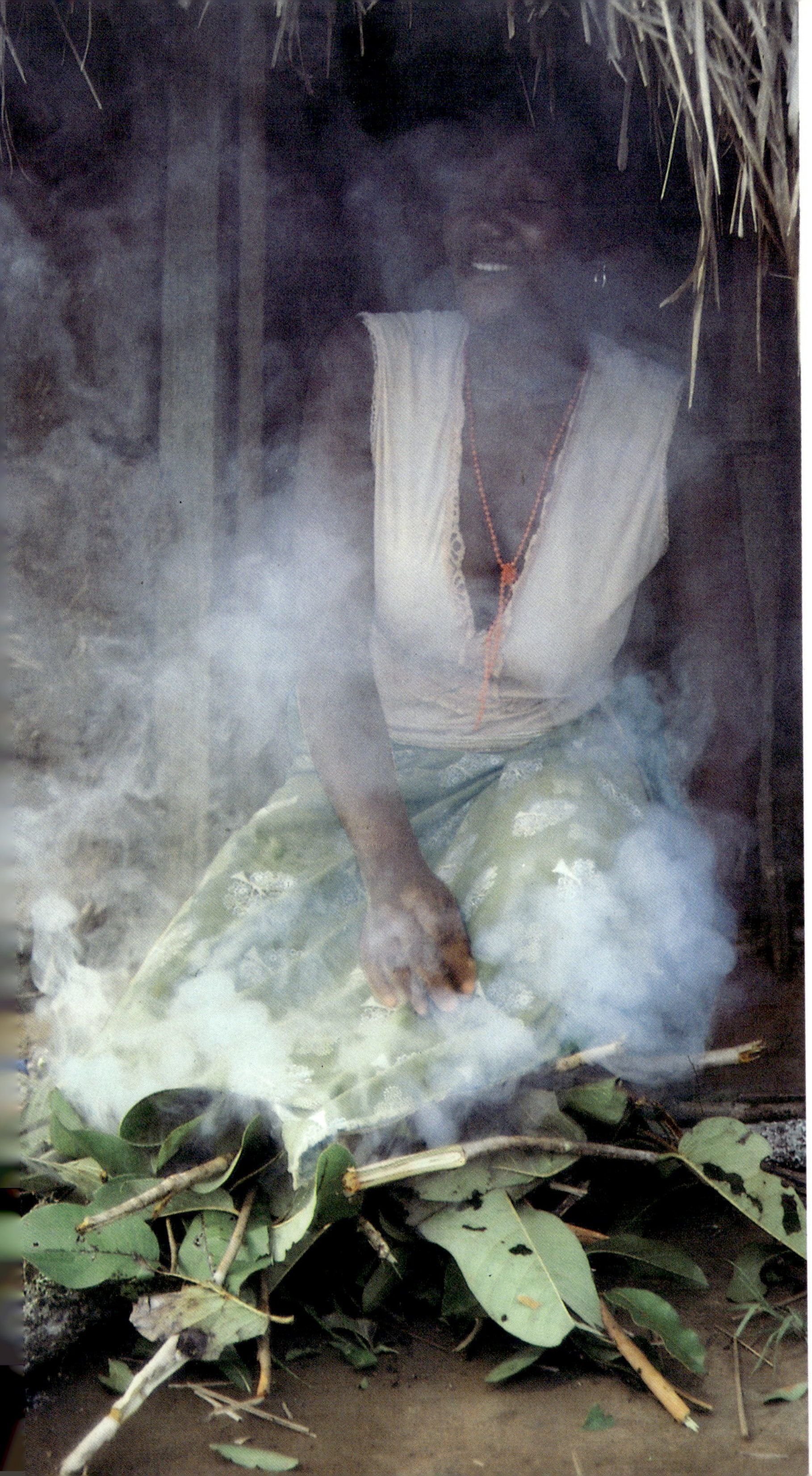

Heilende Wärme

Wärme fördert die Entspannung unseres Körpers. Ebenso wie bei Angst reagiert der Körper nämlich auf Kälte mit einem erhöhten Adrenalinausstoß, der die Produktion von Endorphinen (schmerzstillender körpereigener Stoff) stören kann. In der Vergangenheit wikkelte die Hebamme die Frau in Schaffelle, so daß die eigene Körperwärme sie umhüllte. Auch mit örtlicher Anwendung von Wärme lassen sich Wehenschmerzen lindern. Wenn die Geburtsarbeit langwierig und ermüdend ist, wickelt die Hebamme auf Jamaika den Leib der Mutter in heiße Handtücher und massiert dann ihren ganzen Körper mit Öl, um den Kreislauf zu stimulieren. Bei Rückenschmerzen reibt sie den Rücken der Frau mit einem Baumwolltuch ab, um Reibungswärme zu erzeugen. Die japanischen Ainu lindern Rückenschmerzen mit warmen Holunderauflagen. Verschiedene amerikanische Indianerstämme bereiten einen Umschlag aus warmer Erde für den Mutterleib, gerade so, wie wir ein Heizkissen oder eine Wärmflasche benutzen.

Heilung durch Wärme: Azande-Mutter im Südsudan.

Die Hebamme soll vor der kreißenden Frau hocken und ihre Hände mit einer Salbe aus dem Öl der Lilie, süßer Mandeln und dem Fett einer Henne salben. (Anweisung für englische Hebammen aus dem 17. Jahrhundert)

Berührungen

Am meisten können wir aus der einfachen Therapie der Berührung lernen bzw. wieder erlernen. So, wie wir unsere Neugeborenen durch Berührung, Liebkosung und das Streicheln ihrer Körper beruhigen, können wir auch unsere eigenen Beschwerden durch Massage lindern. Auf der ganzen Welt lassen sich gebärende Frauen die Beine, die Hüften, den Leib, die Brüste und den Rücken massieren. Die brasilianischen Tentekara-Frauen massieren sich selbst. Zahlreiche Frauen streicheln während der Wehen ihren Leib instinktiv mit einer leichten, kreisförmigen, *Effleurage* genannten Bewegung.

Massagen

Malaysische Mütter lassen sich den Nabel mit Kokosöl massieren – sie sagen, daß dies die Senkung des Kindes fördert. Während einer schwierigen Geburt lassen sich japanische Frauen die Beine massieren, da sie glauben, daß die Beinmuskeln mit den Muskeln der Vagina und des Beckens zusammenhängen. Wenn die Beinmuskeln entspannt sind, werden sich auch die Muskeln der Vagina entspannen, was die Geburt erleichtert. Ein weiteres japanisches Heilmittel ist die Akupressur: Die Pressurpunkte liegen an den kleinen Zehen, an der Innenseite der Fersen und auf dem Kreuzbein.

Die Hebammen Jamaikas verfügen über ein ganzes Repertoire von Massagen für die verschiedenen Stadien der Geburt. Am Anfang massieren sie den Leib der Frau mit der schleimigen Seite der Toona-Blätter, um das Kind in die richtige Lage zu drücken. Zur Linderung der Wehenschmerzen wickeln sie den Leib in heiße Tücher und reiben dann den Körper der Frau sanft mit Olivenöl ein. Und zur Linderung der Schmerzen beim Einsetzen der Preßwehen tupfen sie den Leib mit einem warmen feuchten Tuch ab. Auch Maya-Frauen lassen ihren Leib von der Hebamme massieren, die mit zwei Fingern den Uterus abstützt und zu sich heranzieht. Sogar eine „ungekonnte" Massage kann hilfreich sein. Wenn dein Körper mit duftendem Öl eingerieben wird, entspannt sich dein Mund ganz von selbst – und wenn sich dein Mund entspannt, entspannt auch der Körper.

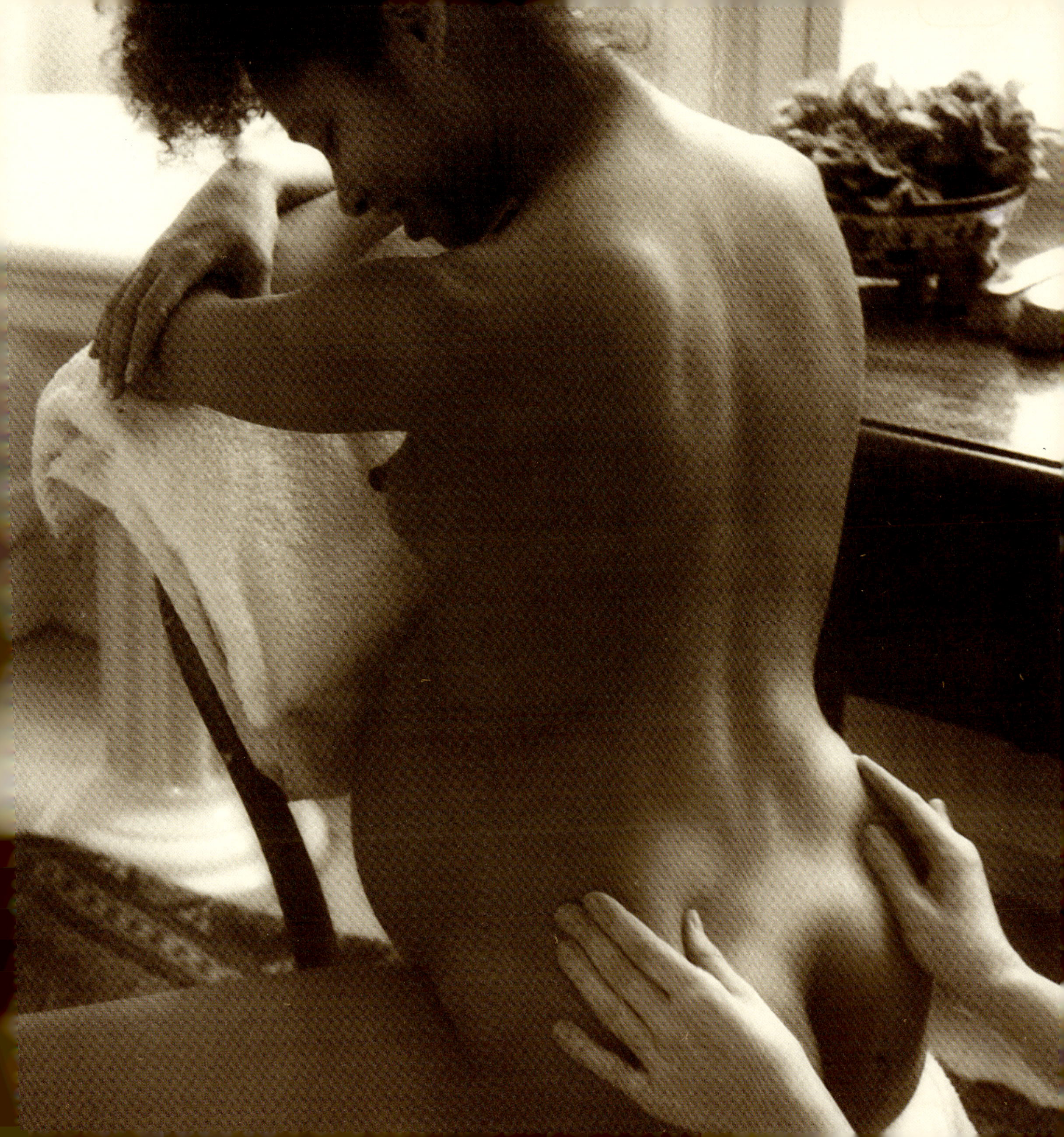

Ob Du nun männlich oder weiblich seiest, komm heraus, der Erlöser ruft Dich. (Schriftliche Beschwörung aus dem mittelalterlichen England, die auf einen Zettel geschrieben und der Frau während der Geburt ans Knie gebunden wurde.)

Geburtsbeschleunigung

Es gibt innerhalb der unterschiedlichen Kulturen verschiedene Vorstellungen von der Dauer einer normalen Geburt und von den Maßnahmen, die zu ergreifen sind, falls der Gebärmuttermund sich nicht öffnet, um das Kind in die Welt zu entlassen. Die Frau der mexikanischen Jicarillo-Indianer kann drei oder vier Tage in den Wehen liegen, bevor sie eine besondere „Kräutermedizin für die Geburt" erhält. Im Jemen kann die Geburtszeit bis zu einer Woche andauern. Wie soll man einem Kind helfen, damit es, wie die Zulu sagen, „die versperrte Straße durchqueren kann"? In westlichen Krankenhäusern wird für gewöhnlich der Arzt gerufen, der der Mutter dann Pitocin verordnet, um die Wehen zu verstärken, damit sich der Muttermund rascher öffnet. Zentral- und südamerikanische Indianerstämme verfügen über eine große Anzahl natürlicher Arzneien für Schwangerschaft und Geburt, einschließlich solcher Pflanzen, die die Produktion des weiblichen Hormons Oxytocin, der natürlich vorkommenden Art von Pitocin, stimulieren.

Stimulieren der Brustwarzen

Die Lepcha-Frauen in Sikkim und die Siriono in Bolivien sind überzeugt, daß eine Stimulierung der Brustwarzen die Wehen stärker und wirksamer macht. Dies hängt mit dem Ausstoß von Oxytocin zusammen, das nicht nur während der Geburt, sondern auch beim Stillen eines Kindes und bei sexueller Erregung ausgestoßen wird. Vielleicht ist dies eine Anregung für werdende Väter, die sich beim Geburtsprozeß überflüssig fühlen.

Pfeffer und Eier!

Zur Beschleunigung einer langwierigen und schwierigen Geburt gibt es seltsam anmutende Methoden, denen jedoch eine theoretische Basis zugrunde liegt. Im 16. Jahrhundert bliesen die Hebammen den Frauen Niespulver oder Pfeffer in die Nasenlöcher, wenn die Wehen zu lange dauerten. Ebenso wie das Erbrechen führt auch das Niesen dazu, daß das Zwerchfell auf die Gebärmutter drückt. Vielleicht liegt darin auch die Erklärung, warum eine Maya-Hebamme der Mutter zwei rohe Eier direkt in den Mund aufschlägt.

Traditionelle Rituale

Nach der Verabreichung einer Kräutermedizin an eine Bariba-Frau in der Volksrepublik Benin wirft die Hebamme den Behälter sofort auf den Boden, so wie das Kind hoffentlich bald herausgeworfen wird. Wenn wir uns Sorgen machen, erschöpft sind und uns fragen, wie es weitergehen soll, können solche magischen Symbolhandlungen unsere Ängste mildern und uns daran erinnern, daß unser Körper sich nun bald für unser Kind öffnen wird. Im pakistanischen Chittagong werden alle Türen und Fenster geöffnet, alle Knoten gelöst, Flaschen entkorkt, Kühe und Schafe losgebunden. In Malaysia werden die Haare der gebärenden Frau, die ihr zur Erleichterung im Nacken zusammengebunden wurden, gelöst.

Viele dieser Rituale sollen der Frau während einer schwierigen Geburt helfen, sich die Dinge, die in ihrem Körper ablaufen, plastisch vorzustellen. Bei den Cuna-Indianern in Panama soll ein besonderer Gesang Muu, die Göttin „Großmutter", die vor der Geburt als Mutter des Kindes in der Gebärmutter lebt und zuweilen so fest mit dem Kind verbunden ist, daß sie sich weigert, es aus ihrem Haus fortzulassen, zur Freigabe des Kindes bewegen.

Der Sänger sitzt unter der Hängematte der Gebärenden und besingt in langen Versen die schwierige Reise der Schamanengeister auf unterirdischen Flüssen und Pfaden zum Haus von Muu. Der Gesang gipfelt in der erbitterten Schlacht zwischen der Schamanenarmee und Muu. Schließlich siegen die Schamanen, finden den Fötus und geleiten ihn Seite an Seite durch den Geburtskanal!

Öffne dein Herz, um den Körper zu öffnen

DAS ZWEITE STADIUM: AKTIVE GEBURTSARBEIT

Der Muttermund ist weit geöffnet, und die Muskeln der Gebärmutter und des Unterleibs beginnen damit, das Kind herunterzudrücken und durchzuschieben. In diesem Stadium ist deine Stellung ganz entscheidend für eine Erleichterung der Geburt.

Von anderen Kulturen können wir viel über Geburtspsychologie lernen – ein Gebiet, bei dessen Erforschung die westliche Medizin erst am Anfang steht. Im Hochland von Guatemala sowie in mehreren anderen Gesellschaften, wo die Sünde als Ursache für Schwierigkeiten bei der Geburt gilt, soll die Mutter der Hebamme beichten. Vielleicht hat sie ein Schwangerschaftstabu gebrochen und sorgt sich, daß das Kind davon betroffen sein könnte. Die Erleichterung ihrer Angst kann auch das Kind entlasten. Wenn dies nichts hilft, wird der Vater aufgefordert, zu beichten. Vielleicht kann die Frau das Kind nicht freigeben, weil sie sich ihrer Beziehung zum Vater nicht sicher ist. Wenn das Kind dann immer noch nicht kommen will, wird das Lendentuch des Vaters der Frau um den Leib gewickelt, um ihr die Sicherheit zu geben, daß er für sie und das Kind dasein wird.

Zu unseren Geburtserfahrungen gehören die unterschiedlichsten Ängste – nicht nur die Angst, ob wir wirklich in der Lage sind, zu gebären, sondern auch die Angst über die Veränderung in unserem Körper, die Veränderung unserer Rolle als Frau und unserer Beziehungen. Kann eine psychische Blockierung nicht auch unseren Körper blockieren? Unterbewußt halten wir das Kind zurück und haben Angst, es loszulassen, weil in dem Moment der Freigabe auch für uns ein neues Leben beginnt. Manchmal genügt es, diese Dinge einfach auszusprechen, um die Geburt voranzutreiben.

In gewissem Sinne tut eine Frau, die ein Kind zur Welt bringt, das erste Mal das, was sie fortan immer wieder tun muß, während ihr Baby zum Kind heranwächst, ihren Schoß verläßt und sich aus ihrer schützenden Umarmung herauswagt. Es kann einer Mutter schwerfallen, dieses Leben loszulassen und mit der Gesellschaft zu teilen, das doch so eng mit ihr und ihrem Körper verbunden war. Der Zauberer der Hos verkündet, wenn er zu einer langwierigen Geburt gerufen wird, um das Kind vom Mutterleib zu entbinden: „Heute ist der Tag, an dem die Bindung zwischen dieser Frau und ihrem Kind durchschnitten werden soll."

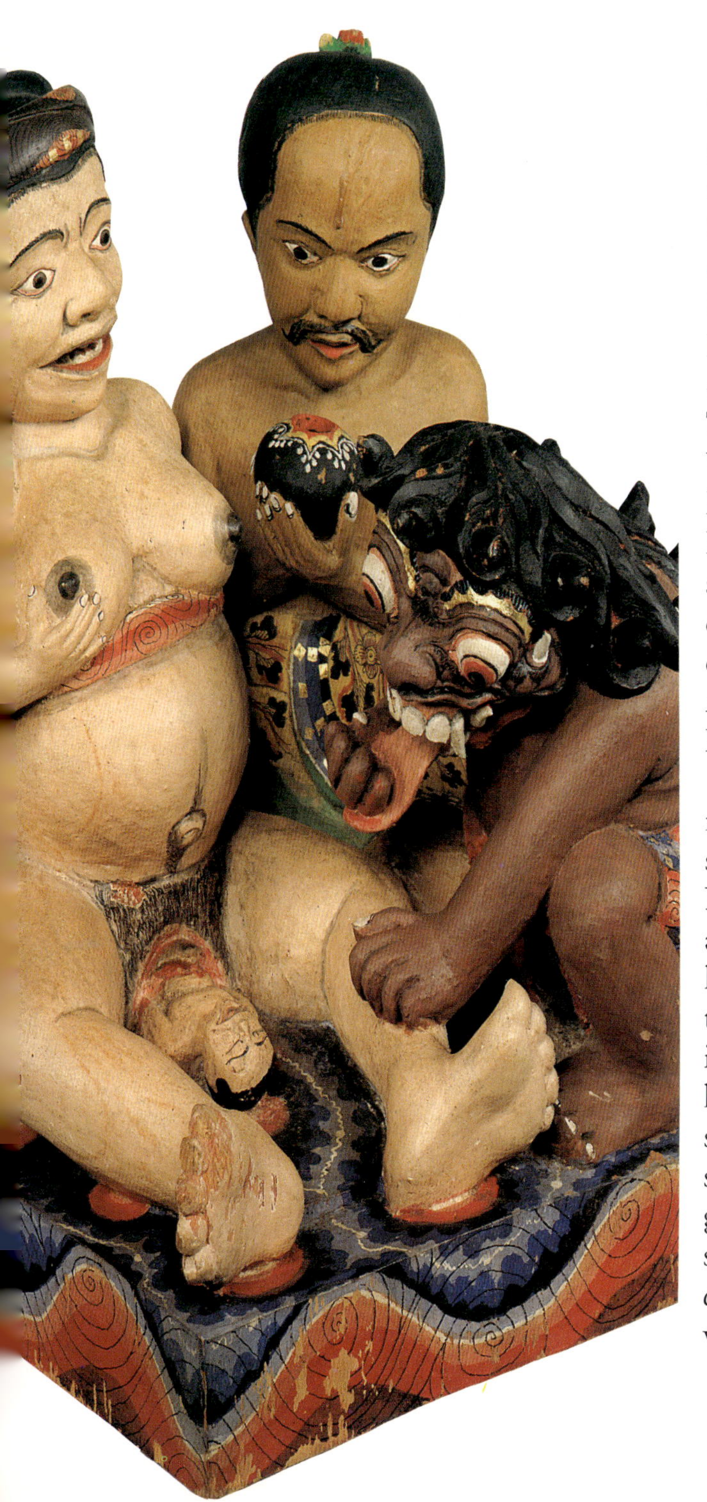

Der drängende Wind

Wenn der Muttermund sich weit genug gedehnt hat, so daß er endlich den Kopf des Kindes durchlassen kann, fühlt die Frau den „drängenden Wind“, wie ihn die Bang Chan nennen. Der Drang, das Kind herauszupressen, wird von vielen Frauen als Erleichterung empfunden, da nun endlich Mutter und Kind als Team zusammenarbeiten können. Während die Maya-Frau niederkommt, singen ihre Freundinnen und Helfer einen monotonen, rhythmischen „Haul-Haul!“-Gesang, der sie daran erinnern soll, daß die Bewegung des Kindes durch den Muttermund der Arbeit des Wasserschöpfens aus einem Brunnen ähnelt.

Wie können wir uns selbst und unserem Kind in diesem zweiten Geburtsstadium helfen? Ob die Frau bei der Niederkunft sitzt, kniet, hockt, steht, auf allen vieren geht oder auf dem Rükken liegt, hängt wesentlich mit der Kultur zusammen, der sie entstammt – wie ihre Mutter ihr das Leben geschenkt hat, mit welchen Geburtsvorstellungen sie aufgewachsen ist, mit den technischen Umständen der Geburtshilfe, sogar mit der Sprache selbst. Das französische Wort für „niederkommen“ *accoucher,* kommt von *coucher,* was soviel heißt wie „sich hinlegen“.

Der Uterus, der größte Muskel des menschlichen Körpers – größer als jeder Muskel im Körper eines Mannes und größer als der Bizeps eines Boxweltmeisters – schiebt das Kind auf die Welt.

Die Geburt kann eine Zeit sein, in der wir unter starker gefühlsmäßiger Anspannung stehen. Die nebenstehende balinesische Holzskulptur zeigt einen Leyek, *einen Dämon, der sich in Geburtsräume schleicht und auf eine Chance wartet, das Neugeborene zu verschlingen.*

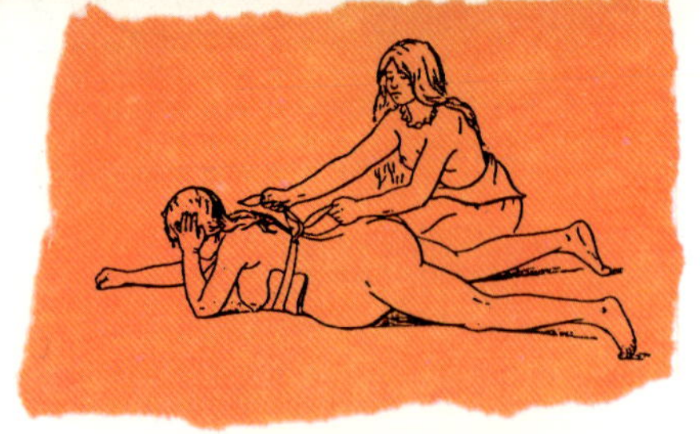

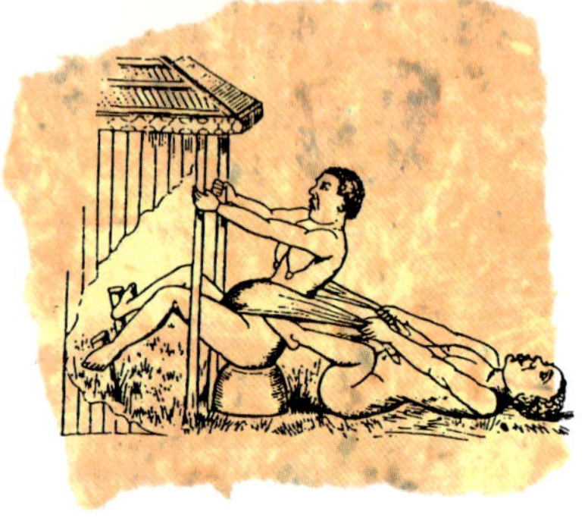

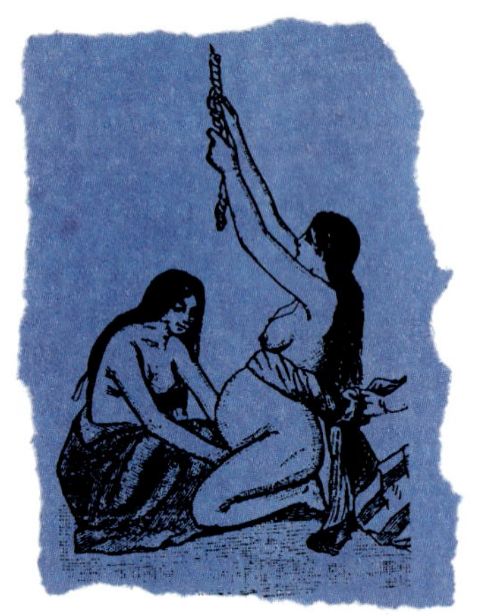

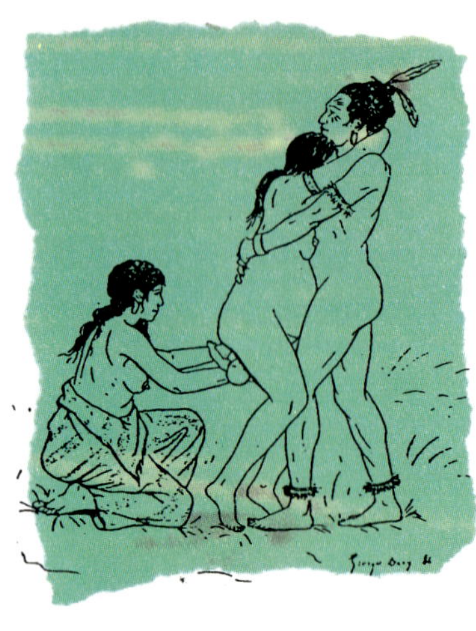

Gebärstellungen

In vielen Gegenden der Welt geht man davon aus, daß jede Geburt anders verläuft und deshalb jede Frau die für sie am besten geeignete Gebärstellung herausfinden muß.

DER HALBMOND

Wenn sie die Chance haben, wählen viele Frauen intuitiv eine halbaufrechte Stellung wie Hocken oder Knien, in der der Rücken halbmondförmig gekrümmt ist. So öffnet sich der Muttermund besser, und das Kind hat es leichter, die Knochen und Muskeln in der Vagina zu überwinden. Vielleicht empfinden wir diese Stellung auch als angenehm, weil sie so flexibel ist und es uns erlaubt, uns mit dem Kind zu bewegen und unser Becken zu wiegen, wenn der Rücken schmerzt.

DIE HOCKE

Es ist nur natürlich, wenn Frauen, die tagtäglich beim Kochen, Essen, Waschen, Pflanzen und Sammeln von Früchten hocken, auch die Geburt im Hocken als bequem empfinden. Frauen, die an bequeme Stühle gewöhnt sind, finden das Ausharren in der Hockstellung über längere Zeit wahrscheinlich beschwerlich, wenn sie es nicht während der Schwangerschaft geübt haben.

IN DER HÄNGEMATTE

Die brasilianische Tapirape-Frau liegt rücklings in einer Hängematte und läßt die Beine links und rechts über den Rand baumeln, so daß ihr Rücken in einer sanften C-Stellung gewiegt wird. Wenn die Preßwehen beginnen, wird ein Schlitz in die Hängematte geschnitten, durch den das Kind geholt wird. Sobald sie das Einsetzen der Preßwehen spürt, zieht die Frau an zwei hölzernen Pfählen auf jeder Seite der Hängematte.

MIT SEILEN

Im Sudan lassen traditionelle „Seil-Hebammen" einen Strick von der Decke herab, den die Mutter ergreift und herunterziehen kann, während sie in der Hocke gestützt wird.

KÖRPERLICHE HILFE

Die Lepcha-Frau im Himalaya lehnt sich gegen den warmen Körper ihres Mannes. Dieser stützt sie, indem er seine Arme unter ihren hindurchführt und ihr zwischen den Kontraktionen die Brüste und den Bauch massiert.

Bei den Bang Chan in Thailand lehnt sich die Frau rückwärts gegen den Körper ihres Mannes, der seine Zehen in ihre Schenkel drückt. Dieser Zehendruck soll ihr, ähnlich dem orientalischen *Shiatsu*, Erleichterung geben.

FUSS AN FUSS
Einige Frauen des Mbuti-Stammes in Zaire sitzen einer Freundin gegenüber, pressen die Füße gegen ihre und halten einander die Hände.

AUF DEM MUTTERSCHOSS
Auf den südpazifischen Tonga-Inseln sitzt eine gebärende Frau auf dem Schoß ihrer Mutter auf dem mit besonders weichen Matten ausgekleideten Fußboden.

DIE SCHLAFSTELLUNG
Die Zuni-Frauen im amerikanischen Südwesten brachten ihre Kinder dereinst auf der Seite liegend mit dem Gesicht zur Hebamme zur Welt. Bei jeder Wehe zog die Frau am Gürtel der Hebamme, während eine andere Helferin ihr von hinten mit dem Handballen den unteren Rückenbereich preßte. Dieser Gegendruck mindert den Rückenschmerz während der Geburt.

BEINE AUF DEN SCHULTERN
Die Frauen von West-Samoa sitzen, von Kissen im Rücken gestützt, der Hebamme gegenüber, die zwischen ihren gebeugten Schenkeln hockt. Wenn die Mutter ermüdet, legt die Hebamme sich die Beine auf ihre Schultern, um den Wehen zu größerer Wirksamkeit zu verhelfen.

IM SITZEN
Die Kanuri-Frauen auf Borneo sitzen auf einer angewärmten Holzschüssel. Die Wärme soll Mutter und Kind guttun.

IM KNIEN
Die Frauen der mexikanischen Mixteca-Indianer knien mit weit gespreizten Schenkeln auf speziellen, gewobenen Strohmatten, während ihr Partner hinten ihnen sitzt und ihre Taille umfaßt.

IM STEHEN
Auf den Osterinseln stehen die Frauen mit gespreizten Beinen und lehnen sich gegen einen männlichen Geburtshelfer.

IM WASSER
Die russischen Frauen bringen ihre Kinder oft im Bad sitzend oder hokkend zur Welt. Diese Praxis gewinnt inzwischen auch im Westen an Beliebtheit.

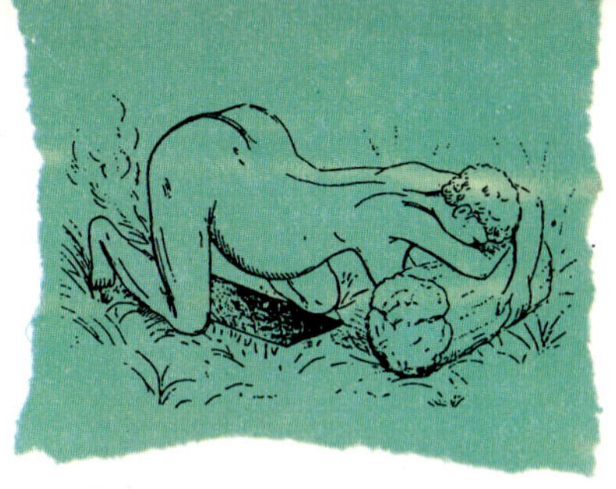

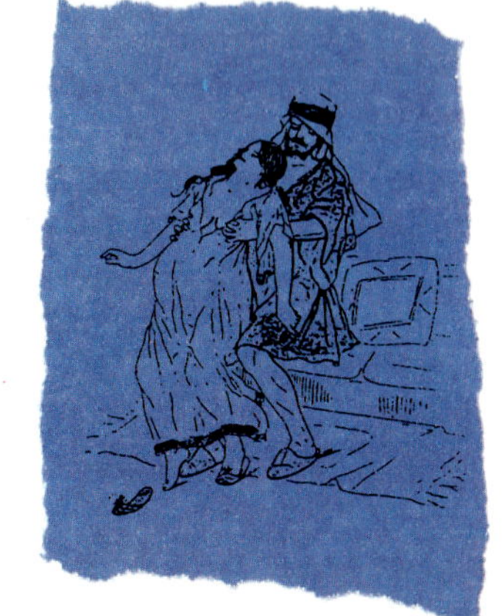

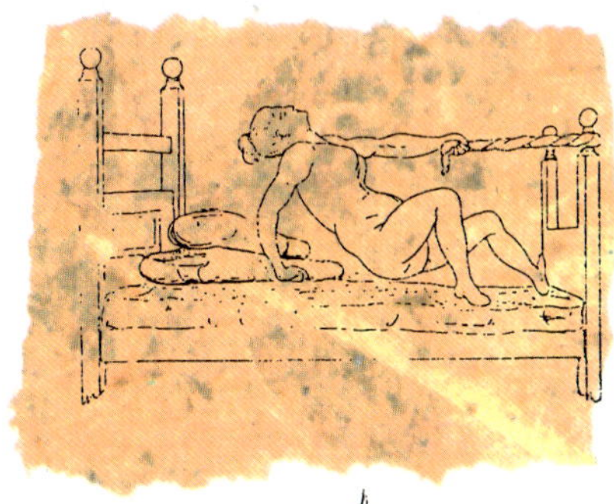

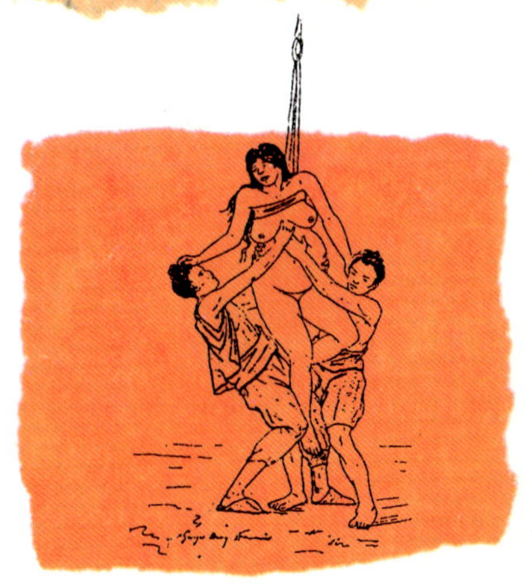

Die Krönung

Gibt es ein stärkeres Gefühl als das, das wir in dem Moment empfinden, wo wir unser Kind ins Leben pressen? Eine Mutter, die hockend oder kniend entbindet, sieht am Scheidenausgang den Haarschopf auftauchen, der sich zurückzieht und erneut erscheint. Sie erfährt ein mächtiges, brennendes Gefühl, wenn der Damm sich spannt, um den Kopf durchzulassen. Viele Frauen sind hin- und hergerissen zwischen dem Wunsch, das Kind mit aller Macht auszutreiben und dem Drang, es zurückzuhalten in der Angst, das der Kopf sie zerreißt.

Das Kind sanft herausatmen

Wenn auf Jamaika der Kopf eines Kindes am Scheidenausgang der Mutter sichtbar wird, hört sie auf zu pressen und öffnet die Lippen zu einem sanften, gleichmäßigen Atmen, das ihr hilft, dem Preßdrang zu widerstehen und ihre Vaginalmuskeln zu entspannen, damit der Kopf des Kindes sich langsam und sanft selbst herausarbeiten kann. Es erfordert Vertrauen und Geduld, das Kind einfach nur herauszuatmen und ihm den Weg auf die Welt quasi selbst zu überlassen. Aber so geht es den Kindern hier seit Tausenden von Jahren, sobald sich der Damm der Mutter spannt.

Massage des Damms

Während der Geburt massiert die jamaikanische Hebamme den Damm der Mutter mit Olivenöl, um ihn geschmeidig zu machen. Im England des 17. Jahrhunderts wurde der gespannte Damm mit dem Öl süßer Mandeln, vermischt mit geschlagenen Eiern, massiert. In Malaysia tröpfelt die Hebamme der Mutter Kokosöl in die Scheide, um diese schlüpfrig zu machen. Die meisten Hebammen wissen, wie sie die Schmerzen lindern und eine gute Durchblutung des Gewebes erreichen können, indem sie heiße Kompressen machen, oder – wie bei den Mansi – einen Erdklumpen fest gegen den Damm pressen. Während die Mutter ausatmet und kaum preßt, gibt ihre Haut allmählich dem Druck des Kinderkopfes nach und dehnt sich nach und nach, bis der Kopf heraustritt. Vielleicht greift die Frau nach unten, um den Austritt der Schultern zu unterstützen. Die Schultern drehen sich, und das Kind gleitet hinaus in die wartende Welt.

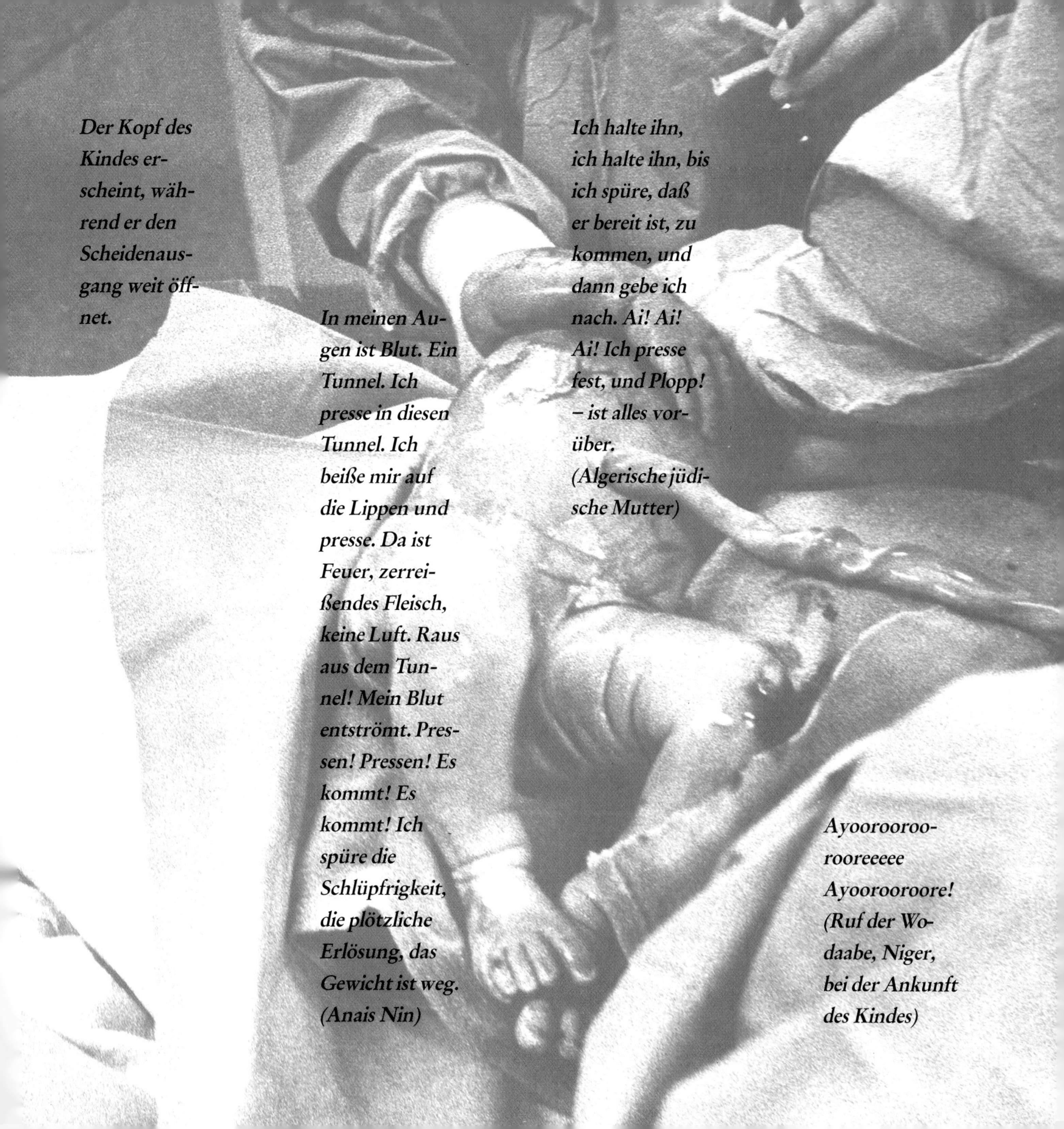

Der Kopf des Kindes erscheint, während er den Scheidenausgang weit öffnet.

In meinen Augen ist Blut. Ein Tunnel. Ich presse in diesen Tunnel. Ich beiße mir auf die Lippen und presse. Da ist Feuer, zerreißendes Fleisch, keine Luft. Raus aus dem Tunnel! Mein Blut entströmt. Pressen! Pressen! Es kommt! Es kommt! Ich spüre die Schlüpfrigkeit, die plötzliche Erlösung, das Gewicht ist weg. (Anais Nin)

Ich halte ihn, ich halte ihn, bis ich spüre, daß er bereit ist, zu kommen, und dann gebe ich nach. Ai! Ai! Ai! Ich presse fest, und Plopp! – ist alles vorüber. (Algerische jüdische Mutter)

Ayooorooroorooreeeee Ayooorooroore! *(Ruf der Wodaabe, Niger, bei der Ankunft des Kindes)*

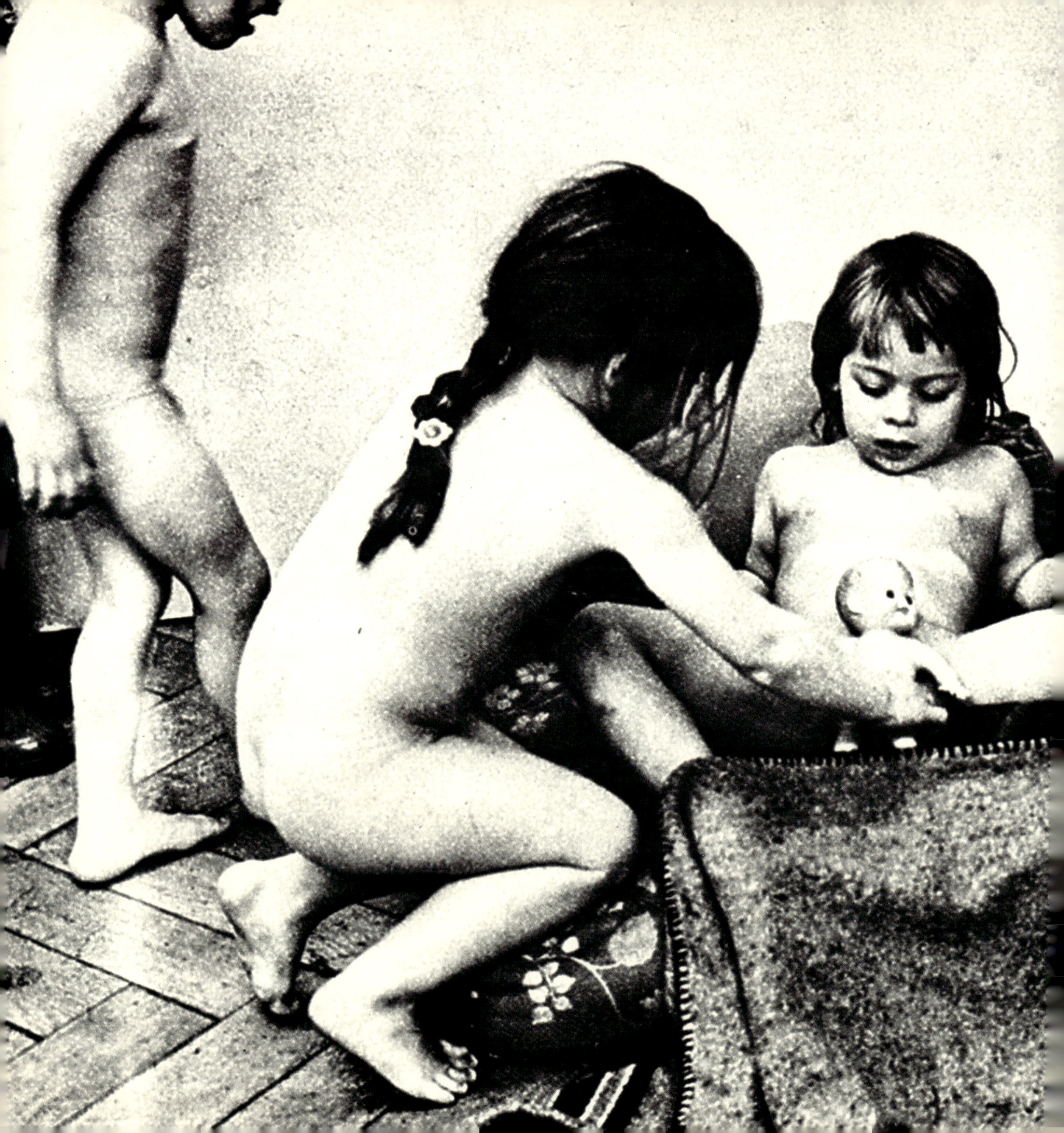

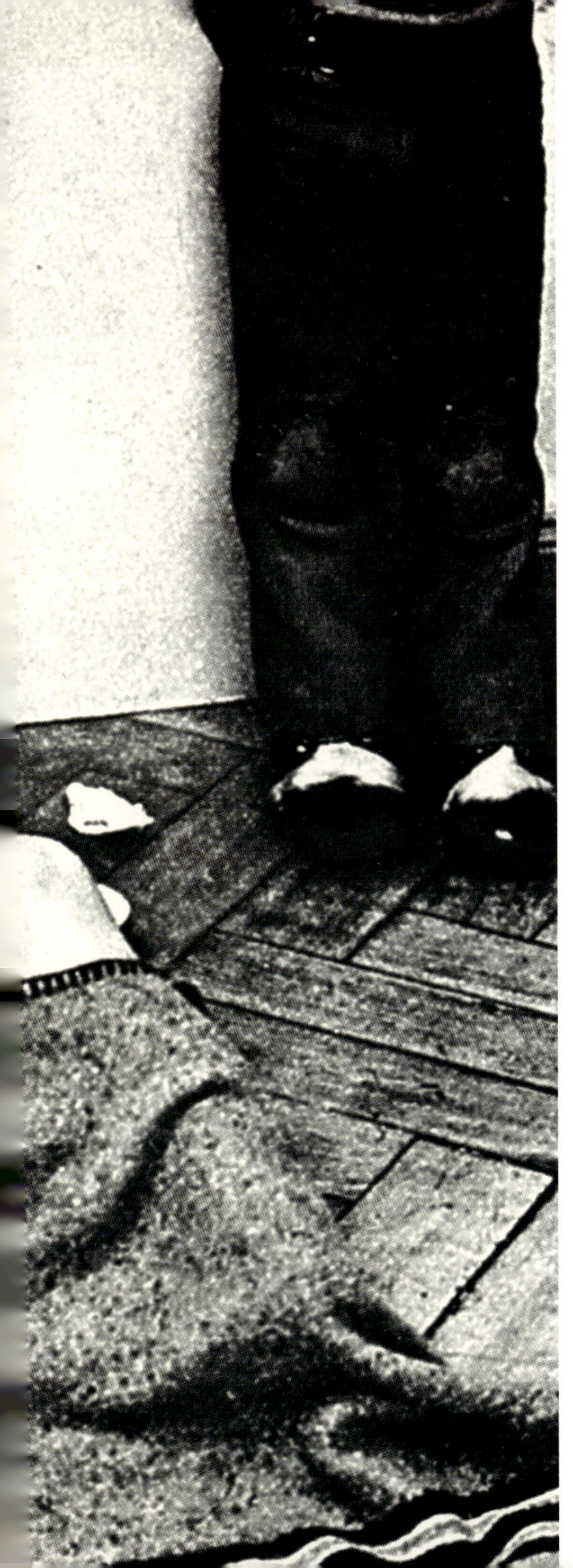

Nach der Geburt

Heil, Heil, Heil,
lass das Glück kommen: Yao.
Heil, lass das Glück kommen: Yao.
Der Fremde, der gekommen ist,
sein Rücken weist gegen
die Dunkelheit: Yao.
(Ghanaisches Gebet für das Neugeborene)

Wenn eine Frau ihr Kind hockend zur Welt bringt, kann sie es bei der Geburt direkt sehen. Sie muß nicht erst fragen, ob es ein Junge oder Mädchen, ein „bow“ oder eine „sifter“ ist, wie die Cherokee sagen. Die Mutter kann das Kind in ihre Hände nehmen, wenn es aus ihrem Körper schlüpft, oder sie kann es in den warmen Sand, auf trokkenes Laub oder eine Borkenmatte betten. In vielen Ländern nimmt die Hebamme das Kind in Empfang und legt es der Frau auf den Bauch, damit Mutter und Kind sofort Körper- und Hautkontakt haben. Die Zulus sagen, daß es sehr wichtig ist, daß die Frau ihr Kind sofort zu sich nimmt, da ein Kind wissen muß, wer seine Mutter ist.

Sie begann zu brüllen. Ich saß einfach da und schaute sie an. Ich dachte: „Ist dies mein Kind? Wer hat dieses Kind geboren?“ . . . Ich saß da und schaute sie an, schaute und schaute und schaute. (Nisa, eine !Kung-Mutter in der Kalahari-Wüste)

Neun Monate der Spannung in einer Sekunde aufgelöst. (Enid Bagnold)

Der Hauch des Lebens

Sobald das Kind auf die Welt gekommen ist, braucht es einen tiefen, frischen Atemzug für seine Lungen. Dieser erste Atemzug erfordert fünfmal mehr Kraftanstrengung als ein normaler Atemzug. Niemand weiß genau, warum die meisten Neugeborenen bei ihrem ersten Atemzug schreien. Die Osage-Indianer glauben, daß der Schrei das Gebet des Neugeborenen an den Großvater Sonne oder an die Mondfrau ist, das es gelernt hat, bevor es vom Himmel auf die Erde kam.

Einige Neugeborene atmen, sobald sie den Körper der Mutter verlassen haben, andere benötigen etwas Hilfe, damit der Atemvorgang eingeleitet wird:

Die Hebamme gab Dir einen Klaps auf die Fußsohlen, und Dein kühner Schrei nahm seinen Platz zwischen den Elementen ein. (Sylvia Plath)

– In der ersten Hälfte unseres Jahrhunderts pflegten die Ärzte das Kind an den Füßen hochzuheben und ihm einen Klaps zu versetzen.

– Die Dusin auf Nordborneo massieren die Nabelschnur und Hände und Brust des Babys.

– Die Abron von der Elfenbeinküste bespritzen das Kind mit kaltem Wasser.

– Bei den thailändischen Bang Chan wird das Kind geschüttelt. Wenn das nichts nutzt, zerkaut jemand ein paar Zwiebeln und spuckt diese über das Kind.

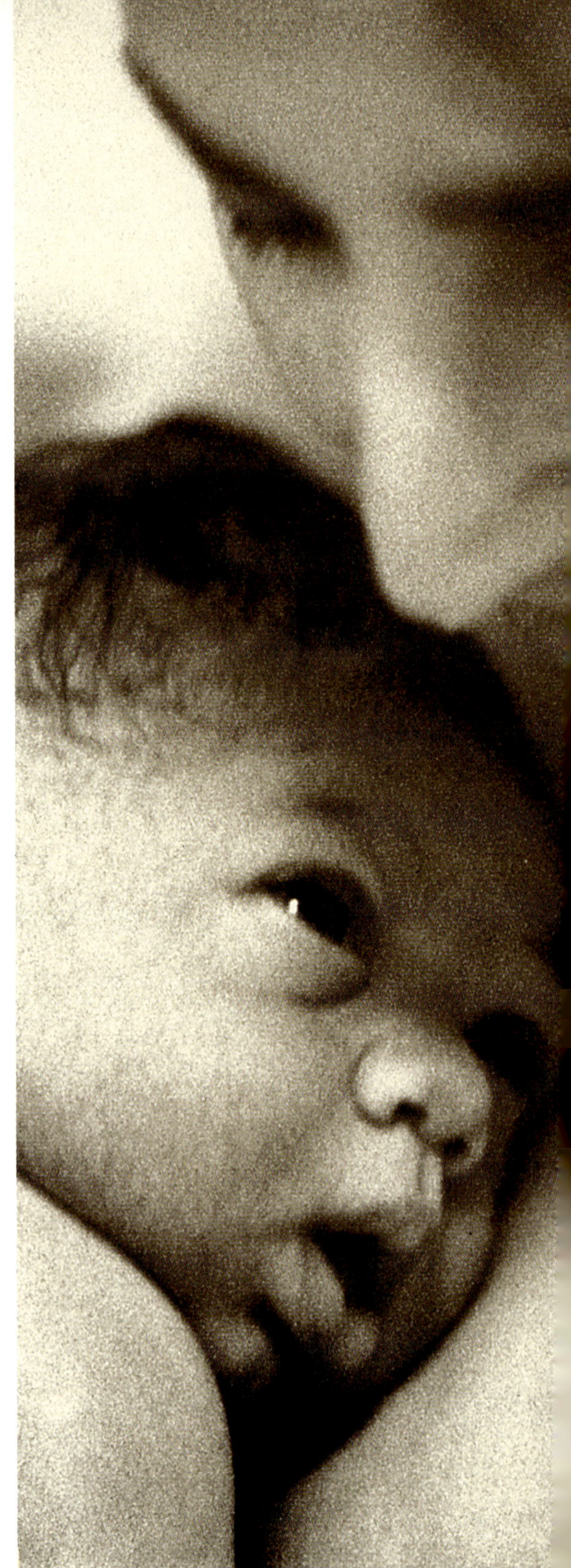

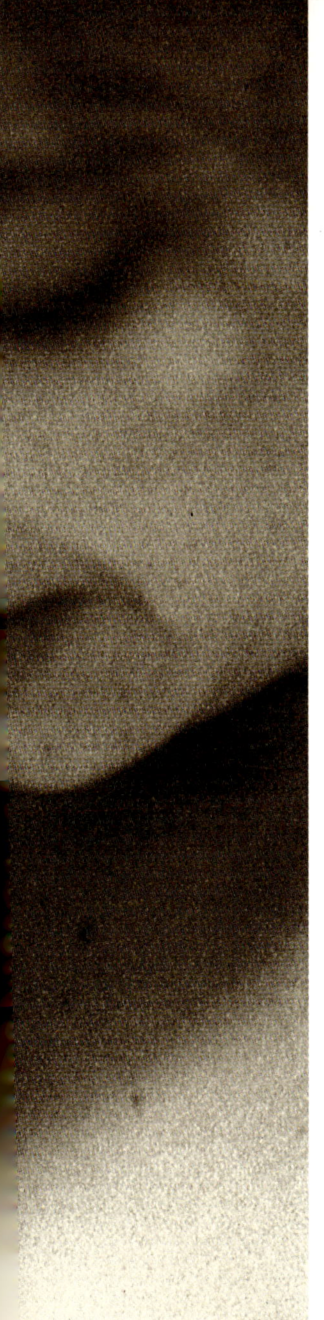

– Auf Samoa wirft die Hebamme das Kind viermal in die Höhe.

– Die mexikanischen Mixtecas träufeln dem Kind warmen Alkohol auf die Herzgegend.

– Auf Haiti pflegte man dem Kind eine Holzschüssel überzustülpen und sie wie eine Trommel zu schlagen, um es zu wecken.

Hütte des Kindes – *Vita! Vita!*

Sobald das Baby atmen kann, weist ihm sein fein auf die Mutter abgestimmter Geruchssinn rasch den Weg zu ihren Brustwarzen. Wenn das Kind von Geburt an saugen darf, werden die Brustwarzen der Mutter durch das Saugen des Kindes stimuliert und Oxytocin wird in die Blutbahn abgegeben, wodurch mit den letzten Wehen die Nachgeburt ausgestoßen wird – die „Hütte des Kindes“, wie sie in der Sprache eines westafrikanischen Stammes heißt.

Das dritte Stadium:

Das Endstadium der Geburt ist wegen des Risikos der Nachblutung womöglich das gefährlichste. Während die Geburtshelfer sich auf die Gesundheit von Frau und Baby konzentrieren, begegnen sich Mutter und Kind zum ersten Mal. Die Stimulation der Brustwarzen durch das Nuckeln des Kindes führt zur Produktion von Oxytocin, das den Uterus zur Kontraktion und zum Ausstoßen der Plazenta veranlaßt, dem Ende der Geburt. Die Nabelschnur des Kindes wird durchtrennt.

Da wir uns so sehr darauf konzentrieren, das Kind auszutreiben, vergessen wir allzuoft, daß die Geburt erst beendet ist, wenn der Mutterkuchen ausgestoßen ist. Bei den Tamala auf Madagaskar wird streng Ruhe bewahrt, während eine Frau niederkommt, und erst nach Ausstoßen der Nachgeburt klatschen alle in die Hände und rufen „*Vita! Vita!*“ – „Es ist zu Ende!“

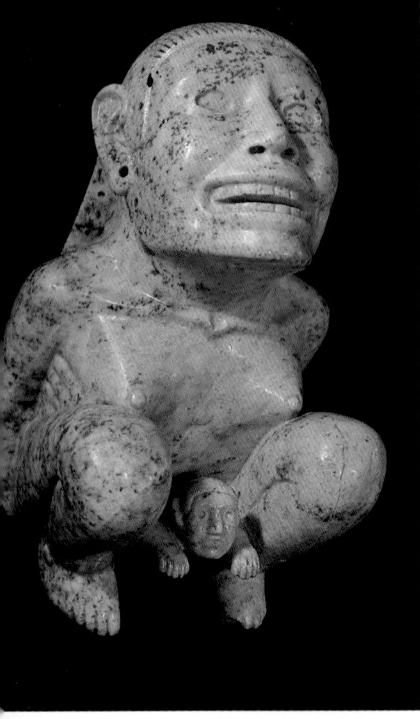

Die Gabbra-Nomaden in Kenia vergraben die Plazenta eines weiblichen Kindes unter der Feuerstelle, die eines männlichen Kindes in dem Gehege neugeborener Kamele. Die Zukunft beider ist eng an diese jeweiligen Orte gebunden.

Die Nachgeburt

Zuweilen erfolgt der Ausstoß der Plazenta mit Verzögerung, und es gibt eine Reihe von Techniken, die in diesem Falle angewendet werden. Im Jemen wird der Frau ein rohes Ei zu schlucken gegeben, um den Wurm zu töten, der zusammen mit dem Kind im Mutterleib lebte und nun dazu führt, daß die Plazenta steckenbleibt. Frauen bei den Zulus, auf Jamaika und anderswo hocken sich nieder und blasen in eine Flasche, um das Zwerchfell dazu zu bringen, Druck auf die Gebärmutter auszuüben. In anderen Kulturen wird der Mutterleib massiert. Der hawaiianische männliche Geburtshelfer drückt der Mutter mit dem Daumen auf den Nabel.

Der ältere Bruder

Das Kind hat neun Monate lang im Leib der Mutter gemeinsam mit der Plazenta gelebt. In der Geburtsauffassung zahlreicher Kulturen sind beide so eng miteinander verbunden, daß die Behandlung der Plazenta nach der Geburt des Kindes als nahezu ebenso wichtig angesehen wird wie die Behandlung des Kindes. In Nepal wird die Plazenta *bucha-co-satthi* (Freund des Kindes) genannt, und die Malaien betrachten sie als älteres Geschwisterkind. Wenn das Kind später einmal unerwartet lächelt, sagen die Eltern, es spiele mit seinem älteren Bruder, der Plazenta!

Im Sudan gilt die Nachgeburt als geistiges Ebenbild des Kindes, und man vergräbt sie an einem Ort, der die Hoffnungen der Eltern für ihr Kind repräsentiert. Eine sudanesische Frau soll dereinst die Plazenta ihres Sohnes in der Nähe der medizinischen Fakultät der Universität von Khartum begraben haben, weil er Arzt werden sollte! Auf Hawaii wird die Plazenta unter einem Baum begraben, der damit zum Baum des Kindes wird. In vielen Ländern, in denen die meisten Leute nicht lesen und schreiben können, sind die Menschen sich ihres Geburtsdatums nicht sicher, wissen jedoch genau, wo ihre Plazenta vergraben liegt. Im Jemen läßt man die Plazenta für die Vögel auf dem Dach liegen, damit die Liebe zwischen den jungen Eltern wachse.

Der Schnitt durch die Lebensleitung

Das Durchtrennen der Nabelschnur, die Mutter und Kind neun Monate lang eng verbunden hat, gilt in zahlreichen Kulturen als ritueller Akt. Wer soll für die Trennung dieser Bindung verantwortlich sein? Oft ist es die Hebamme, die ein Messer, ein Stück Bambus oder das Schwert des Vaters benutzt. Die Masai-Hebamme in Kenia beißt die

Nabelschnur mit den Zähnen durch, so wie Mütter es vor Tausenden von Jahren gemacht haben. Danach sagt sie: „Nun bist du selbst für dein Leben verantwortlich, wie ich für meines."

Bei den Mansi durchtrennt eine Freundin oder Verwandte die Nabelschnur und wird die „Nabelmutter" des Kindes. Manchmal ist es auch der Vater. Bei einer Geburt im Krankenhaus kann dies für einen Mann im ersten Moment seiner Vaterschaft ein bedeutungsvoller Ritus sein.

Der europäische Volksmund schloß von der Länge der abgeschnittenen Nabelschnur auf die zukünftige Länge des Penis des männlichen Kindes. (Wenn man sich überlegt, daß die Nabelschnur bis zu 90 Zentimeter lang wird, müssen einige Hebammen ganz schön gestaunt haben!)

In vielen Gegenden der Welt wird nicht nur das Instrument, mit dem die Nabelschnur durchtrennt wurde, sondern auch die Nabelschnur selbst aufbewahrt, sei es zur Herstellung besonderer Arzneien oder einfach nur zur Erinnerung. Ein Stamm am Amazonas fertigt aus der perlenverzierten Nabelschnur ein Armband, auf das das Kind beim Zahnen beißen kann. Die australischen Ureinwohner machten Halsbänder daraus, die das Kind zur Abwendung von Krankheiten trug. Auch die moderne Medizin verwendet die Nabelschnur zur Rettung von Leben – ihre Venen werden als Ersatzarterien bei Arteriosklerose eingesetzt.

Die Sprache der Gabbra hat für die Begriffe Plazenta und Hebamme nur ein Wort* – aku – *denn beide helfen dir auf deinem Weg ins Leben.

Gegenüber: Aztekische Steinskulptur der Geburtsgöttin Tlacolteutl.

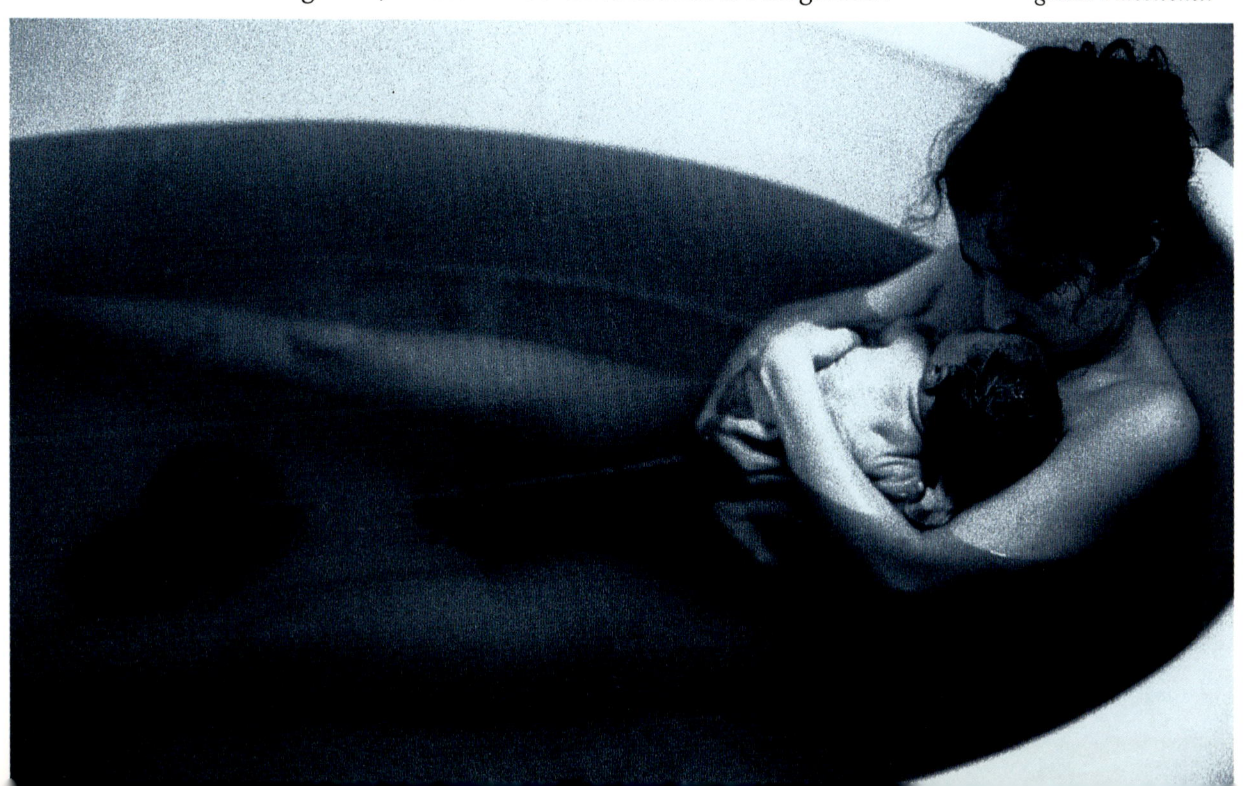

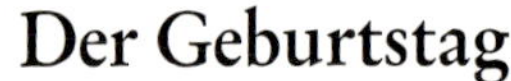

Der Geburtstag

Wirst du die Geburt deines Kindes unmittelbar feiern? In zahlreichen nichtindustrialisierten Ländern, insbesondere in solchen mit hoher Kindersterblichkeitsrate, wartet man meistens ein paar Wochen mit der Feier, in anderen Kulturen wiederum beginnen die Eltern sofort mit den Feierlichkeiten, die zur Bindung zwischen dem Kind, seiner Familie und der Gemeinschaft beitragen sollen.

Wie wirst du die Geburt deines Kindes feiern? Wirst du eine Flasche Champagner öffnen oder, wie auf Jamaika, eine Flasche Rum? Beim Orissa-Stamm in Indien wird mit Nachbarn und Freunden ein feierlicher Umtrunk veranstaltet. Im alten England wurden der Familie und Freunden Geburtsgebäck, Geburtskäse und Geburtsbier gereicht.

In Sibirien folgt auf die Geburt ein großes Festessen, bei dem das Kleid, das die Frau bei der Geburt trug, der Länge nach zerrissen wird, um beim Stillen als Umhang zu dienen. Die Eltern erzählen ihren Kindern, daß das neue Baby aus dem Bauch der Mutter gefallen sei und dabei das Kleid zerrissen habe!

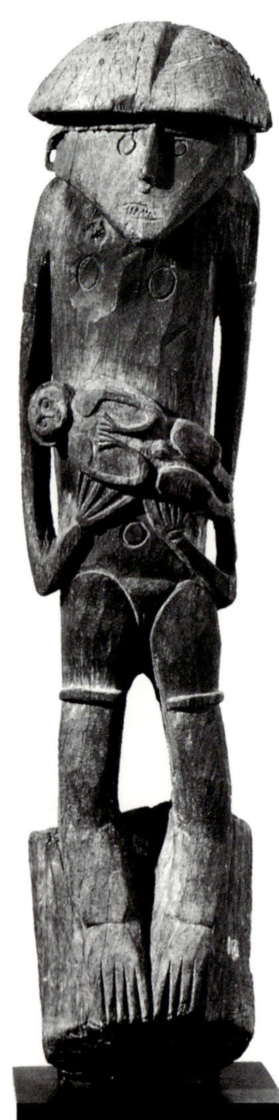

Mutter und Kind, Ozeanien.

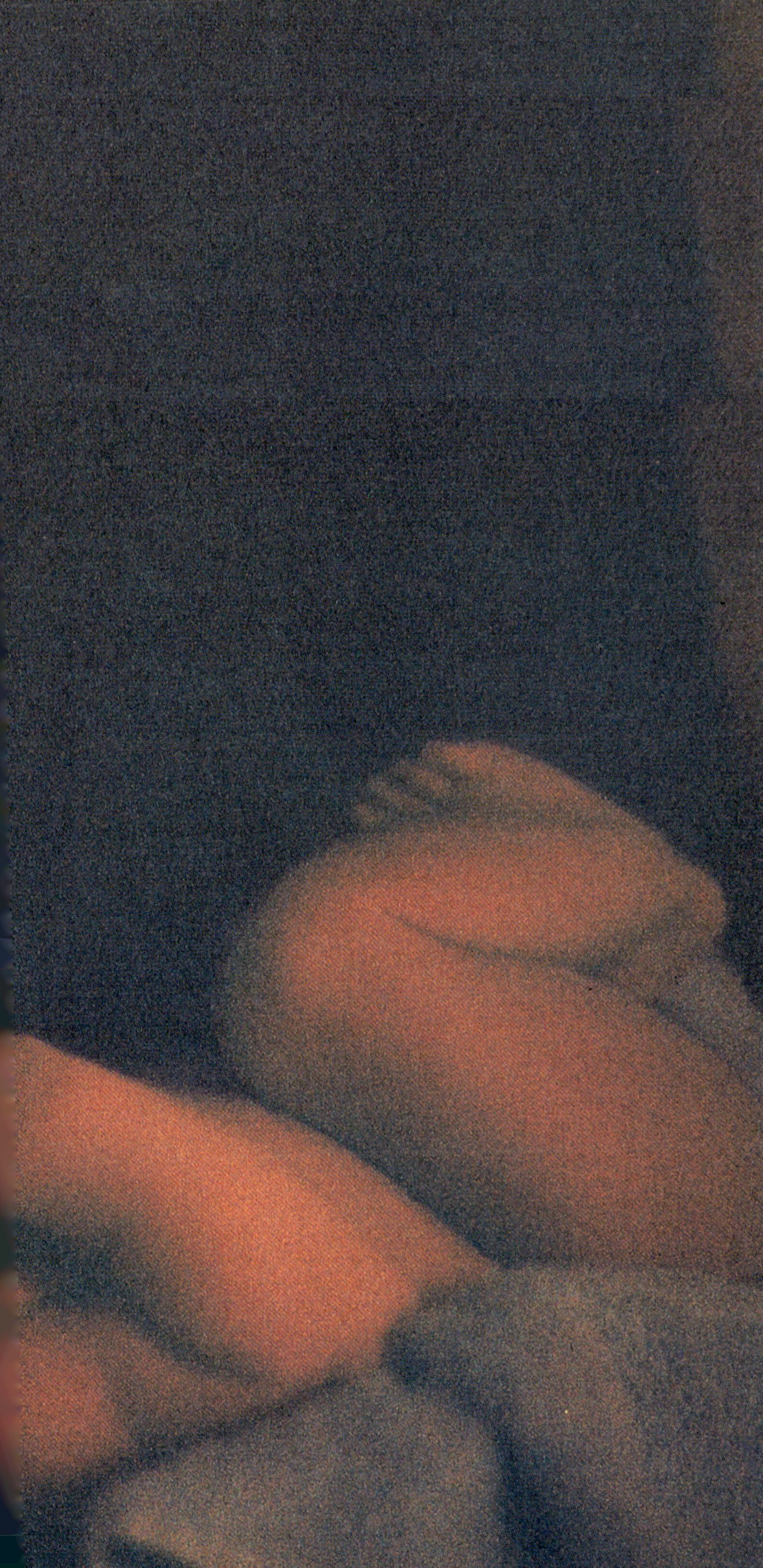

Bei den Mbuti-Pygmäen in Afrika kommen alle Freundinnen der Mutter, und sie singen besondere Lieder zur Preisung der Mutterschaft, bei den Ibos in Nigeria gelten die Gesänge dem Kind. Unmittelbar nach dem ersten Schrei des Kindes beginnen die anwesenden Frauen zu singen, und die Verwandten des Kindes tragen es ins Haus der Vorfahren. Eine ähnliche Tradition herrschte einst in England, wo man das Kind sofort in die obere Etage trug, damit es auch im Leben aufsteige.

Bei den thailändischen Bang Chan wird das Kind sofort nach der Geburt auf eine Kornschwinge gelegt – zusammen mit dem Bambusmesser, das zum Durchtrennen der Nabelschnur diente, dem Erdklumpen, der die Schmerzen der Mutter linderte, als der Kopf des Kindes durchstieß, und Gegenständen, die die Hoffnungen der Eltern für ihr Kind repräsentieren: vielleicht ein Schulbuch für gute Bildung oder eine Nadel für scharfen Verstand. Eine der Frauen hebt die Schale hoch und läßt sie kreisen, während sie fragt: „Wessen Kind ist dies?" Die Mutter antwortet daraufhin: „Meines!" und fängt die Schale auf, die ihr in die Arme geworfen wird.

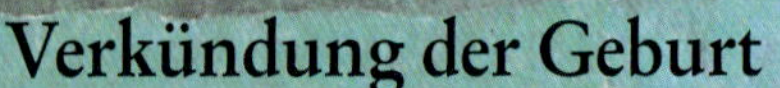

Verkündung der Geburt

Wie willst du die Geburt deines Kindes verkünden? Mit Karten? Telefonanrufen? Trompetenschall?

– Im alten Rom hängte man einen Olivenzweig an die Eingangstür, wenn es ein Junge, einen Streifen Wollgewebe, wenn es ein Mädchen war.

– Der Ibo-Vater in Nigeria schlägt einen Ast vom Bananenbaum und stellt ihn am Eingang auf, damit die Vorbeigehenden ihn sehen.

– Der Ngoni-Vater in Malawi stellt sich vor die Geburtshütte und stößt einen Schrei aus: dreimal für einen Jungen, zweimal für ein Mädchen.

– Am ersten Freitag nach der Geburt eines Kindes auf Madagaskar schickt der Vater jedem männlichen Verwandten und Freunden zwei oder drei Kolanüsse.

– Der Dusin-Vater auf Nordborneo hängt die Plazenta in einem Bambusbehälter in der Vorhalle auf.

– Der brasilianische Tapirape-Vater färbt sich das Haar mit der Purpurfarbe des Annattobaumes, um allen die Neuigkeit anzuzeigen.

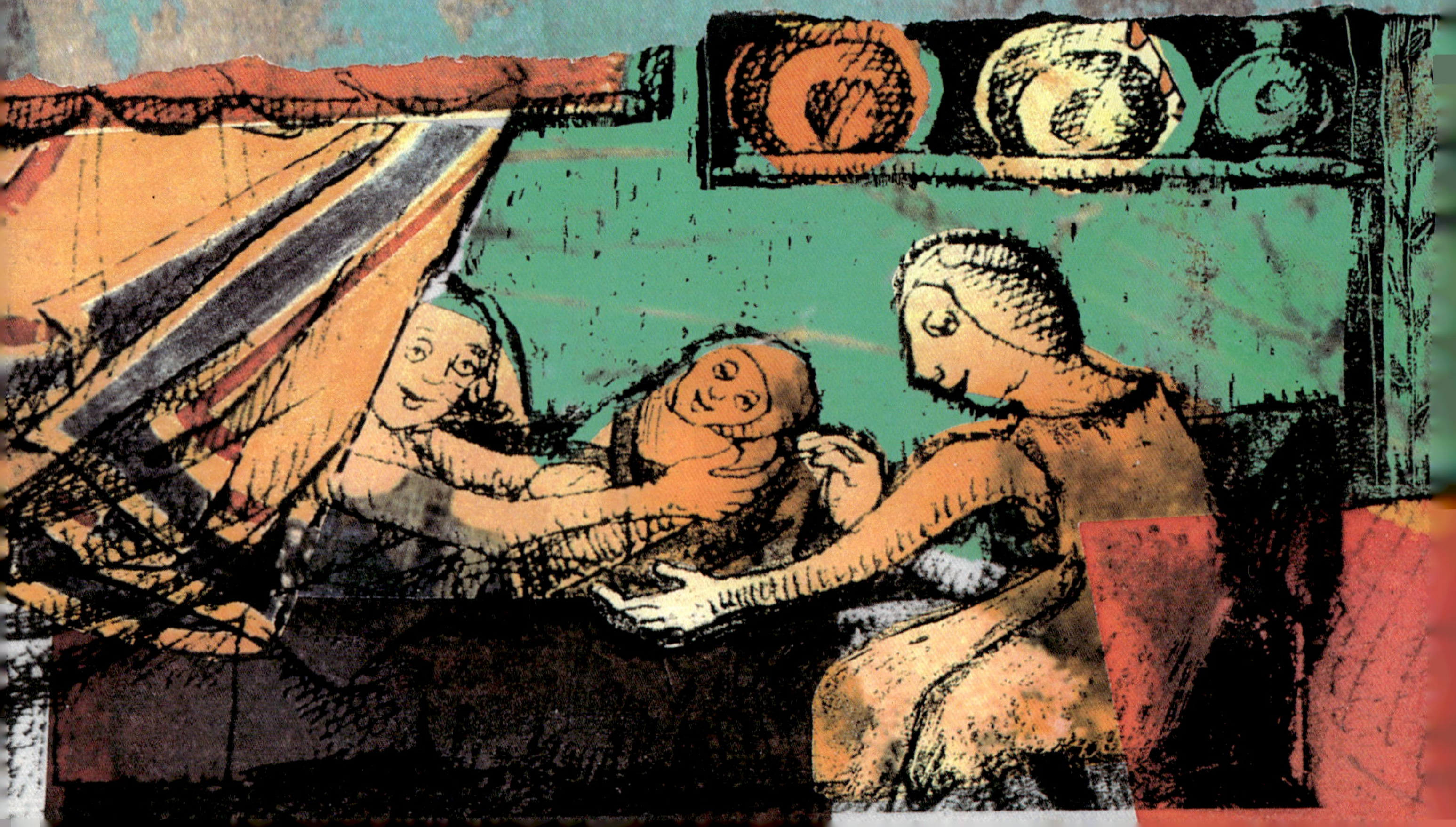

Unliebsame Tatsachen

Tod im Kindbett

Jedes Jahr sterben über eine halbe Million Frauen während der Schwangerschaft oder bei der Geburt – 99 Prozent davon in den Entwicklungsländern, wo in einigen Gegenden die Geburt vor allem aufgrund von Anämie und schlechter Ernährung die Haupttodesursache bei Frauen im gebärfähigen Alter ist. Die Gefahr für eine afrikanische Frau, während der Schwangerschaft oder bei der Niederkunft zu sterben, steht 1 : 15, während sie für eine norwegische Frau nur 1 : 50 000 ausmacht.

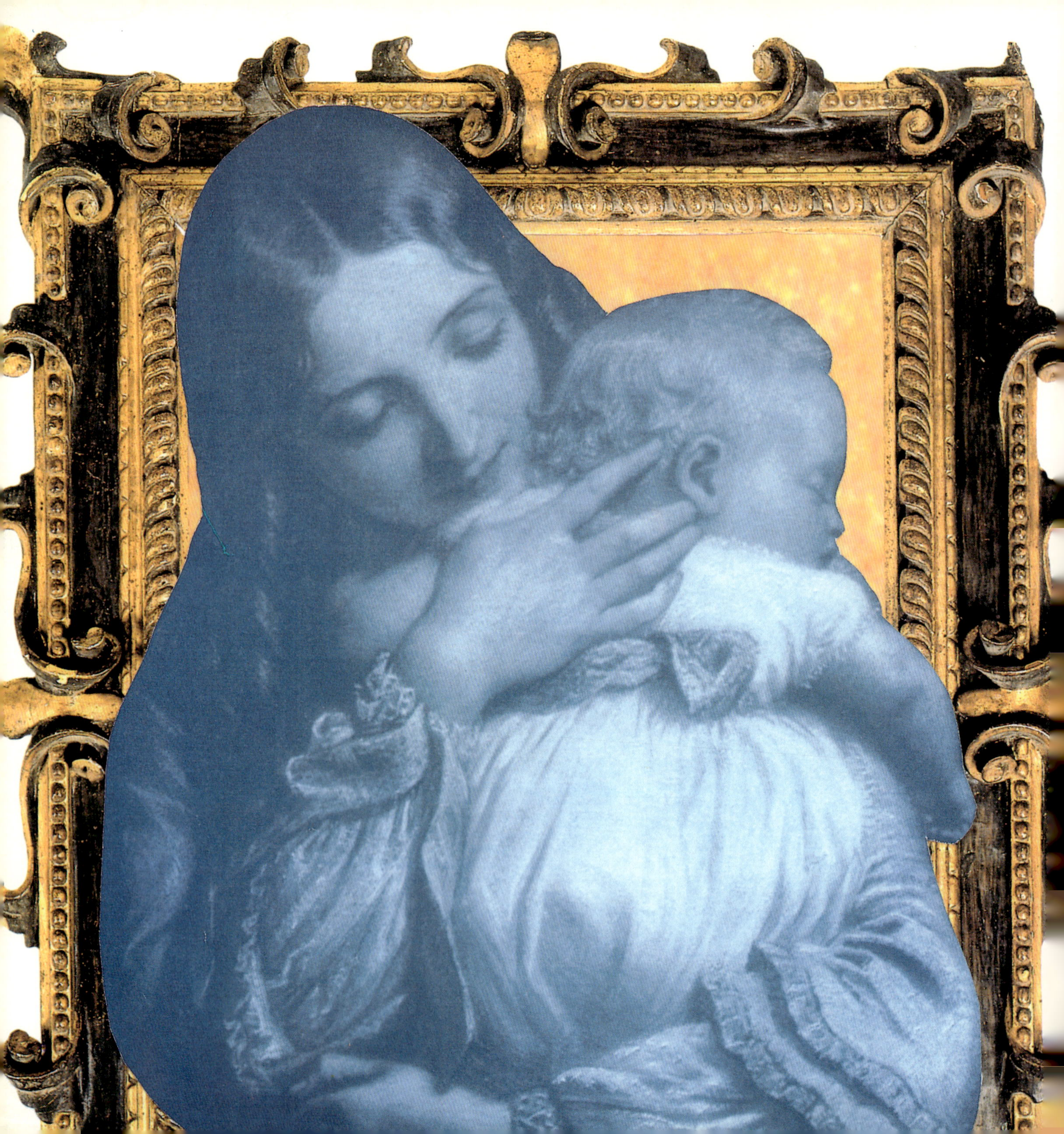

Mamatoto

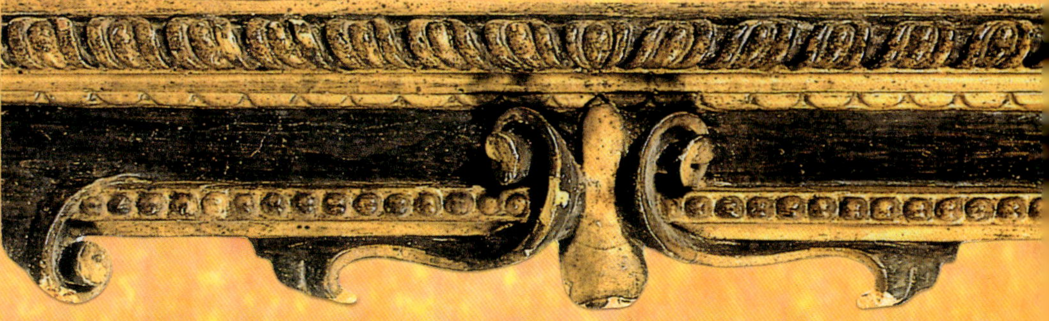

Das Drama der Geburt ist vorüber. Die Nabelschnur ist durchtrennt, der erste Schrei verklungen: Das neue Leben hat begonnen. Das Neugeborene, verklebt und blutig von der langen Reise, wird von neuen Wahrnehmungen überschwemmt.

Es fühlt das Gewicht der Luft auf seiner Haut, spürt, wie seine Lungen sich zum Atmen dehnen, sieht Licht, hört die Geräusche um sich herum. Die Mutter, die ihr Kind ansieht, seinem Schrei lauscht und es vielleicht streichelt – sie nimmt kaum die Welt um sich herum wahr, die sich emsig um sie bemüht, sie merkt nicht, wie sehr ihr Körper schmerzt. Sie hat gerade an einem Wunder mitgewirkt. Aus ihrem tiefsten Innern drängt es sie, das kleine Wesen Haut an Haut zu spüren.

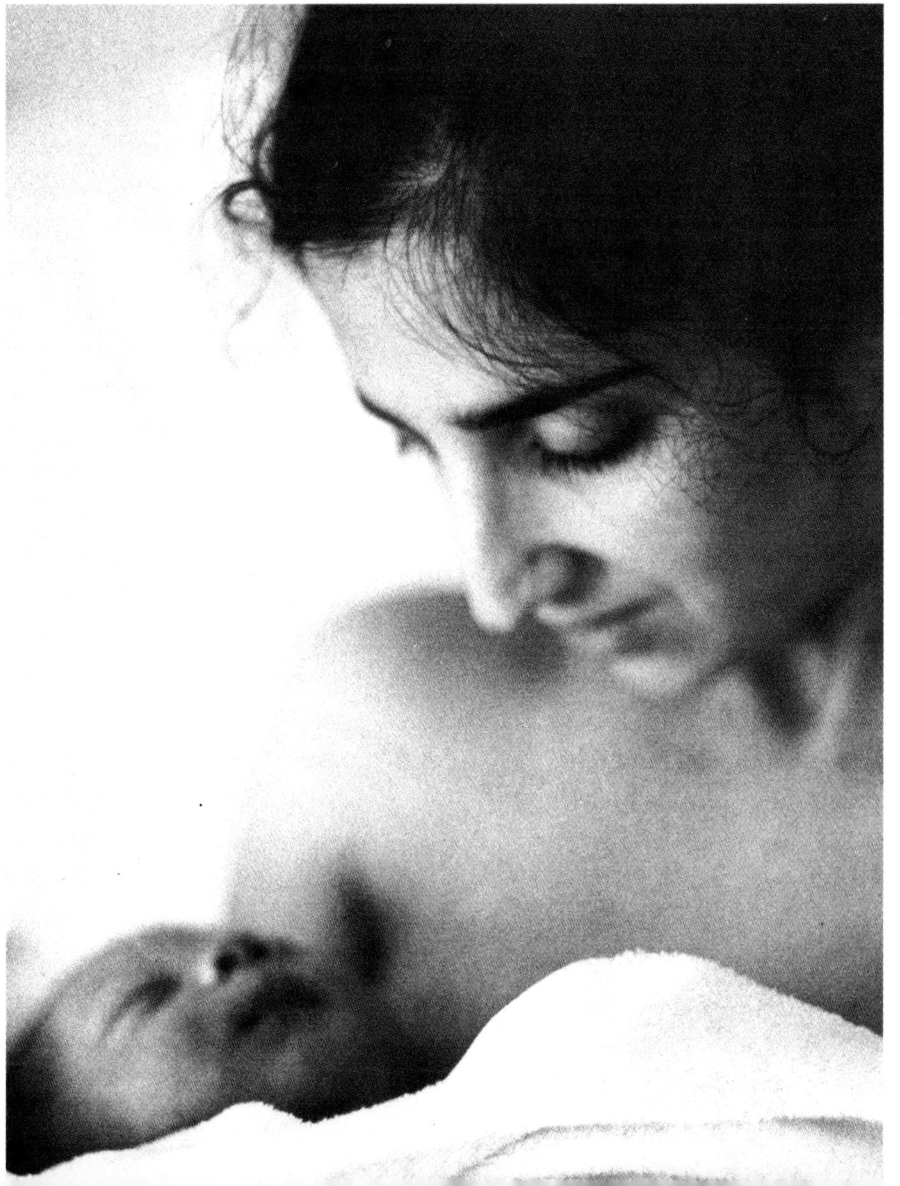

Mama und Toto
Zeit der Bindung

IN DEN ERSTEN TAGEN NACH DER GEBURT EINES KINDES ERLEBT MAN IMMER WIEDER DEN ZAUBER ZWEIER MENSCHEN, DIE NUR FÜREINANDER DA SIND.
(Anne Morrow Lindbergh)

Sofern die Umstände günstig sind, erfahren wir unser Kind in einem scheinbar grenzenlosen Kontakt – wir erforschen seine Hände und Füße mit unseren Fingerspitzen, streicheln dann mit der Hand den ganzen Körper, schauen ihm in die Augen, reden mit ihm und heben es an die Brust. All dies tut eine Mutter bei uns Menschen instinktiv. Wenn Vater oder Mutter die äußerst empfindliche Haut des Kindes berühren, wendet sich das Neugeborene der zarten Berührung zu und sucht die Augen, die in seine eigenen hineinsehen. Und so beginnt der Tanz der Liebe, der die Eltern fest an ihre Kinder bindet und sicherstellt, daß das neugeborene Kind jemanden hat, der für sein Überleben sorgt.

Obwohl viele Frauen sich kaum an die letzten Stunden vor der Geburt erinnern (eine Tatsache, die vermutlich durch bestimmte Hormone, die während der Geburt durch den Körper

Die Liebe der Mutter und das Kind, das sich an ihre Brust schmiegt. (Sprichwort der Maori)

strömen, verursacht wird), vergessen nur sehr wenige die ersten Augenblicke der Mutterschaft. Genauso bleiben die ersten Erfahrungen unserer Kinder vermutlich tief in ihrem Unterbewußtsein bestehen. Neun Monate lang schwamm das Kind in einer warmen, dunklen Welt gedämpfter Töne, seine Haut wurde ständig durch das Fruchtwasser stimuliert, sein ganzer Körper durch die Bewegungen der Mutter gewiegt. Vielleicht können wir ihm den Übergang aus dieser vertrauten, sicheren Welt in unsere Welt erleichtern. Die Kinder einiger Menschenaffen kriechen nach der Geburt sofort auf den Leib ihrer Mutter, weil sich der nachgeburtlich geschwollene Bauch ebenso weich wie das Innere des Mutterleibes anfühlt. Menschliche Neugeborene sind noch zu wenig entwickelt, um dies aus eigener Kraft zu leisten. Das Kind muß festgehalten werden, wie während der letzten Monate im Uterus. In vielen Gegenden der Welt wird das Kind unmittelbar nach der Geburt massiert, damit sich durch den sanften Druck der streichelnden und knetenden Hand sein Körper entspannt und sein Schreien verebbt.

Das Stillen

Warm und sicher an die Haut der Mutter geschmiegt, hat das Kind bereits in den ersten Stunden nach der Geburt einen gut entwickelten Saugreflex, und sein Geruchssinn weist ihm instinktiv den Weg zur Brust der Mutter. Die Nahrung, die die Frau in ihrer Brust erzeugt, befriedigt das Kind in jeder Hinsicht. Sie hat genau die richtige Ausgewogenheit an Proteinen, Fett und Kohlenhydraten, und die Menge reguliert sich durch das Saugen des Kindes, so daß sein Bedarf an Nahrung und Flüssigkeit angemessen gedeckt wird. Die Muttermilch enthält u. a. Stoffe, die das Neugeborene vor Durchfall schützen, und überträgt Abwehrstoffe vom Organismus der Mutter, die das Kind vor zahlreichen Krankheiten schützen.

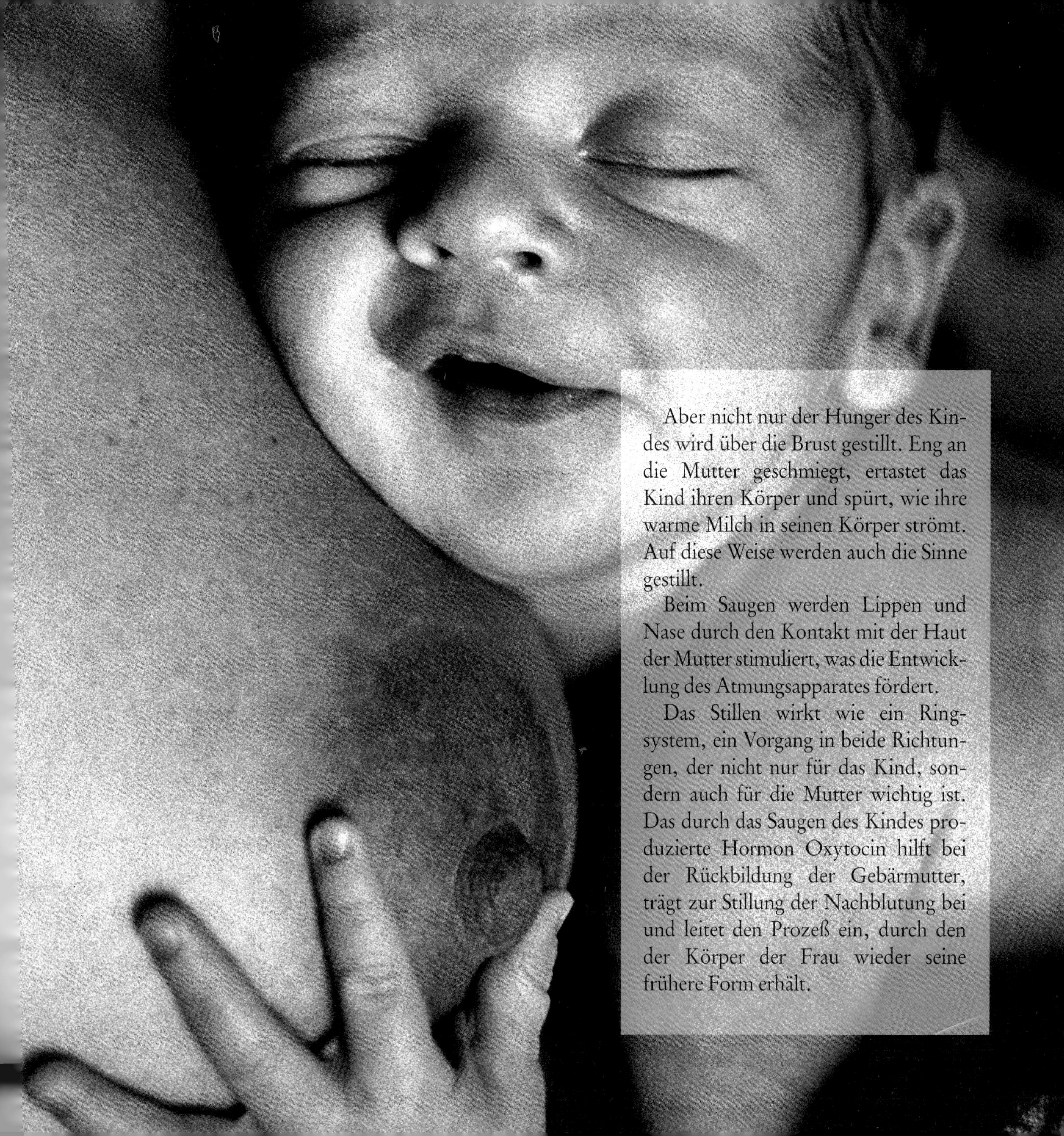

Aber nicht nur der Hunger des Kindes wird über die Brust gestillt. Eng an die Mutter geschmiegt, ertastet das Kind ihren Körper und spürt, wie ihre warme Milch in seinen Körper strömt. Auf diese Weise werden auch die Sinne gestillt.

Beim Saugen werden Lippen und Nase durch den Kontakt mit der Haut der Mutter stimuliert, was die Entwicklung des Atmungsapparates fördert.

Das Stillen wirkt wie ein Ringsystem, ein Vorgang in beide Richtungen, der nicht nur für das Kind, sondern auch für die Mutter wichtig ist. Das durch das Saugen des Kindes produzierte Hormon Oxytocin hilft bei der Rückbildung der Gebärmutter, trägt zur Stillung der Nachblutung bei und leitet den Prozeß ein, durch den der Körper der Frau wieder seine frühere Form erhält.

Nicht schmusen!

Die Sitten unserer Zivilisation wandeln sich ebenso rasch wie die moderne Gesellschaft selbst. Anfang des 20. Jahrhunderts veranlaßte das Bemühen um eine Senkung der Kindersterblichkeit die Ärzte dazu, die Kinder nach der Geburt zu isolieren, um sie keinen Krankheitskeimen auszusetzen – nicht mal denen ihrer Mütter! Anfang der zwanziger Jahre begründete eine neue Theorie diese Praxis: Kinder brauchen Disziplin, und da die Mütter es sich anscheinend nicht nehmen lassen, mit dem Kind auf höchst schädliche und sentimentale Weise zu schmusen, ist eine Trennung die einzige Möglichkeit. Mit dem Kind zu Hause angekommen, wurde den Müttern ans Herz gelegt, ihren Drang, mit dem Kind zu schmusen, es zu küssen, ja sogar es zu streicheln, zu unterdrücken – ein Händeschütteln oder ein Tätscheln des Kopfes würden ausreichen, schrieb ein Arzt.

Erst in den siebziger Jahren erkannten die Wissenschaftler, was zahlreiche traditionelle Kulturen stets gewußt hatten – die Bedeutung der körperlichen Bindung für die Entwicklung des Kindes und für die Mutter-Kind-Beziehung.

Das erste Bad

Normalerweise baden Kinder ausgesprochen gerne, da sie dabei dieselbe Schwerelosigkeit wie einst im Mutterleib empfinden. Die alten Spartaner badeten ihre Kinder feierlich in Myrte und Wein – sie waren davon überzeugt, daß das sofortige Eintauchen des Kindes in warmes Wasser das intrauterine Erlebnis verlängere. Auf Haiti werden die Kinder in lauwarmem, mit Kürbisblättern versetztem Wasser gebadet. Traditionell oblagen der Hebamme oder der Großmutter des Kindes das Bad und die Massage. In Gesellschaften, wo der Mann am Geburtsprozeß teilnimmt, kann er diese Gelegenheit nutzen, eine Beziehung zu seinem Kind herzustellen. Vielleicht nimmt die Mutter das nachgeburtliche Bad gemeinsam mit ihrem Kind, wie es die Tanala-Frauen auf Madagaskar tun.

Der beste Weg, Kinder aufzuziehen, liegt darin, sie wie junge Erwachsene zu behandeln – man darf sie niemals umarmen oder küssen. (Dr. Watson, 1928)

Baden des Kindes

– Im Mittelalter wurde das erste Bad des Kindes mit Heilkräutern wie Kamille, Lavendel oder Rosenblättern bereitet.

– In Zaire baden die Mbuti ihre Kinder sofort in nach der beigegebenen, aus dem Walde stammenden Weinrebe duftendem Wasser, um die Verbindung zum Wald herzustellen, aus dem die Kinder ihrer Überzeugung nach stammen.

– Auf Malaysia wird das Kind zum Schutz gegen Krankheiten in Bier gebadet.

– In bestimmten Gegenden Englands wurden den Kindern die Köpfe mit Rum gewaschen. Das sollte Glück bringen.

– Der walisische Volksmund sagt, daß aus einem Kind ein gewandter Gesprächspartner wird, wenn man es in Regenwasser badet!

– Die Ingalik schmelzen für das erste Bad ihrer Kinder Eis, danach jedoch lecken sie dem Baby jeden Morgen Gesicht und Hände, da schmelzendes Eis wertvolles Feuerholz verschlingt.

– Chagga-Kinder werden von alters her durch die Zunge der Mutter gereinigt – eine Sitte auch im Europa des 18. Jahrhunderts, als man von Hebammen sprach, die die Kinder mit ihren „schlagenden Zungen“ reinigten.

– Die brasilianischen Tapirape-Frauen wärmen Wasser in ihrem Mund und lassen es dann über den Körper des Kindes laufen.

– Die kanadischen Ojibwa-Indianer geben dem Badewasser Rentiermoos bei.

– Die Zuni-Indianer aus dem Südwesten der USA vermischen Wasser mit Yuccawurzeln, um mit dem so gewonnenen Sud den Kopf des Kindes zu schamponieren, während sein Körper in duftendem Wacholder-Wasser gebadet wird.

– Die Cherokees in den Vereinigten Staaten badeten ihre Babys bei Neumond in einem Sud aus Goldenem Bärlapp.

– Bei den Dinkas im Sudan nennt man das Jahr nach der Geburt die „Badezeit“. Von einem Kind, das zu langsam wächst, zu dick ist oder eine schlechte Haltung hat, sagt man, es sei als Neugeborenes falsch gebadet worden.

– König Ludwig XI. erhielt sein erstes königliches Bad mit Rosenöl und Rotwein, dann wurde er mit Myrrhe, Kumin, gemahlenem Kalbsfuß und pulverisierten Schneckenschalen gepudert.

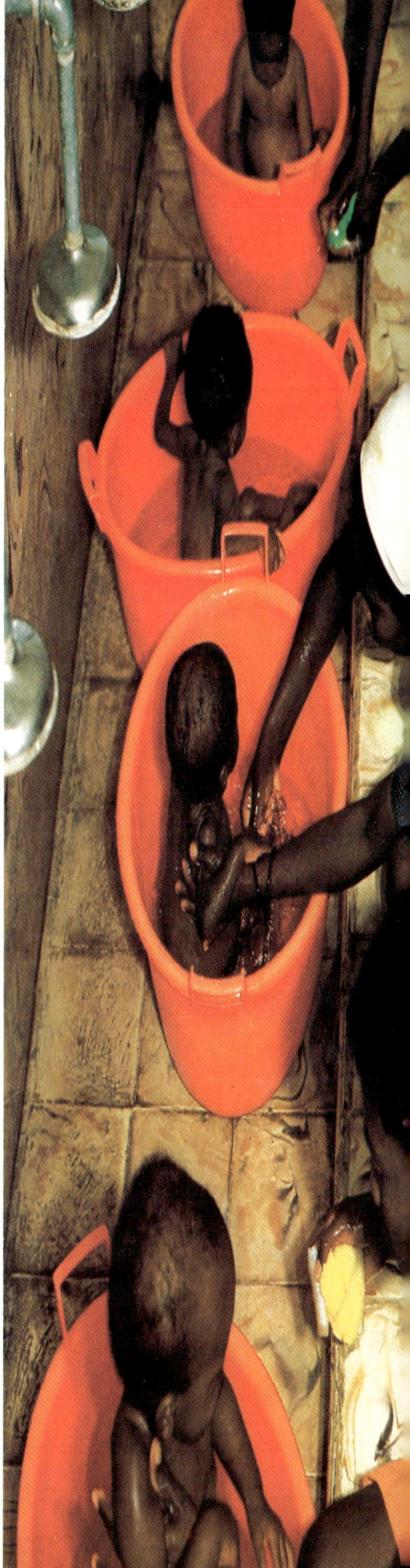

Zeit der Abgeschiedenheit

Du . . . bist das Leben selbst, wenn ich Dich berühre und Du warm und schläfrig wirst, wenn Du Dich an mich schmiegst. (Liv Ullmann)

Mutter und Kind haben eine ermüdende Reise hinter sich. Beide brauchen nun Ruhe und Intimität in einer schwach erleuchteten Umgebung, wo sie den Rest der Welt vergessen, sich entspannen und einander genießen können. Vor ihnen liegen lange Jahre des Lebens, und diese Jahre werden geprägt sein durch die Bande, die sich nun zwischen ihnen knüpfen.

Obschon die Früchte auf die Ernte warten, die Nahrung gesammelt werden will, das Korn ausgesät und das Feuer entfacht werden muß, gesteht jede Gesellschaft – einschließlich der unseren – Mutter und Kind, zuweilen auch dem Vater, eine gewisse Ruhezeit zu. Befreit von ihren alltäglichen Aufgaben, widmen sie sich dem gegenseitigen Kennenlernen, der Erholung von den Strapazen der Geburt und der möglichst sanften Gewöhnung des Kindes an die Welt.

Kind, Kind, Kind, ich empfand Liebe für meinen Mann. Aber jetzt, erst jetzt, spüre ich vollendete Liebe. (Didinga, Ostafrika)

Die Mbuti-Pygmäenfrau in Zaire sitzt mit ihrem Kind in einer halbkugelförmigen, dem Mutterleib nachempfundenen Laubhütte und wiegt es wie einst, als sie ihren Leib am Fluß wiegte und jenes Lied sang, das das Kind hörte, als es noch in ihr weilte. Sie gibt ihm ihre Milch zu trinken und läßt es erforschen, wie sich ihr Körper anfühlt und wie er riecht. Vielleicht sitzt sie eine Zeitlang im Eingang der Hütte, damit sich das Kind allmählich an das Licht seiner neuen Welt gewöhnt. Aber erst am dritten Tag verläßt sie mit ihrem Kind diese Behausung.

Es werden verschiedene Gründe für das zurückgezogene Verweilen nach der Geburt angeführt. In vielen Traditionen herrscht die Vorstellung, daß Mutter und Kind immer noch von bösen Geistern bedroht sind (die bei uns *Keime* heißen), weil sie auch nach der Geburt noch eine Weile an die Welt der Geister gebunden bleiben. Mit anderen Worten: Sie befinden sich immer noch in einem Stadium des Werdens. Die Zeit nach der Geburt gilt als Fortsetzung der Schwangerschaft. Das Kind ist weiterhin mit dem Körper der Mutter verbunden.

Noch nicht von dieser Welt

Ich weiß noch, wie ich das Krankenhaus verließ und dachte: O Gott! Lassen sie mich wirklich mit ihm gehen? Ich habe keinen blassen Schimmer von Babys! Ich habe nie gelernt, mit ihnen umzugehen. Wir sind reine Amateure. (Anne Tyler)

Neugeborene sind auf dieser Welt noch nicht ganz zu Hause. Die Ibo in Nigeria sagen, daß sie noch so sehr Teil des Mutterleibes sind, daß sie zuweilen noch in Verbindung mit ungeborenen Geisterkindern stehen. Die westliche Evolutionstheorie geht von anderen Standpunkten aus: Vor Hunderttausenden von Jahren, so glaubt man, entwickelten sich die Kinder der Hominiden zwölf Monate lang im Mutterleib. Als das menschliche Hirn und der Kopf an Größe zunahmen und sich das weibliche Becken so zuspitzte, daß die Frau aufrecht gehen konnte, war es einfacher, nach neun Monaten zu gebären, solange der Kopf des Kindes noch durch die Beckenknochen paßte.

Anstatt sich im Mutterleib vollständig zu entwickeln, muß das menschliche Kind seine Entwicklung außerhalb vollenden. Das Neugeborene braucht den Schutz, die Wärme und die Berührung eines anderen Körpers, um zu gedeihen. Indianerfrauen bleiben mit ihrem Kind in einer dunklen, warmen Hütte, weil sie glauben, daß ihre Kinder noch nicht bereit sind für das grelle Licht und die lauten Geräusche der Außenwelt.

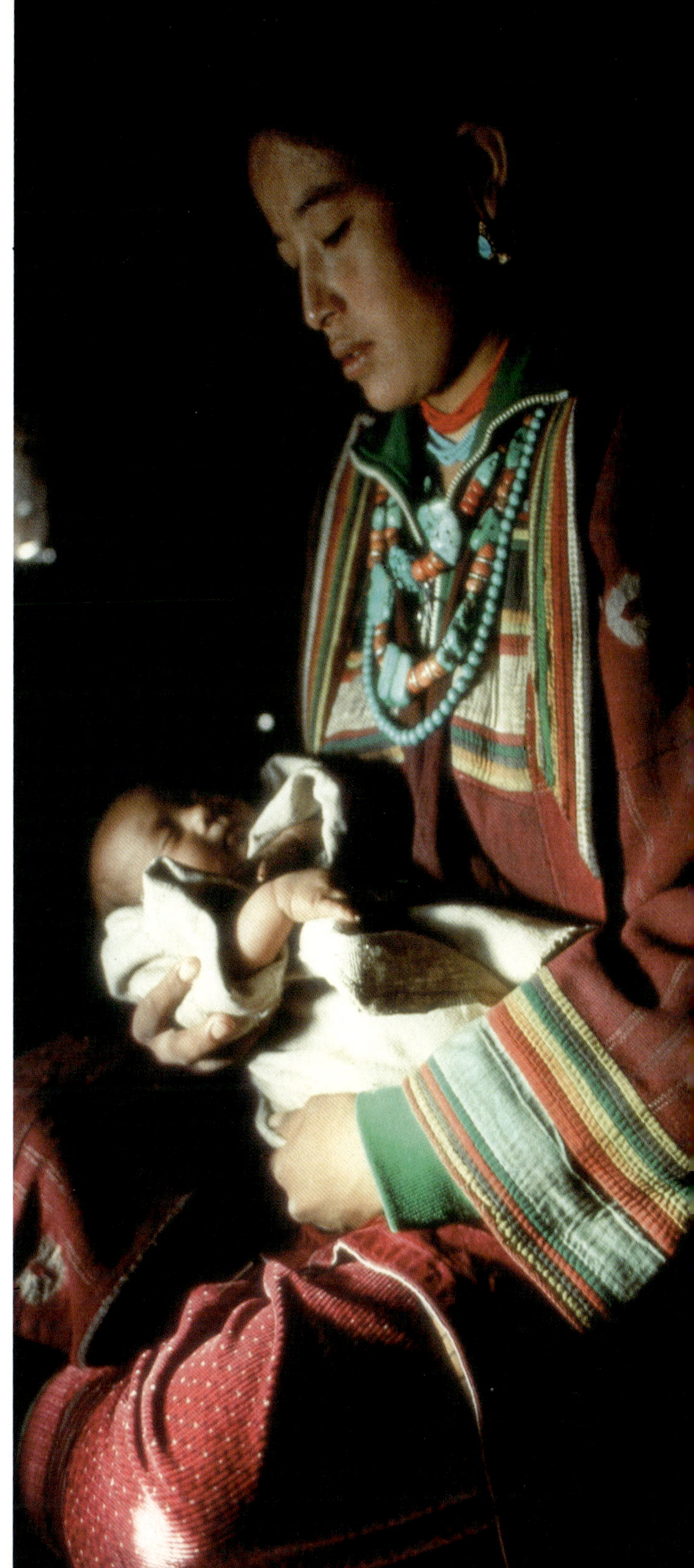

Zeit für Mutter und Kind

Unglücklicherweise genießen nicht alle Frauen den Luxus, sich nach der Geburt mit ihrem Kind zurückziehen zu können. Die Yahgan-Frauen in der Tierra del Fuego müssen am Tage nach der Geburt an ihre Arbeit – das Fangen von Schellfischen – zurückkehren. Nach einer Entbindung im Krankenhaus haben zahlreiche westliche Frauen nur wenig Möglichkeiten, mit ihrem Kind zu schmusen, weil niemand ihnen bei der anfallenden Hausarbeit hilft. Vielleicht findet auch unsere Gesellschaft einen Weg, Eltern und Kindern diese wichtige Zeit des Beisammenseins und Kennenlernens zu ermöglichen – einen Weg, der auch die Rolle des Vaters anerkennt. In Schweden erhalten zum Beispiel Mütter und Väter gemeinsam nach der Geburt acht Monate Urlaub, die sie sich nach Belieben einteilen können, um bei dem Kind zu sein.

Ausbildung zur Mutterschaft

In traditionellen Ackerbaugesellschaften sind die Familien groß, und es gibt immer eine erfahrene Frau – Verwandte oder Hebamme – die bei der frischgebackenen Mutter und ihrem Kind bleiben und sich um sie kümmern kann. Im Sudan besteht die Pflicht der Frau nach der Geburt lediglich im Stillen ihres Kindes, während sich ihre Mutter oder ihre Schwestern um sie kümmern und die Geschenke der Besucher – Ziegen- oder Kamelmilch zu ihrer Stärkung – entgegennehmen. Die Hebamme der Mixtecas hilft der jungen Mutter bei der Absolvierung einer Reihe ritueller Schwitzbäder und unterweist sie in der Kinderpflege. Auf diese Weise dient die Zeit nach der Geburt nicht nur dem Zusammenwachsen von Mutter und Kind, sondern auch der Ausbildung zur Mutterschaft.

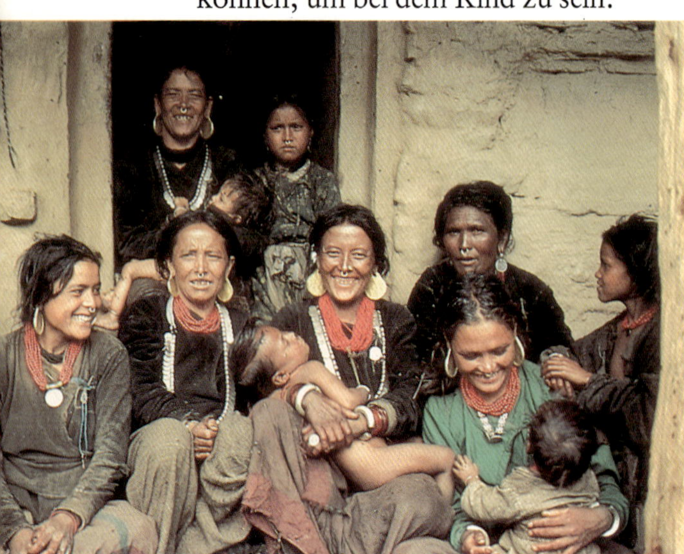

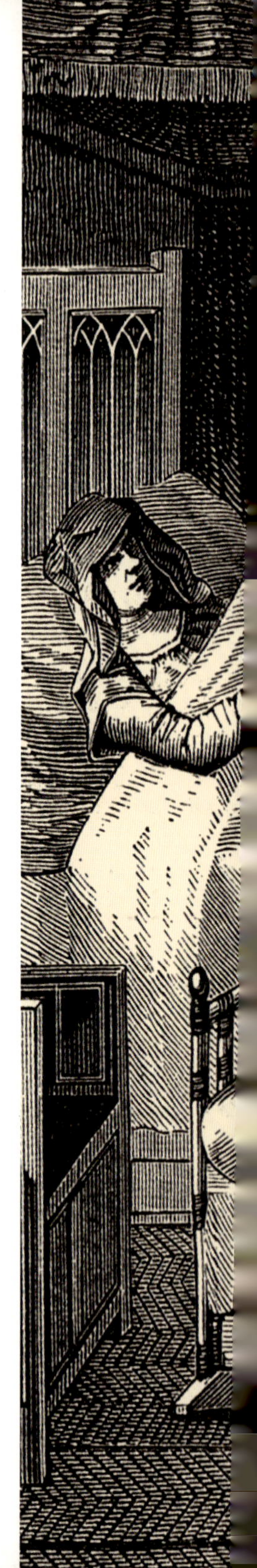

Rechts: Im Mittelalter verbrachte die Mutter nach der Geburt eine Woche im Bett.
Links: Chetri-Mütter in Humla, Nepal, helfen sich gegenseitig bei der Kinderpflege.

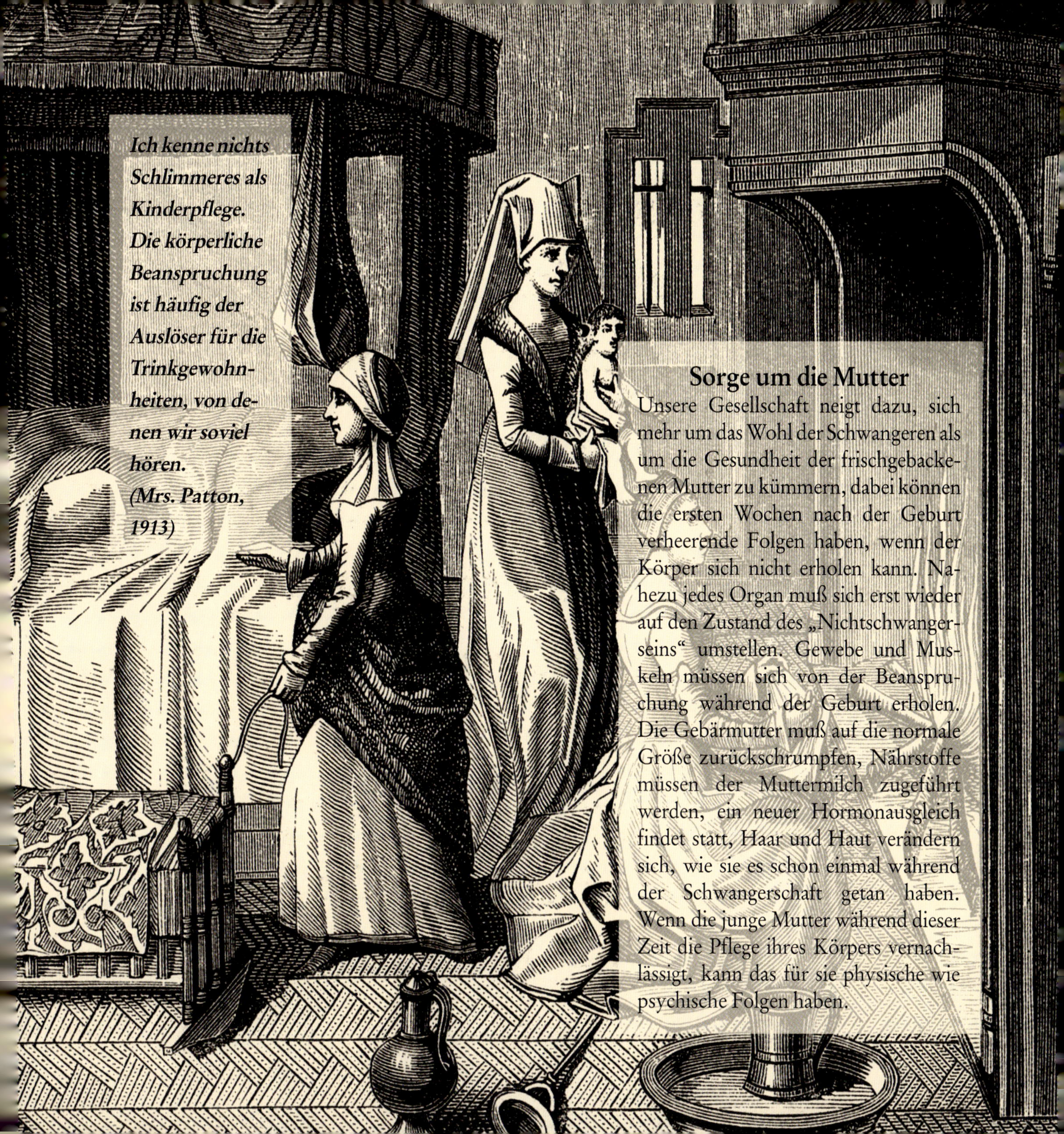

Ich kenne nichts Schlimmeres als Kinderpflege. Die körperliche Beanspruchung ist häufig der Auslöser für die Trinkgewohnheiten, von denen wir soviel hören.
(Mrs. Patton, 1913)

Sorge um die Mutter

Unsere Gesellschaft neigt dazu, sich mehr um das Wohl der Schwangeren als um die Gesundheit der frischgebackenen Mutter zu kümmern, dabei können die ersten Wochen nach der Geburt verheerende Folgen haben, wenn der Körper sich nicht erholen kann. Nahezu jedes Organ muß sich erst wieder auf den Zustand des „Nichtschwangerseins“ umstellen. Gewebe und Muskeln müssen sich von der Beanspruchung während der Geburt erholen. Die Gebärmutter muß auf die normale Größe zurückschrumpfen, Nährstoffe müssen der Muttermilch zugeführt werden, ein neuer Hormonausgleich findet statt, Haar und Haut verändern sich, wie sie es schon einmal während der Schwangerschaft getan haben. Wenn die junge Mutter während dieser Zeit die Pflege ihres Körpers vernachlässigt, kann das für sie physische wie psychische Folgen haben.

Der „Baby Blues“

In Malaysia gelten die nachgeburtlichen Depressionen bzw. der „Baby Blues“ als Reaktion der Psyche auf die körperlichen Anstrengungen. Das entspricht der malaysischen Auffassung, daß ein schwacher Körper Ausdruck eines vernachlässigten Geistes sei. Und alles, was der frischgebackenen Mutter Sorge oder Ärger bereitet, erhöht zusätzlich ihre Anfälligkeit. Wenn ihr Geist zu schwach ist, verliert sie den Appetit, weint viel und – obwohl sie selbst nicht weiß, warum – empfindet sie es als unmöglich, sich um ihr Kind zu kümmern. In Malaysia versucht man Frauen, die am „Baby Blues“ leiden, mit Gesängen und mit magischem Wasser aufzumuntern. Die Mutter wird in einen Trance-Zustand versetzt und ermutigt, all ihre Gefühle auszudrücken – ihren Ärger, die Sorgen und Ängste, die ambivalenten Empfindungen gegenüber der Mutterschaft. 50 bis 75 Prozent aller Mütter leiden unter dem „Baby Blues“, eine von zehn ent-

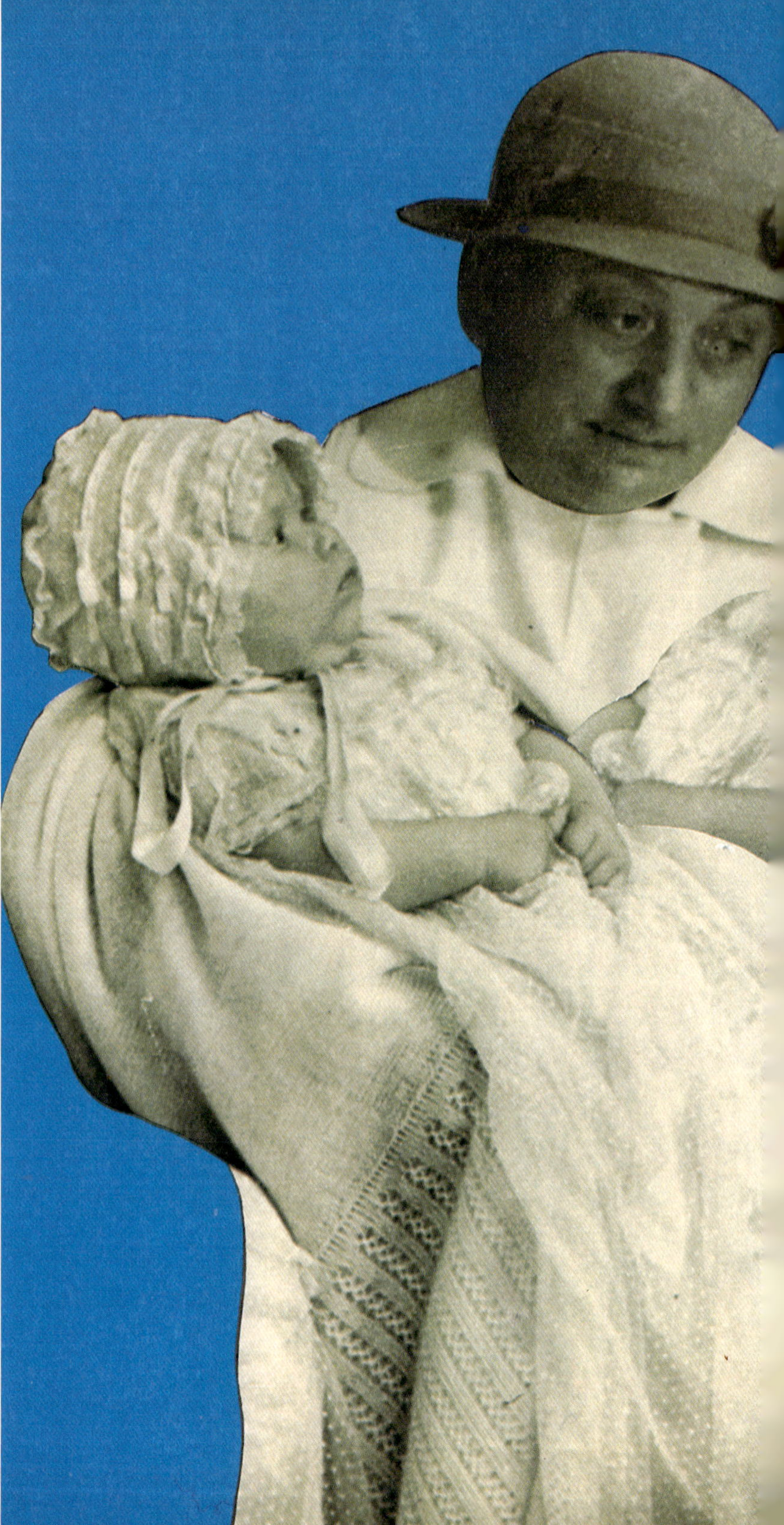

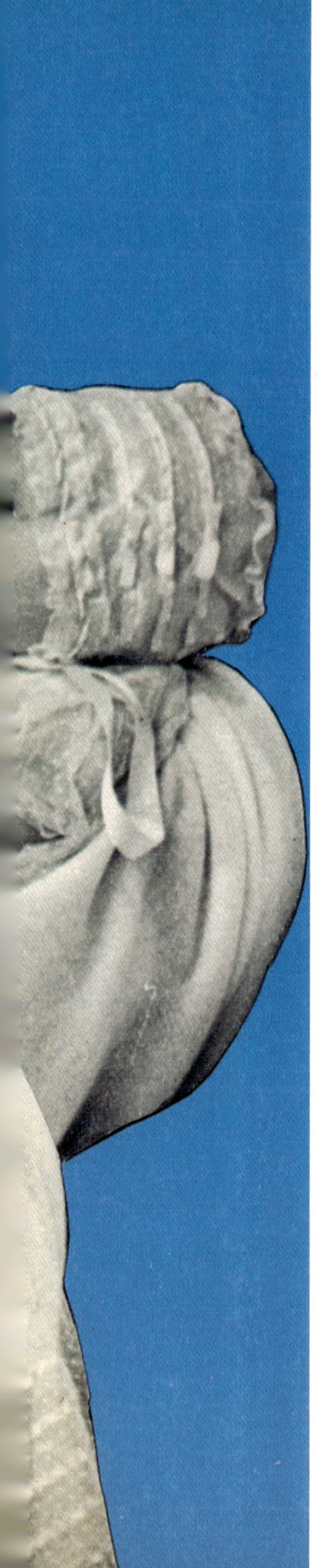

wickelt postnatale Depressionen, zwei von tausend sogar eine schwere Psychose. Dauer und Intensität dieser Beschwerden schwanken zwischen dem „Baby Blues", der sich für gewöhnlich am dritten oder vierten Tag nach der Geburt für eine Dauer von zwei Wochen einstellt, und einer bis zu sieben Monate dauernden Depression. Sie drücken sich im Gefühl der Isolation, Anfällen von Panik, Schlaflosigkeit sowie einem ständigen Schlafbedürfnis, heftigen Gefühlen gegen das Baby oder jeglicher Bindungslosigkeit zu ihm aus. Eine Therapie oder ein Arzt können helfen.

Körperpflege

Wie können wir uns selbst in dieser kritischen Zeit helfen? Was kann dazu beitragen, daß wir uns körperlich wohl fühlen?

Vielen Frauen der westlichen Welt fällt es nicht leicht, sich bemuttern zu lassen oder Zeit für sich selbst zu beanspruchen, während sie sich um das neue Kind kümmern müssen. Aber genauso, wie der Umgang mit unserem Körper die Schwangerschaft beeinflußt hat, wird er sich auch auf die veränderten Beziehungen zu unserem Partner, zu unseren Kindern, zu uns selbst und zu der Welt, in die wir zurückkehren möchten, auswirken.

In vielen traditionellen Kulturen sollen duftende Bäder und Haarwäschen, kräftigende Kräuter, besonderes Essen und Massagen mit Heilölen oder Pasten der neuen Mutter helfen, sich in ihrem eigenen Körper wohl zu fühlen. Auf Java wird der ganze Körper der Mutter mit einer Reismehl-Paste massiert und mit einer erfrischenden Salbe eingecremt. Außerdem legt man ihr eine Schlammpackung mit Wurzeln und Kräutern auf die Stirn, und sie erhält täglich ein Glas Wein und einen Trank aus Ingwer, Knoblauch, Rosen, Zukker und Pfeffer für ihr Wohlbefinden.

Die Genesung der Mutter

Wie die Frauen der westlichen Kulturen, haben auch die meisten Stammesfrauen nicht die Möglichkeit, sich wochenlang nur um sich selbst und ihre Kinder zu kümmern. Wie willst du die Erholung beschleunigen, um möglichst rasch an deine Arbeit zurückzukehren, ohne später einen bitteren Preis dafür zahlen zu müssen?

– Wirst du deinen Leib massieren, um den Uterus in seine vorherige Gestalt zu bringen, oder jemanden, vielleicht deinen Partner, bitten, deine Muskeln durch eine Massage zu lokkern?

– Wirst du deinen Leib mit einem Mieder stützen oder die Bauchmuskeln durch Gymnastik stärken?

– Wirst du die Schmerzen der schrumpfenden Gebärmutter mit Wärme lindern?

– Wirst du mit Kräutertees deine inneren Organe stärken?

– Wirst du dich gesund und nahrhaft ernähren?

Massage

Die Schmerzen und Beschwerden, die uns nach der Geburt plagen, werden auf jeden Fall verschwinden, aber wir können diesen Prozeß beschleunigen. In Malaysia kommt jeden Tag ein besonders geschulter Masseur, um den Leib der Mutter zu massieren. Auch in Europa und Nordamerika waren solche Massagen bis zum Anfang dieses Jahrhunderts gang und gäbe. Zur Linderung von Gelenkschmerzen lassen sich die Jicarillo-Indianerfrauen in Mexiko mit einem Öl aus Blättern und Samen von gekochtem Engelwurz massieren. Die Hebammen von den indischen Maikal-Hügeln und in bestimmten Gegenden des amerikanischen Südwestens pressen ihre eingeölten Köpfe und Knie in den Leib der Frau, um die Schrumpfung des Uterus zu fördern. Wenn uns niemand helfen kann, können wir unseren Unterleib auch selbst massieren, wie die Frauen auf Tahiti während ihres Bades im Fluß. Die Unterleibsmassage mit Heilölen dient auch der Rückbildung von Schwangerschaftsstreifen. Massagen sind eine gute Möglichkeit sich zu entspannen und körperliches Wohlbefinden zu erlangen. Einige Frauen massieren auch ihren Partner. Während der ersten, zuweilen anstrengenden Wochen der Elternschaft ist dies ein herrlicher Weg, Liebesgefühle auszutauschen.

Leibbinden

Nach jeder der zwanzig postnatalen Massagen läßt sich die Maya-Frau den Leib, wie schon während der Schwangerschaft, mit einer Stützbinde umwikkeln. Von Afrika bis Japan, bis zum Beginn unseres Jahrhunderts auch aus England, berichten die Frauen von der angenehmen, entspannenden und krampflösenden Wirkung der Leibbinde.

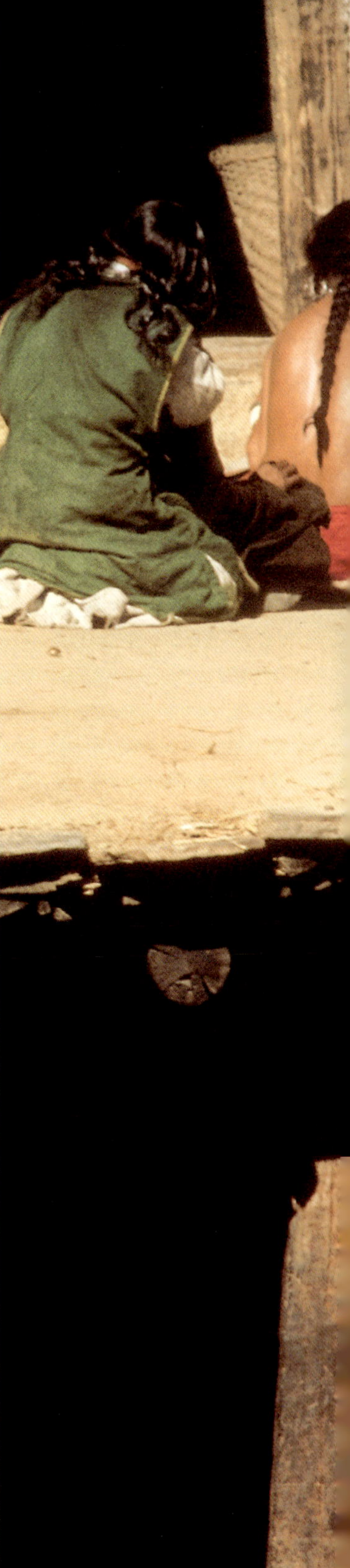

Wärme gegen die Krämpfe

Das Zurückbilden der Gebärmutter ist in der Regel von Krämpfen begleitet. Diese lassen sich durch Wärme und Massagen lindern. Schon immer wurden den Frauen deshalb heiße Steine, heiße Blätter oder mit warmem Sand gefüllte Beutel auf den Bauch gelegt. In vielen Kulturen herrscht der Glaube, daß die Frau nach der Geburt im Innern kalt sei. Wenn eine frischgebackene Mutter bei den Seri-Indianern in Mexiko an Rückenschmerzen leidet, legt sie sich mit heißen Steinen auf dem Bauch auf ein Lager aus Blättern vom Kreosot-Strauch, das über einer Grube mit warmer Asche errichtet wird. In Indonesien wird die junge Mutter seit alters her „geröstet“: Sie legt sich jeden Tag einige Zeit auf ein Lager über einem rauchenden Feuer. Damit wird die Spannung im Unterleib gemildert, der Kreislauf angeregt, die Gebärmutter schrumpft und die Vagina wird gefestigt, damit die körperliche Liebe wieder ebensoviel Spaß macht wie vorher.

Pflege des Mutterleibs

– Im England des 16. Jahrhunderts wurde den Frauen gefilterter Schweinedung mit Zucker und Muskat verabreicht, um Nachblutungen vorzubeugen.

– Frischgebackene Mütter bei den Bang Chan in Thailand trinken einen Sud aus Tamarinde, Salz und Wasser zur Stärkung des Unterleibs.

– Zur Linderung von Gebärmutterkrämpfen trinken Frauen in Neumexiko gesüßten Basilikum-Tee.

– Die Seri-Indianerinnen in Mexiko trinken Trauerweiden-Tee, um nachgeburtliche Blutungen zu stillen.

– Der herkömmliche europäische Trank, der Eierstöcke und Gebärmutter stärken soll, besteht aus Rosenöl.

– Um den Wochenfluß zu fördern, kauen die Jicarillo-Indianerinnen die Wurzeln der wilden Geranie.

– Die Zuni-Frauen trinken Wacholder-Tee, um den Kreislauf zu unterstützen.

– Die Araberinnen in Saudi-Arabien führen nach der Geburt zehn bis vierzehn Tage lang jeweils nach den Mahlzeiten einen eiförmigen Steinsalzklumpen in die Vagina ein, um Infektionen zu verhindern. Das Steinsalz reinigt die Gebärmutter von „schlechtem Blut“, sagen sie.

Noch bevor das Kind eine Woche alt ist, wird deine Gebärmutter auf die Hälfte ihrer Größe während der Schwangerschaft zusammenschrumpfen. Wenn das Kind einen Monat alt ist, kann sie bereits wieder so klein sein wie zu der Zeit, als der Embryo sich dort einnistete.

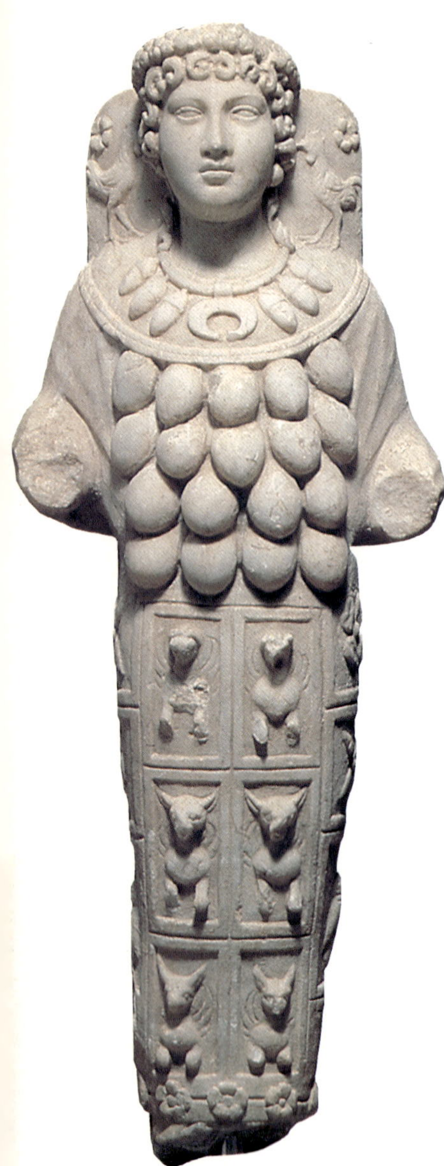

Die Heilung der „geheimen Stelle"

Ein Dammriß oder -schnitt verursacht während der ersten Tage nach der Geburt starke Schmerzen, und die betroffenen Frauen können sich wahrscheinlich kaum vorstellen, jemals wieder körperlich zu lieben. Durch Bäder und Wärmebehandlung kann die Heilung beschleunigt werden. Jamaikanische Frauen hocken sich dafür über eine Schüssel mit dampfend heißem Wasser. Auf Haiti geben die Frauen die als *palma Christi* (Handteller Christi) bekannten Blätter der Rizinuspflanze ins Badewasser. Bei den Bang Chan legen sich die Frauen täglich heilende Kugeln aus Tamarindeblättern, Phlai und in Tücher gewickeltes Salz zwischen die Schenkel.

Ikonen für den Milchfluß

Zu allen Zeiten der Geschichte haben Frauen um ausreichenden Milchfluß gebetet, um ihre Kinder ernähren zu können. Die Frauen in Japan kaufen spezielle Brust-Ikonen, die sie als Opfer in den Tempel bringen. In Jordanien tragen die Frauen weiße Kiesel aus der Milch-Grotte in Bethlehem als Amulett, da die Legende berichtet, daß Maria dort einige Tropfen Milch vergossen habe. Artemis, die Göttin des Halbmondes und des Reichtums, wurde in ihrem Tempel im türkischen Izmir als Mutter-Gottheit angebetet, und ihre Statue zeigt ihren mit Dutzenden von Brüsten behangenen Torso. Die berühmten Venusfigurinen von Willendorf mit ihren ausgeprägten Brüsten waren vielleicht Milchamulette der Neandertalerinnen.

Den Brunnen zum Fließen bringen

Die mexikanischen Jicarillo-Indianerinnen lassen die Großmutter oder eine andere verwandte ältere Frau an der Mutterbrust saugen, um die Brust zu „reinigen" und die Drüsen zur Milchproduktion zu stimulieren, wenn die Milch nicht ausreichend fließt. Einige Frauen lassen das Kind einfach solange an der trockenen Brustwarze saugen, bis die Milch sich von selbst einstellt. In einem Stamm auf Neuguinea haben Frauen festgestellt, daß sie sogar bei Adoptivkindern in der Lage waren, in wenigen Wochen ausreichend Milch zu produzieren, wenn sie den Kindern fortlaufend die Brust gaben.

In einigen Kulturen, z. B. in Nigeria, werden den Frauen in den Wochen vor und nach der Geburt die Brüste intensiv von weiblichen Verwandten

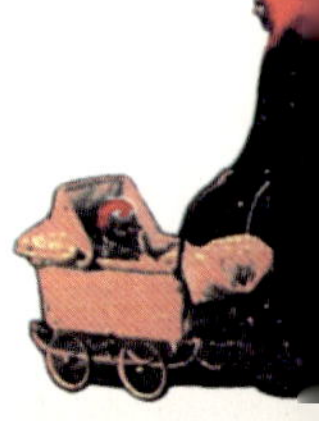

massiert. Der Milchfluß läßt sich auch durch häufiges Abreiben der Brüste mit einem Schwamm anregen, wie es die Azande-Frauen tun. Auch das Entspannen in einer warmen Wanne kann erfolgreich sein. Wenn das alles nicht hilft, bekommt das Kind eine Amme, die es stillt – wenn möglich eine Verwandte der Mutter.

Wie die Amme, so das Kind

Da die Frau etwas von sich selbst auf das Kind überträgt, wenn sie ihm ihre Milch gibt, sagt man Ammen den von ihnen gestillten Kindern gegenüber ein besonderes Verhältnis, eine Art Blutsbrüderschaft, nach. Bei den Mixteca-Indianern, bei den Sudanesen und in zahlreichen anderen Kulturen ist man davon überzeugt, daß die stillende Frau bestimmte Eigenschaften auf das Kind überträgt. Aus diesem Grunde vermied man im Europa des 19. Jahrhunderts rothaarige Ammen, denen man ein hitziges Temperament nachsagte. Und in der Tat kursierte das Gerücht, daß die Trunksucht des altrömischen Herrschers Caligula aus der Brust seiner Amme stamme.

Was wir essen . . .

In der Tat übertragen wir beim Stillen etwas von uns auf das Kind, denn viele Nahrungsstoffe, die wir zu uns nehmen, gelangen in die Muttermilch. Das gilt auch für Medikamente und andere Chemikalien. Die meisten Kulturen kennen für die Zeit, während der die Mutter stillt, mindestens so viele Tabus wie für die Zeit der Schwangerschaft. Auf der anderen Seite geben wir unserem Kind mit der Muttermilch aber auch viel Gutes. Arabische Hirten, die ihre Herden Rosmarin fressen lassen, da die Milch dann besser schmeckt, empfehlen auch der stillenden Frau, viel Rosmarin zu essen, da dies eine kräftigende Wirkung auf das Kind haben soll.

BRUSTPFLEGE

– Magar-Frauen, Nepal, reiben ihre Brustwarzen mit Aprikosenöl ein, um rissiger Haut vorzubeugen.

– Ibo-Frauen, Nigeria, massieren ihre Brustwarzen mit Fasern zerkauter Palmkerne.

– Jicarillo-Frauen, Mexiko, lindern die Schmerzen wunder Brustwarzen mit der Asche von Rotspitzengras.

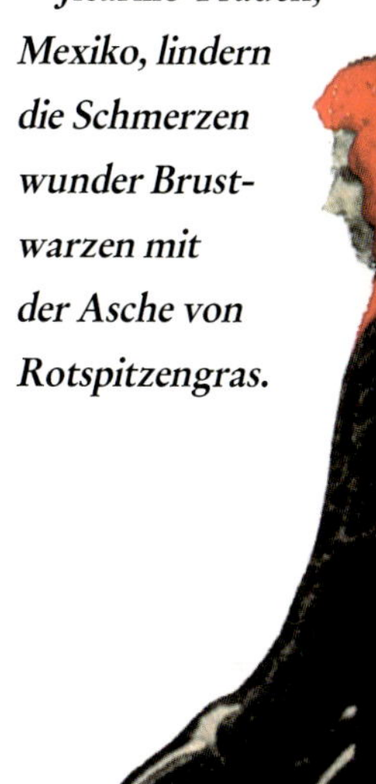

Mamapapa

Sie sagte, ich solle Drogen nehmen und zu meinen Waldgeistern singen. Sie ist mit ihrer Vagina immer noch geizig. (Yanomamo-Indianer, der von seiner Frau während des Sex-Tabus nach der Geburt abgewiesen wurde)

Ab wann ist körperliche Liebe wieder erlaubt? Jede Kultur hat auf diese Frage ihre eigene Antwort. Ungefähr nach sechs Wochen, wenn der infektiöse Wochenfluß versiegt ist, sagen die westlichen Mediziner. Die amerikanischen Sioux-Indianer gehen von einem drei Jahre währenden Tabu aus – solange bis das Kind abgestillt wird. Würde die Frau vor diesem Zeitpunkt erneut schwanger, würde das Kind im Mutterleib dem Kind an der Brust die lebensnotwendige Milch nehmen.

Oft sind diese Tabus den Müttern ganz willkommen. Viele stillende Frauen sind nur ungern bereit, ihren Körper mit dem Kind und dem Ehemann zu teilen, besonders in den Wochen unmittelbar nach der Geburt, wenn der Damm noch empfindlich und der Körper mitten in der Umstellung ist. Auch die Männer könnten sich abgestoßen fühlen – durch die „Furcht vor dem heilenden Blut", wie Nisa, die !Kung-Buschfrau, es ausdrückt.

Das muß jedoch nicht bedeuten, daß Mann und Frau einander nach der Geburt ihres Kindes nicht nah sein können. Die Arapesh-Männer in Neuguinea schmusen während der gesamten einjährigen Enthaltsamkeitsperiode besonders intensiv mit ihrer Frau und dem Kind. Der Mann könnte außerdem den sich erholenden Körper seiner Frau massieren und durch sanfte Berührungen erneute Annäherung herbeiführen.

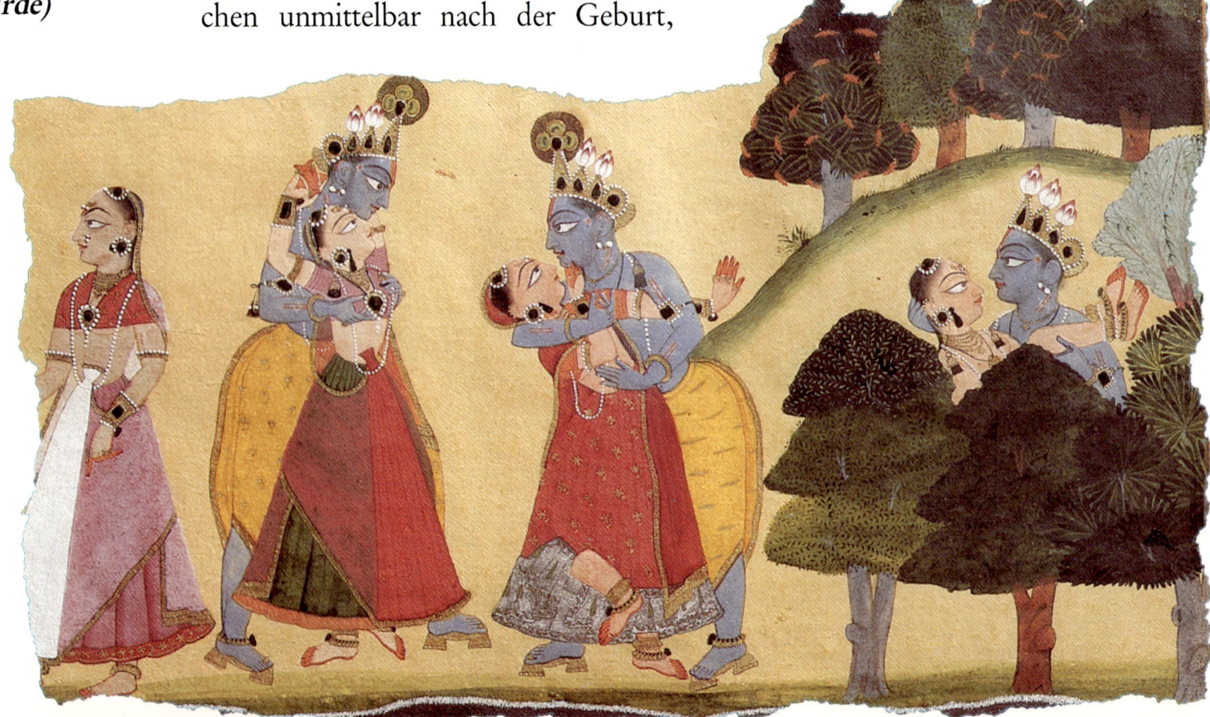

Papatoto: Vater werden ...

Was tut der frischgebackene Vater, während die Mutter mit ihrem Kind schmust? Welche Rolle spielt der Mann in der intensiven Mutter-Kind-Periode nach der Geburt? Einige Männer überlassen die Pflege des Kindes ganz der Frau und übernehmen eine rituelle Rolle: Zum Beispiel steckt der Moslem-Vater seinem Kind ein Stück Dattel in den Mund, um ihm zu zeigen, wie süß das Leben sein kann. Seine Hauptrolle besteht nun darin, gute Nahrungsmittel für seine Frau herbeizuschaffen, um ihre Milch anzureichern.

Die Versorgung mit Nahrungsmitteln ist ein wichtiger symbolischer Akt, denn ohne Nahrung ist kein Leben möglich. Ein paar Tage nach der Geburt des Kaluli-Kindes auf Borneo machen die Eltern mit ihm einen Ausflug in ein Waldlager, wo der Vater das Kind in den folgenden Tagen mit Flußkrebsen und Sagoraupen füttert und Gelegenheit erhält, ein fürsorgliches Verhältnis zu seinem Kind aufzubauen.

Auch im Westen geben die Väter ihrem Kind gerne das Fläschchen mit Babynahrung oder mit zu diesem Zweck abgezapfter und aufbewahrter Muttermilch. So können sie das Kind z. B. nachts im Arm halten und versorgen, während die Frau sich ausruht. Auf diese Weise hilft der Mann der Frau, wieder zu Kräften zu kommen. Die Mbuti-Pygmäen tragen zur Stärkung ihrer Frauen und Kinder bei, indem sie sie mit dem Saft im Wald geschnittener Weinreben beträufeln. Bei den brasilianischen Indianern ist die Bindung zwischen Vater und Kind so eng, daß das Wort für Kind soviel bedeutet wie „kleiner Vater".

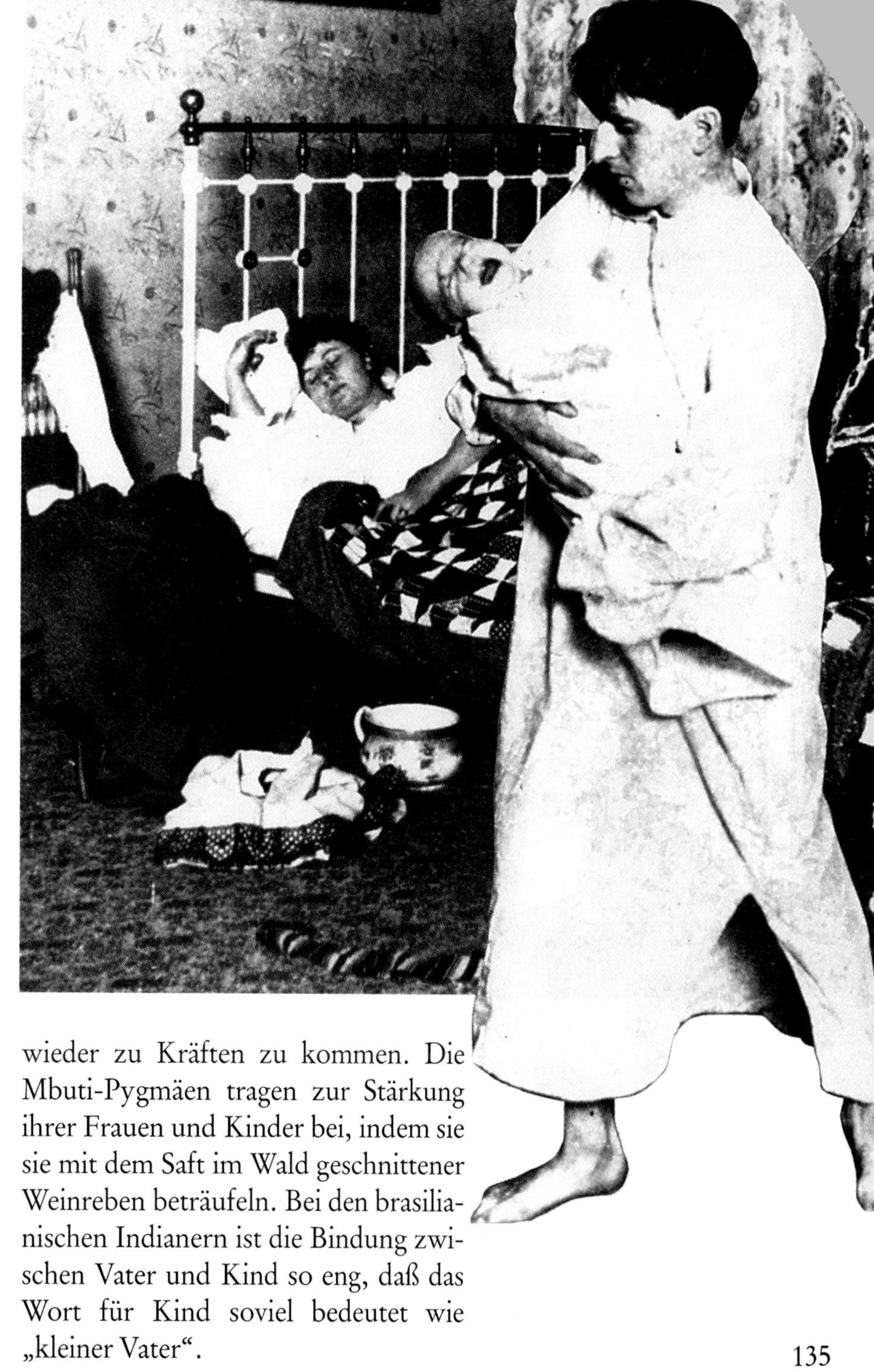

Durch die Anwesenheit des Vaters bei der Geburt kann Männern in unserem Kulturkeis der Eintritt in die Vaterrolle erleichtert werden. In den Tagen nach der Geburt jedoch, während Mutter und Kind noch im Krankenhaus sind, kann der junge Vater sich ein wenig verloren fühlen. Plötzlich ist er Vater – was bedeutet das? Der japanische Ainu-Mann zieht sich nach der Geburt in die Hütte eines Freundes zurück und verbringt dort zwölf Tage der Abgeschiedenheit, während der er über die Vaterschaft meditiert. So, wie die Mutter dem Kind während der Schwangerschaft ihren Körper überließ, überläßt er ihm nun seine Seele.

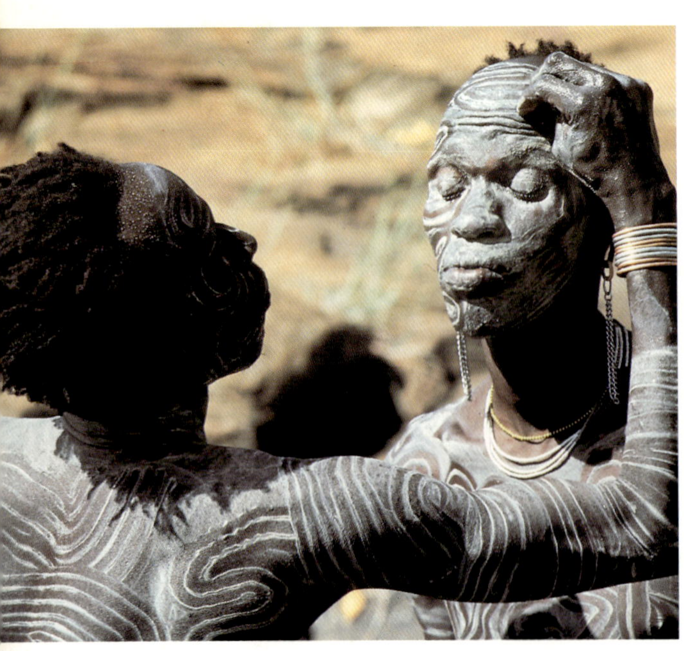

Die Gemeinschaft der Väter

Ein Arapesh-Vater in Neuguinea wählt sich einen Mann mit Kindern als seinen rituellen „Vater". Der alte Vater badet den neuen in aromatischen Kräutern und bemalt ihn mit weißer Farbe. Nachdem der neue Vater einen Aal – als Phallussymbol – gefangen hat, ist er Mitglied der Gemeinschaft der Väter.

Sorge um das Kind

WENN SICH DIESES KIND IN DEINER
HINGEBUNGSVOLLEN OBHUT BEFINDET,
MÖGE SEIN GESICHT LEUCHTEN.
MÖGE ES DIE STRÄUCHER DES
NACHTSCHATTENS MIT SEINEN
SCHENKELN ENTWURZELN.
MÖGE ES NIEMALS KRANK WERDEN.
(Westafrikanisches Gebet an die Gottheiten der Chagga zum Schutz des Neugeborenen)

Von den Schwestern lernen

In unserem Kulturkreis ist die frischgebackene Mutter oft verunsichert und weiß manchmal nicht, wie sie mit ihrem Kind umgehen soll. Hier fehlt ein Glied in der Kette, innerhalb derer erprobte und bewährte Kulturtechniken der Kinderpflege weitergegeben werden. Die Frauen von heute holen sich deshalb Rat bei Freundinnen oder in entsprechenden Elternzeitschriften. Was können wir aber nun von unserer eingenen Vergangenheit und von Frauen aus anderen Kulturkreisen lernen, um unser Selbstvertrauen zu stärken?

Pflege des Nabels

Wenn wir mit dem Kind nach Hause kommen, muß in der Regel der Nabel noch trockengehalten und vor Infektionen geschützt werden, bis er nach einigen Wochen von selber abfällt. In der westlichen Welt empfehlen die Ärzte für gewöhnlich Alkohol zur Reinigung des Nabels, aber viele Frauen halten das für eine zu unsanfte Behandlung. Die Beduinen träufeln getrocknetes Rosmarinpulver auf und um den Nabel. Das fördert das Austrocknen, und es wirkt als Antiseptikum. Im 17. Jahrhundert benutzte man dafür ein Pulver aus armenischer Siegelerde, Drachenblut *(Sanguis Draconis)* und Myrrhe.

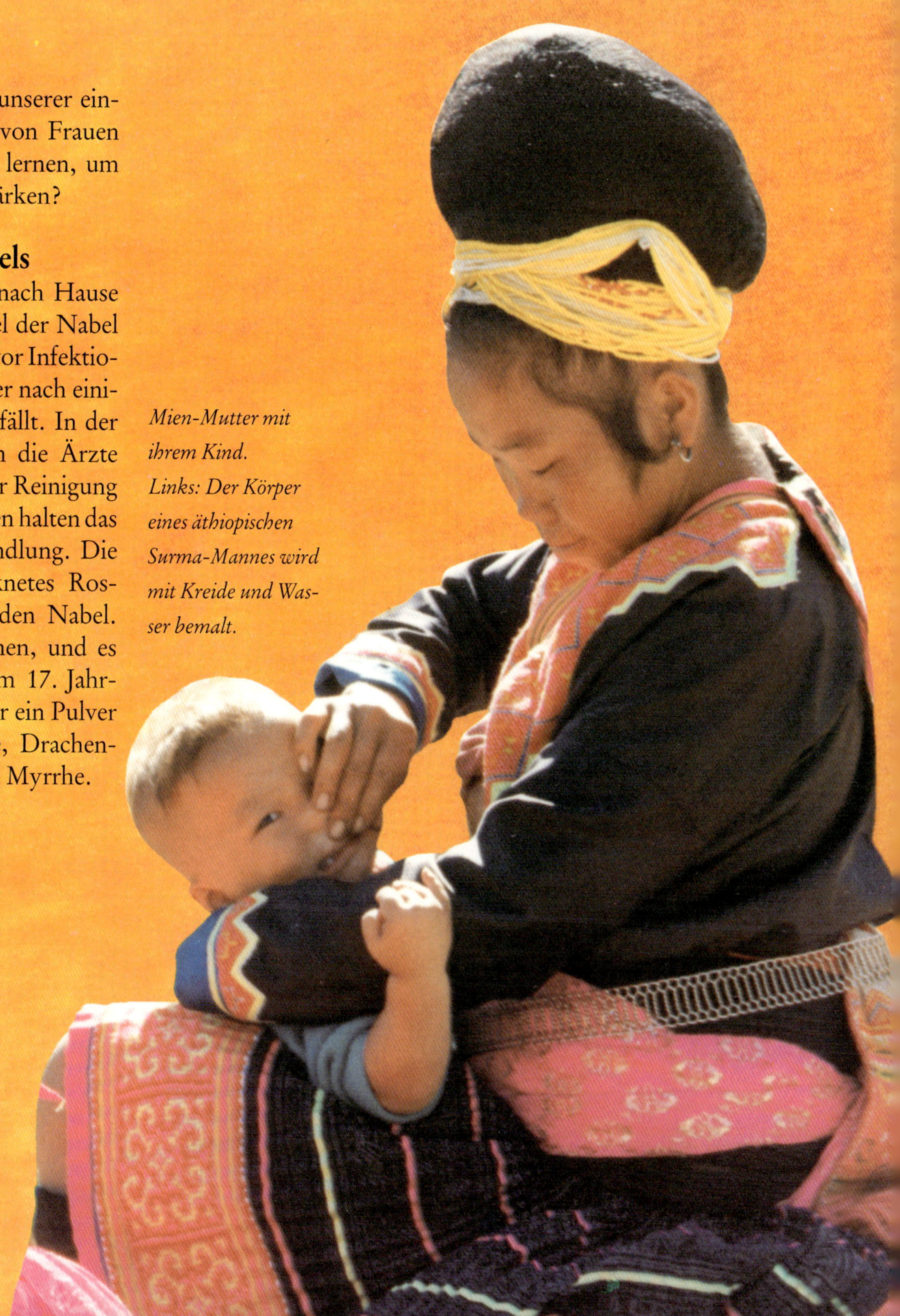

Mien-Mutter mit ihrem Kind. Links: Der Körper eines äthiopischen Surma-Mannes wird mit Kreide und Wasser bemalt.

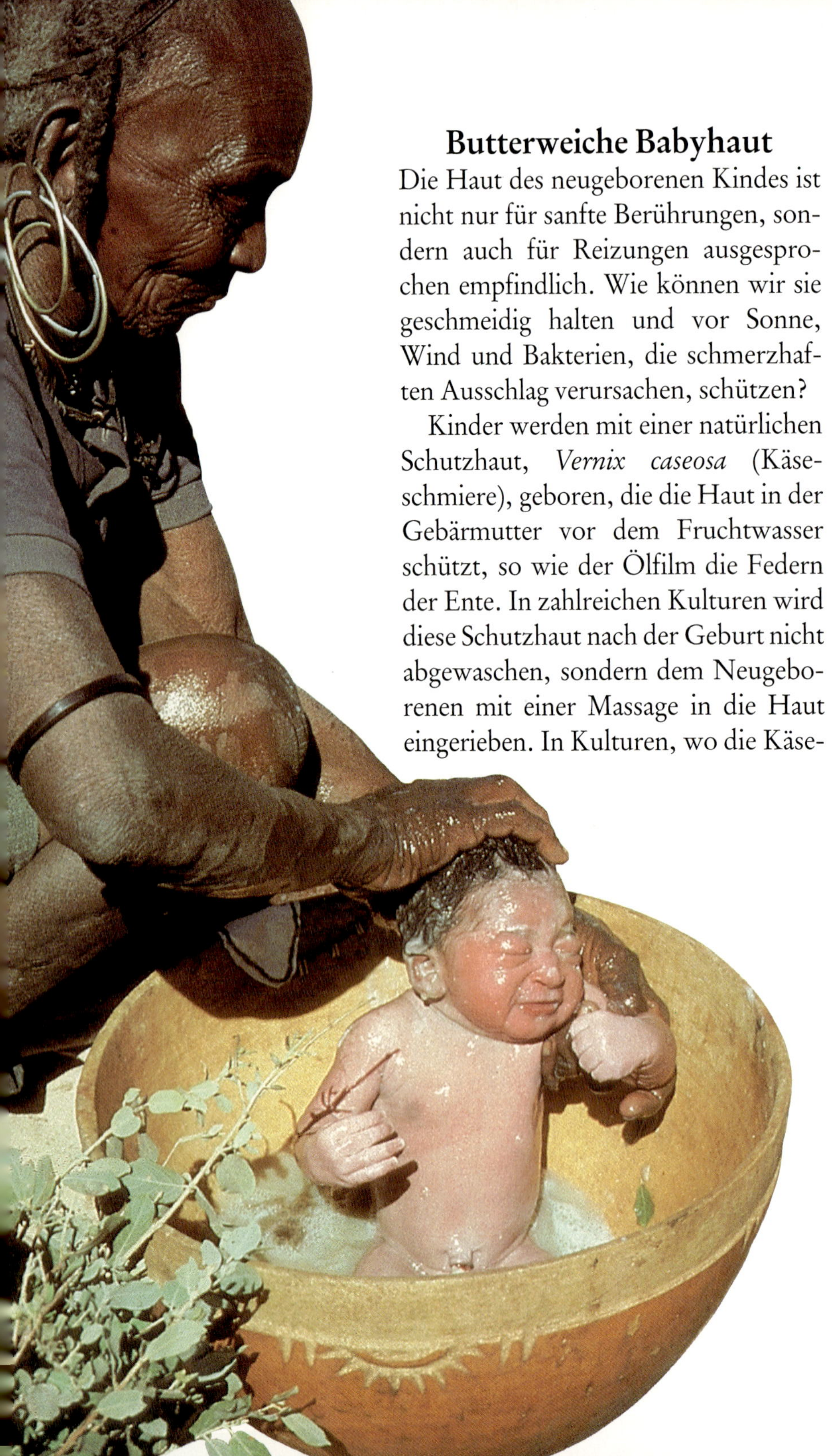

Butterweiche Babyhaut

Die Haut des neugeborenen Kindes ist nicht nur für sanfte Berührungen, sondern auch für Reizungen ausgesprochen empfindlich. Wie können wir sie geschmeidig halten und vor Sonne, Wind und Bakterien, die schmerzhaften Ausschlag verursachen, schützen?

Kinder werden mit einer natürlichen Schutzhaut, *Vernix caseosa* (Käseschmiere), geboren, die die Haut in der Gebärmutter vor dem Fruchtwasser schützt, so wie der Ölfilm die Federn der Ente. In zahlreichen Kulturen wird diese Schutzhaut nach der Geburt nicht abgewaschen, sondern dem Neugeborenen mit einer Massage in die Haut eingerieben. In Kulturen, wo die Käseschmiere abgewaschen oder wie bei den Chagga abgeleckt wird, wird der Schutzmantel durch besondere Pflanzensalben, Butter oder Naturöl ersetzt. In Sibirien werden die Kinder mit fermentierter Tamarinde eingerieben. Im Mittelalter wurden die Neugeborenen abgewaschen und dann am ganzen Körper mit einem Öl aus Myrte und Rosen oder mit einer Mischung aus Salz und Honig eingecremt. Noch im 15. Jahrhundert gehörte es zu den Aufgaben der Hebamme, den Körper des Kindes mit Mandelöl zu salben, nachdem sie es mit ihrer Zunge saubergeleckt hatte.

Auf Hawaii wird der Kinderkörper mit Kukui-Öl behandelt und Pfeilwurz in alle Falten gerieben, damit die zarte Haut sich nicht wundscheuert. Manche Kulturen glauben, daß das Einpudern der Kinderhaut den glatten Körper vor übermäßigem Haarwuchs schützt. Zu diesem Zweck brachte der amerikanische Hopi-Vater graue Pulverasche von dem nahegelegenen erloschenen Vulkan mit, der „Kinderasche-Berg" genannt wurde. Dieses Pulver, drei Tage lang auf die Haut des Kindes gerieben, ließ diese – anscheinend durch einen Abschälungsvorgang – sehr weich und sauber werden.

Das nigerianische Wodaabe-Baby wird mit unentwickelter Hautpigmentierung geboren.

Pflege in den Tagen der Hilflosigkeit

Manche Völker glauben, daß man mit der Pflege des Körpers das Kind auch vor bösen Geistern schützen kann. Die arabischen Beduinen z. B. reiben ihre Kinder in den auf die Geburt folgenden sieben „Tagen der Hilflosigkeit, der Gefahr und des Todes" mit einer Mischung aus Öl und Salz ein. Das Wichtigste, was wir aus den mannigfachen Methoden, mit denen Menschen den Körper ihrer Kinder pflegen, lernen können, ist wahrscheinlich, daß, solange wir sie so pflegen, wie sie es gerne haben, es scheinbar nicht so wichtig ist, was wir tun.

Sprache der Berührungen

Während eine Frau sich um die Körperpflege ihres Kindes kümmert – es badet und einreibt, seine Glieder massiert wie die Maori auf Neuseeland, damit es graziös und geschmeidig aufwächst, es in weiche Blätter und Tücher einwikkelt –, kommuniziert sie mit ihm in der Sprache, die es versteht: der Sprache der Sinne. Durch Berührungen geben die australischen Ureinwohner ihren Kindern wichtige soziale Werte mit. Die Mutter oder Großmutter legt dem Kind sanft die Hand auf die Stirn und sagt: „Du mußt alles geben und teilen." Sie legt die Hand auf seinen Mund: „Gebrauche keine bösen Worte" und auf die Augen: „Richte deinen Blick nicht auf die Dinge anderer."

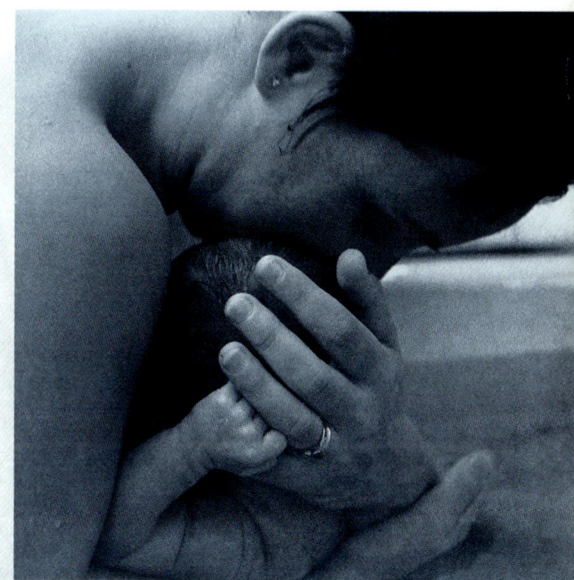

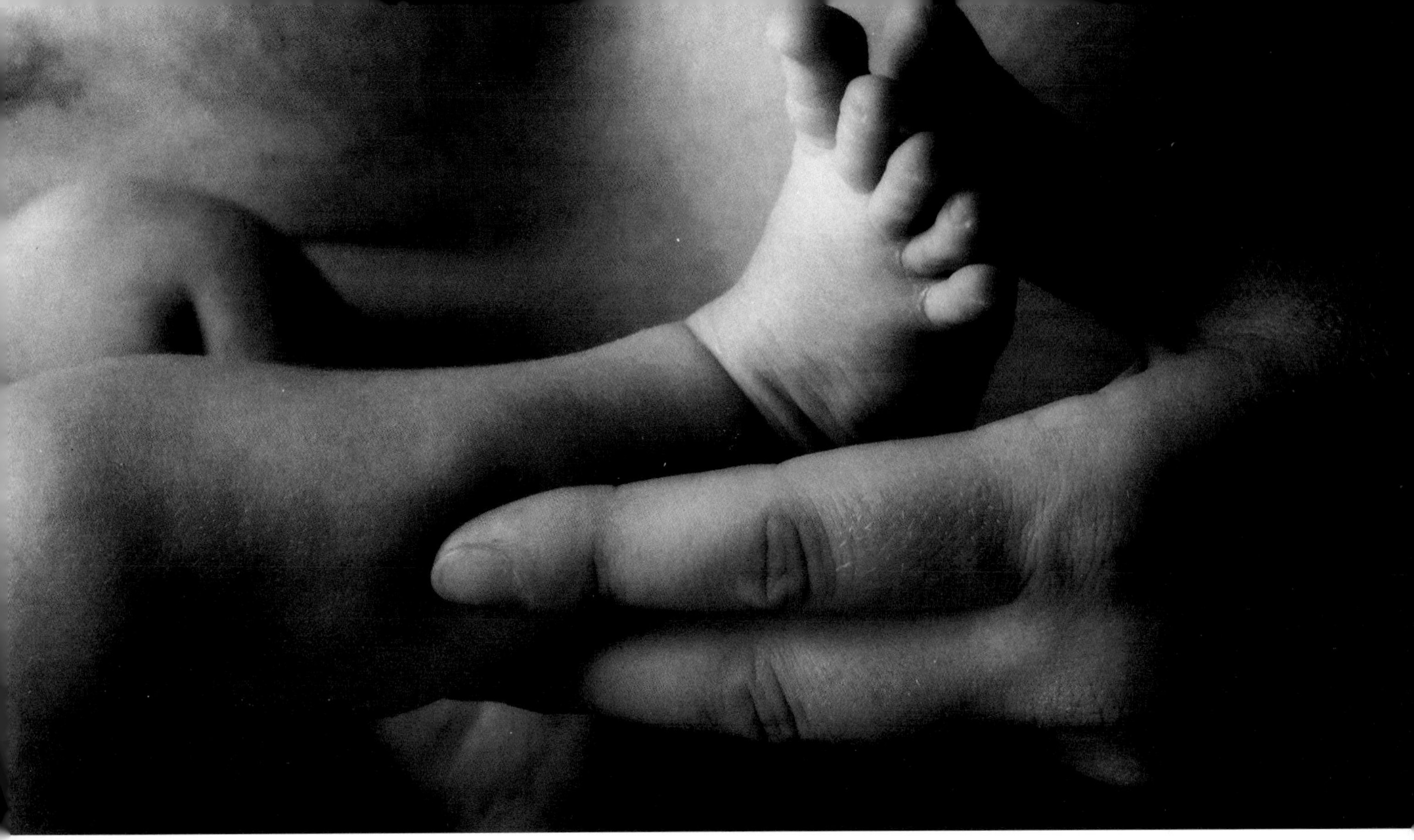

Massage für das Kind

Massage ist ein entscheidendes und alltägliches Element der Kinderpflege – von Afrika bis Indien und Indonesien, von Zentral- und Südamerika bis Australien und Sibirien. Tatsächlich gibt es nur wenige Kulturen, bei denen die Kinder in den ersten Lebensmonaten und -jahren nicht regelmäßig massiert werden. Wenn man die Frauen in den verschiedenen Kulturen fragt, warum sie ihre Kinder massieren, erhält man unterschiedliche Antworten. Die einen hängen mit Gesundheit und Schutz vor den Naturgewalten zusammen, andere mit dem emotionalen Wohlbefinden, wieder andere mit der Schönheit: Die Menschen auf Hawaii und in Indien glauben z. B., daß ein Kindergesicht sich durch Massage verschönern läßt. Deshalb werden von Geburt an der Kopf, die Nase, der Mund und die Augen in Form gepreßt. Die Kindermassage der Maori konzentrierte sich auf Knie und Knöchel, da man annahm, daß das sanfte Reiben dieser Körperteile jeden Morgen und Abend über

Wenn du dein Kind massierst, wirst du seine Knochen stärken. Wir versuchen, das Kind zweimal am Tage mit Senföl und Muttermilch zu massieren, bis es zwei Jahre alt ist. (Newar-Frau in Nepal)

mehrere Jahre hinweg die Gelenke der Kinder geschmeidig und die Kinder selbst graziös werden ließe. In Bali wird seit alters her ein Kind massiert, wenn es Bauchschmerzen hat. Den Kindern der Yurok-Indianer wurden ab dem zwanzigsten Tag täglich die Beine massiert, damit sie rasch krabbeln lernten, und den russischen Müttern wurde von den Ärzten geraten, ihre Kinder in den ersten Lebenstagen viel zu massieren, um die Entwicklung des Nervensystems zu fördern.

Unmittelbar nach der Geburt eines Bornu-Kindes in Nigeria wärmen sich die Helfer der Mutter die Hände über einem Kohlebecken und massieren sanft den Körper des Kindes. Kinder, die gerade auf die Welt gekommen sind, brauchen, genießen und fordern das Streicheln, sie lieben den sanften Hautkontakt, so wie sie im Mutterleib das Wasser über ihren Körper streichen fühlten. Und auch die Eltern brauchen diesen Kontakt – die Massage des Neugeborenen läßt die Mutter und den Vater mit diesem winzigen zerbrechlichen Körperchen zusammenwachsen, während sie in der Sprache kommunizieren, die das Kind am besten versteht.

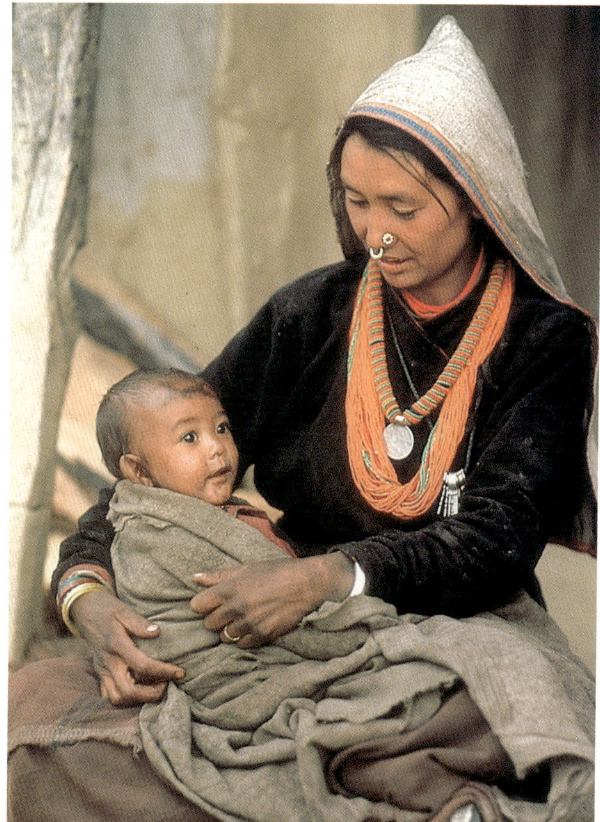

Dzoomkyet, eine mit fünf Brüdern verheiratete Nyniba-Mutter, wiegt ihr Baby. Humla, Nepal.

Weinen und Trösten

Obwohl die meisten Menschen sich darüber einig sind, daß das Weinen eine normale menschliche Reaktion auf Trauer, Schmerz oder Furcht ist, interpretieren die unterschiedlichen Kulturen das Weinen ihrer Kinder jeweils auf ihre Weise. Das Mansi-Volk in Sibirien glaubt z. B., daß ein Kind in der Nacht zu weinen beginnt, weil die Seele eines Verstorbenen in es eingedrungen ist und es stört. Manche Europäer waren der Meinung, daß Kinder schreien, um ihre Lungen zu kräftigen, während vom Beginn dieses Jahrhunderts bis in die siebziger Jahre die gängige Erklärung der westlichen Welt war, daß ein Kind schlicht und einfach die Aufmerksamkeit seiner Eltern erregen will, und daß es noch mehr schreien wird, wenn es auf den Arm genommen wird. Heute gehen wir – wie die Yanomamo-Indianer in Brasilien – davon aus, daß das Kind mit einem vollständig unschuldigen und unwissenden Willen auf die Welt kommt. Kinder schreien, weil Schreien ihrem Bedürfnis entspricht, es ist ihre Überlebenssprache. Wenn wir auf dieses Bedürfnis reagieren, wird ein Kind rasch begreifen, daß es auf dieser Welt geborgen ist.

Ein lautes Geräusch auf der einen Seite und kein Verantwortungsgefühl auf der anderen. (Ronald Knox)

Liebling, warum weinst du? Weinst du, weil du baden möchtest? Kind, warum weinst du? Ist es, weil du schlafen willst? Liebling, Ro-ro-ro. (Schlaflied der Veddas, Sri Lanka)

Der sechste Sinn

Natürlich bestimmt unsere Deutung, warum ein Kind weint, unsere Antwort darauf. Die Mansi veranstalten ein Ritual, um herauszufinden, wessen Seele in das Kind eingedrungen ist. Sobald sie die Antwort gefunden haben, hört das Schreien des Kindes auf, sagen sie. Zu der Zeit, als wir in der westlichen Welt glaubten, daß das Schreien des Kindes der Beginn seiner Verwöhnung sei, beschlossen wir, es zu ignorieren. So wie Mütter, die ihren Kindern zuhören, rasch lernen, die unterschiedliche Art des Schreiens als unterschiedliche Bedürfnisse zu unterscheiden, entwickeln Mütter, die einen engen Körperkontakt zu ihren Kindern bewahren, bald ein untrügliches Gespür für die leichteste Unruhe des Kindes. Eine Buschfrau spürt Änderungen in der Atmung ihres Kindes, und sie fühlt, wie sich sein Körper spannt, noch bevor es den Mund zum Schreien öffnet.

Gefährliches Schreien

Die jamaikanischen Frauen fürchten, daß, wenn sie ihr Kind schreien lassen, die Geister es hören und wegholen könnten. Entsprechend sagen die Yanomamo-Indianer in Brasilien, daß einem schreienden Kind die Seele entschlüpfen kann, und daß in diesem Falle das Kind stirbt und seine Seele endlos durch den Dschungel wandern muß. Deshalb muß das Kind sofort beruhigt werden. Es ist gut möglich, daß in unserer eigenen Vorgeschichte – und bei einigen Jäger-/Sammler-Völkern noch heute – ein schreiendes Kind Raubtiere anlockte. „Weine nicht, mein Kind! Warum weinst du? Wenn du jammerst, wird der Leopard deine Mutter fressen!“ lautet ein Schlaflied der Chagga.

Ich liebe Kinder. Besonders, wenn sie schreien, denn dann holt sie jemand weg. (Nancy Mitford)

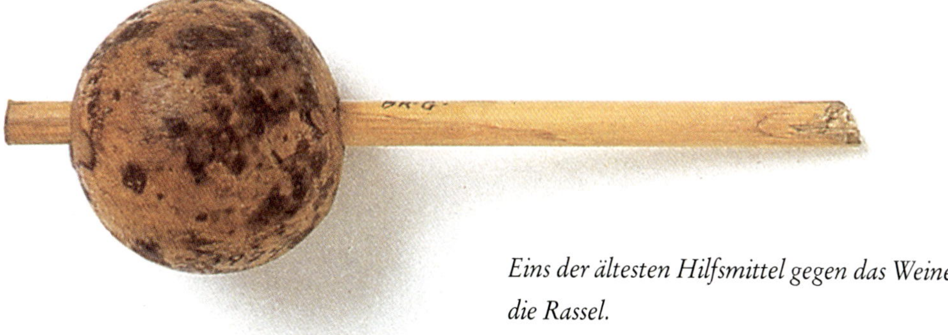

Eins der ältesten Hilfsmittel gegen das Weinen: die Rassel.

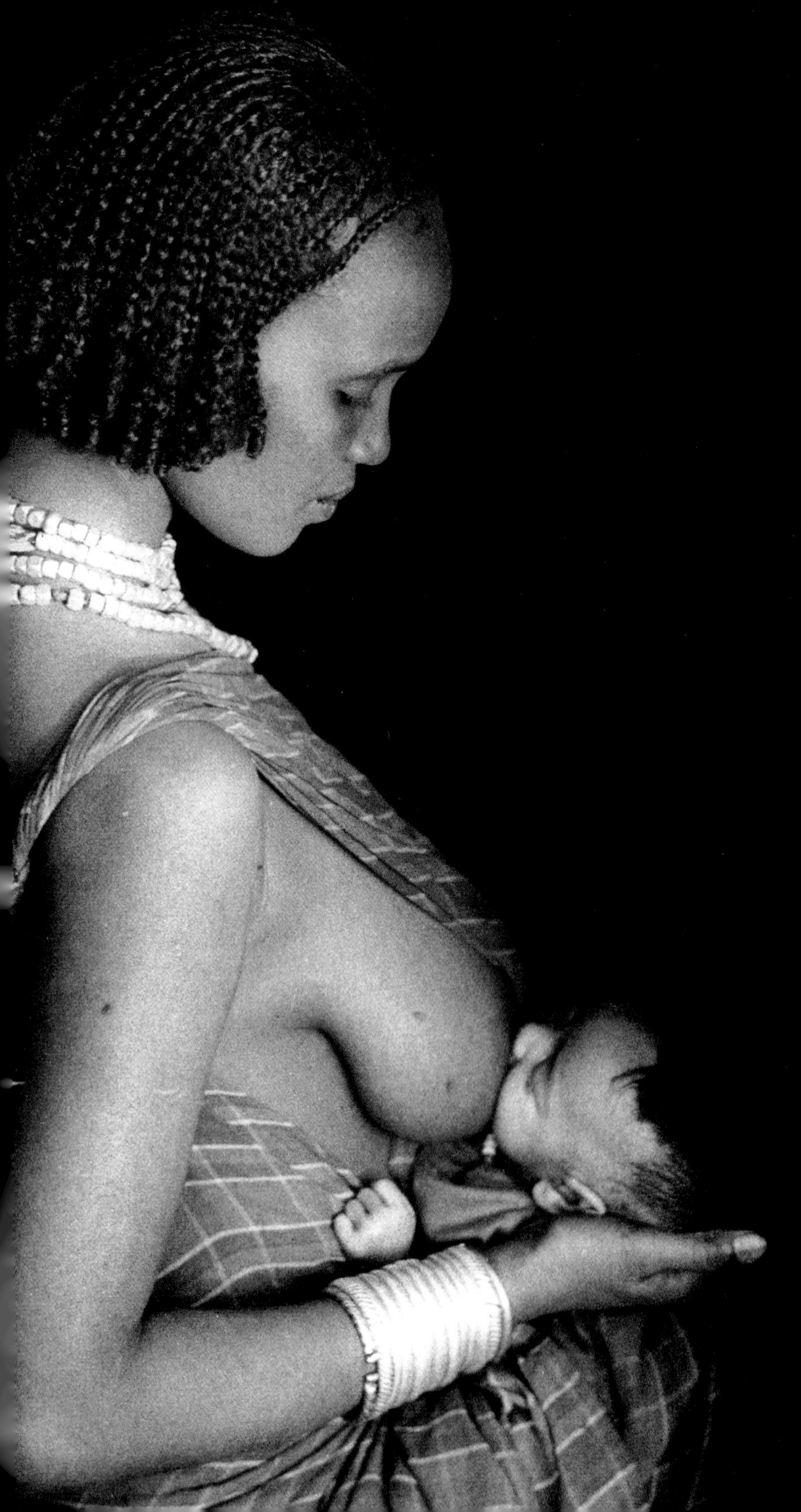

Geborgenheit bringt Vertrauen

Wir haben in unserer Welt keine Angst mehr davor, geraubt zu werden, aber das Bedürfnis des Kindes nach Geborgenheit besteht immer noch. Untersuchungen bei Kulturen, bei denen die Schutzbedürfnisse eines Kindes unmittelbar erfüllt werden, noch bevor es schreit, haben gezeigt, daß die dortigen Kinder im Alter von drei Monaten weniger schreien als die unserer westlichen Welt. Anstatt zu lernen, daß ihre Bedürfnisse nur dann erfüllt werden, wenn sie sie deutlich machen, erhalten die Kinder das Vertrauen, daß man sich um sie kümmert. Wie können wir mit unseren Kindern umgehen, damit sie wenig weinen?

Boran-Mutter mit ihrem Kind, Kenia.

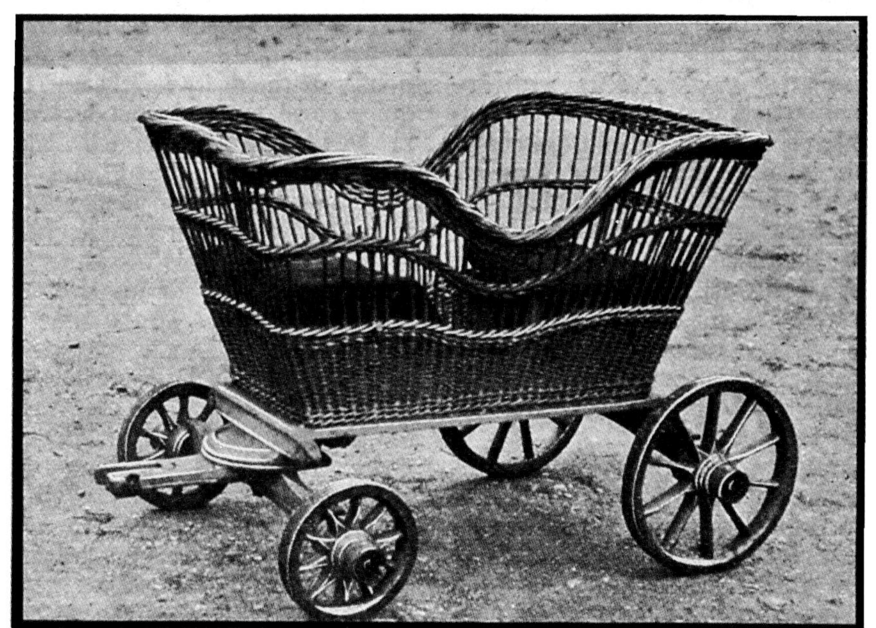

Rock-a-Bye Baby

Im Mutterleib hat das Kind keine absolute Ruhe gekannt. Selbst, wenn die Mutter ruhte, bewegte sich das Fruchtwasser um das Kind herum. Wenn wir Babys auf dem Arm wiegen, tun wir dies normalerweise im Rhythmus der Schritte einer Mutter, die ein Kind in ihrem Leib trägt.

Der Bewegungsreiz, den ein Kind beim Wiegen oder Schaukeln empfängt, kann beruhigen oder erregen, je nach dem derzeitigen Zustand des Kindes. Das bedeutet, daß Bewegung auf jeden Fall hilft, ob sich das Kind nun langweilt oder aufgeregt ist. Vielleicht ist dies ein Grund, warum Kinder in Gegenden der Welt, wo sie ständig mit dem Körper der Mutter verbunden sind, weniger schreien. So wird z. B. das Zinacantan-Baby in Südamerika rhythmisch auf dem Rücken seiner Mutter gewiegt, während diese läuft oder Korn mahlt.

Der Rhythmus des Herzschlags

Eltern scheinen intuitiv zu wissen, was ihre Kinder brauchen. Wenn du dein schreiendes Kind hochnimmst, legst du es fast automatisch an die linke Brustseite, wo es den beruhigenden Rhythmus deines Herzens hören kann. Madonnenbildnisse zeigen dieselbe Tendenz. Im Mutterleib wurde das Kind ständig von einer sanften Geräuschkulisse eingelullt – Geräusche von außen und der Rhythmus des mütterlichen Herzschlags. Das ist der Grund dafür, daß wir unsere Kinder am besten mit Singen, Summen, Murmeln und Gurren beruhigen.

Plötzlich regte sich Liebe in ihr und zwang sie, in die Wiege zu langen und das warme, atmende Bündel herauszuheben . . . der Duft von Babypuder, sauberer Haut und warmem Flanell vermischt mit dem scharfen Geruch nasser Windeln. (Rosie Thomas)

Das Baby wacht in den Pippi-Mach-Stunden des Morgens auf. (Robert Robbins)

Windeln

Oftmals schreien Kinder lediglich, weil sie naß sind und eine frische Windel brauchen. Die Irokesen-Indianer kleideten die Wiege für gewöhnlich mit Moos aus, einem natürlichen Desinfektionsmittel, das auch als Windel diente. Im 16. Jahrhundert nannte man Windeln „Hemdlappen", weil sie häufig aus alten Hemden des Vaters gefertigt wurden. In den zwanziger Jahren wurden die meisten Windeln aus „türkischem Handtuchstoff" hergestellt. Heute tragen vier von fünf europäischen Babys Wegwerfwindeln, und in den USA werden jährlich 18 Milliarden Wegwerfwindeln verkauft. Zur Herstellung dieser Windeln werden jedes Jahr dreißigtausend Bäume verarbeitet, und weil die Windeln nicht verrotten, richten sie auf den Müllkippen noch größeren Umweltschaden an. Vielleicht ist es an der Zeit, den Trick der ugandischen Mütter zu erlernen, die ihre Kinder so eng am Körper tragen, daß sie merken, wenn das Kind ein großes oder kleines Geschäft drängen spürt – und es einfach vom Rücken nehmen. Das würde auch die Windelkosten sicherlich niedrighalten . . .

Schlafen

Babys pflegen in der Regel leider nicht dann zu schlafen, wenn es den Eltern gefällt oder wenn die Erwachsenen keine Zeit haben, sich um sie zu kümmern. Sie nicken Tag und Nacht ein und wachen wieder auf, geweckt vom Hunger oder einfach nur, weil irgend etwas in ihrem Körper vorgeht, das sie gestört hat.

Auch wenn dieser Schlafrhythmus – bzw. dessen Fehlen – den Eltern das Leben schwermachen kann, es ist ein Rhythmus, der an das Leben in einer Gesellschaft angepaßt ist, wo die Kinder einen Großteil des Tages umhergetragen werden und nachts in den Armen ihrer Mutter schlafen.

Ein !Kung-Kind z. B. befindet sich tagsüber fast ständig in aufrechter Position. Das Wiegen auf dem Schoß der Mutter oder das Umhertragen in einem Tuch an ihrer Seite, während sie den Tagesgeschäften nachgeht, hält ein Baby nicht davon ab, vor sich hin zu dösen, wann immer es das braucht. Die Bewegungen der Mutter beruhigen das Kind und erleichtern ihm das Einschlafen. In der Nacht, wenn es Gesicht an Gesicht mit seiner Mutter auf einem Fell auf der Erde schläft, braucht es kaum zu schreien, damit sie ihm schläfrig die Brust gibt.

Schlafe süß in meinen Armen, die dich wie weiche Seide umfangen.
(Griechisches Schlaflied)

Leute, die von sich behaupten, sie schlafen wie ein Baby, haben für gewöhnlich keins.
(Leo Burke)

Wo schläft dein Baby?

– In Brasilien schläft ein Baby mit seiner Mutter in der Hängematte.

– In Japan teilen Kinder mit ihren Eltern den Futon.

– Bei den nordamerikanischen Indianern schlafen die Kinder in einem Weidenkorb, der mit Zedernrinde gepolstert und mit Türkisen verziert ist.

– Bei den Seri-Indianern in Mexiko schläft das Kind in einem flachen, mit sauberem Sand gefüllten und mit Stoff ausgekleideten Korb.

– Die Santhali-Kinder im indischen Bihar schlafen auf einem Bett aus mit Jute verwobenen Bambusverstrebungen.

– Vor 1800 schliefen in England die Babys vornehmer Herkunft in vergoldeten Wiegen unter Pelzdecken.

– In Neuseeland schlafen die kleinen Kinder auf Schafhäuten, die die Körperwärme halten und die Gewichtszunahme beschleunigen.

– Die Mansi-Babys in Sibirien verbringen die ersten Wochen schlafend in einer winzigen Wiege aus Birkenrinde unter einer Decke aus Schwanenhaut. Danach wird die Wiege im Wald verborgen, zusammen mit den Wiegen all der anderen Babys, die im Dorf geboren wurden.

Obwohl Kleinstkinder außerstande sind, sich wachzuhalten, fällt es ihnen

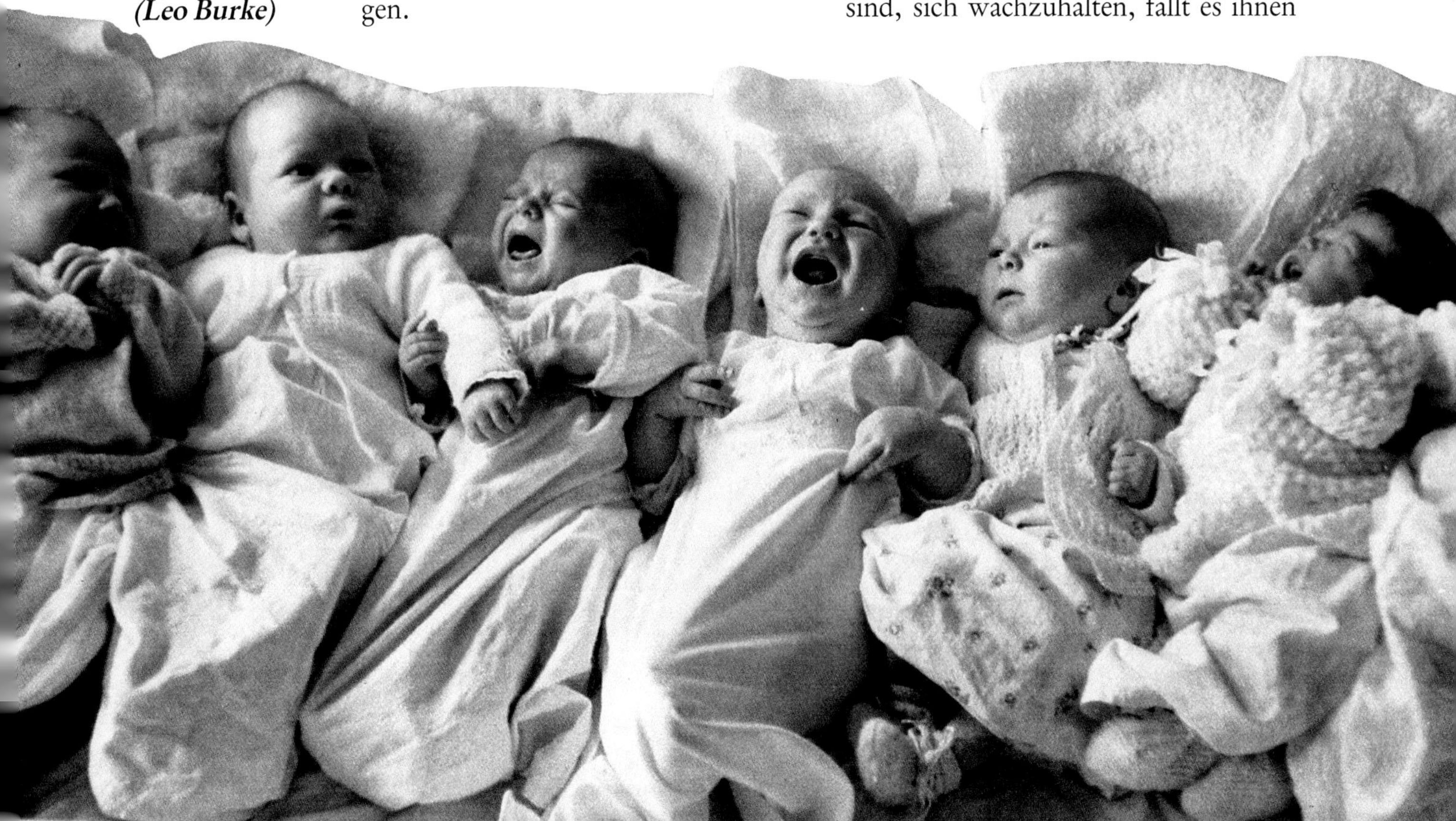

manchmal schwer, einzuschlafen, besonders, wenn sie übermüdet oder aufgedreht sind. Wie können wir unseren Kindern helfen, einzuschlafen?

Vom Beruhigungssaft bis zur Waschmaschine

Im Amerika der Kolonialzeit verabreichten die Mütter quengelnden Kindern besondere „Beruhigungssäfte", die Opium, Morphium, Chloroform oder Cannabis enthielten. In Italien erhielten die Kinder im 16. und 17. Jahrhundert Opium, und gestreßte Mütter verabreichen dies ihren Kindern in bestimmten Gegenden in Indien gelegentlich heute noch.

In der westlichen Industriegesellschaft pflegte man das Kind ins Bett zu legen und zu warten, bis es sich in den Schlaf geweint hatte. Unsere Gesellschaft schätzt Unabhängigkeit und Selbständigkeit und erwartet folglich, daß die Kinder sehr früh lernen, sich selbst zu trösten. In Stammeskulturen, die auf umfassende Kommunikation und gegenseitige Hilfe aller Mitglieder angewiesen sind, wird es als selbstverständlich angesehen, daß die Eltern das Trostbedürfnis ihrer Kinder befriedigen. Auf Fiji massieren die Mütter ihre Kinder vor dem Einschlafen, damit sie zur Ruhe kommen und Schlaf finden. Wiegen und Hängematten oder an Stricken von der Decke hängende Körbe werden zur Entspannung des Kindes leicht geschaukelt. Eine amerikanische Mutter fand heraus, daß es denselben Effekt hatte, wenn sie ihr Baby zum Schlafen auf die rüttelnde Waschmaschine legte.

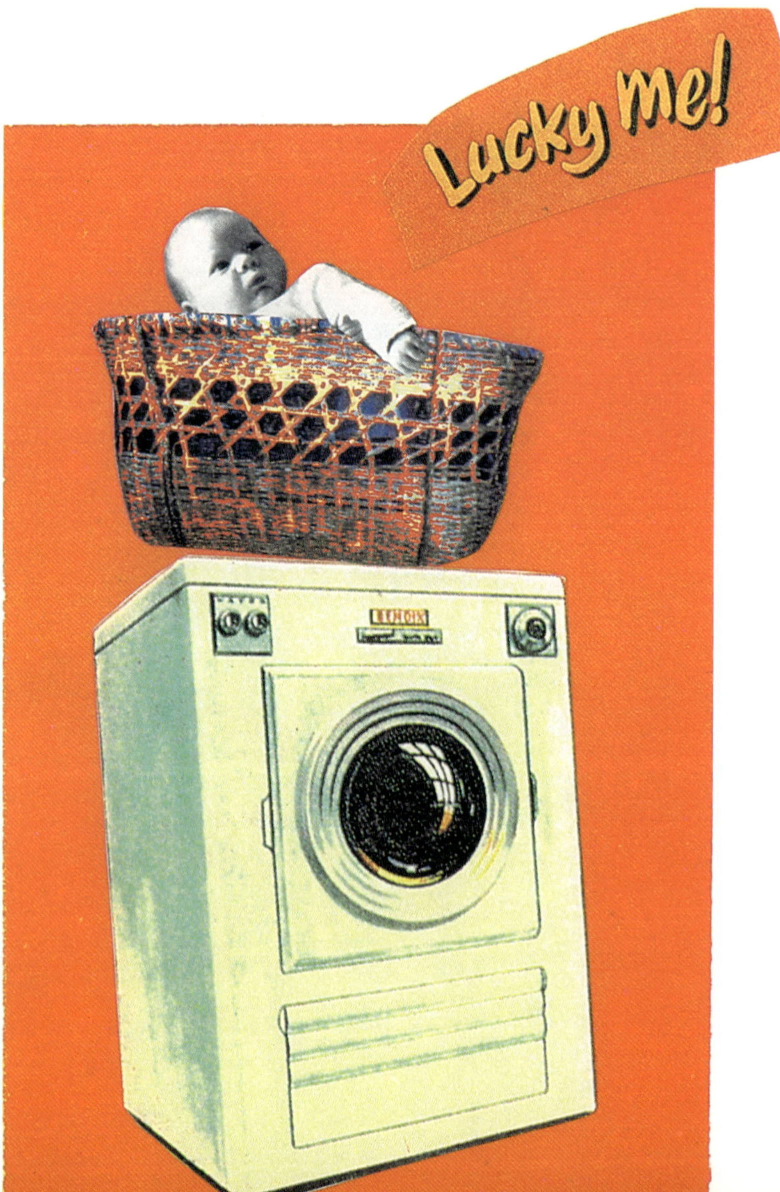

Wiegenlieder

ICH WÜRDE MEIN KIND SELBST SCHLAFEN LEGEN, ABER NICHT, WIE ES DIE BAUERNWEIBER TUN, UNTER EINER GELBEN DECKE UND EINEM BETTUCH AUS HANF, SONDERN IN EINER GOLDENEN WIEGE, VON DER SEELE GEWIEGT.
(Irisches Wiegenlied)

Überall auf der Welt nehmen die Menschen ihre Kinder in die Arme oder auf den Schoß und singen ihnen Wiegenlieder – Lieder, die sie selbst als Kind hörten, oder den monotonen Singsang einfacher Wort- oder Lautfolgen im Rhythmus der schaukelnden Wiege. In Korea wiederholen die Mütter das Wort „Schlaf, Schlaf" immer wieder und tätscheln dem Kind dabei gelegentlich sanft den Bauch. „Wir erzählen ihnen Geschichten, während wir sie wiegen", sagt Sumi, eine Santhali-Mutter aus Indien. „Es gibt Geschichten über das Land und den Wald, und wir erfinden Geschichten über die Götter, die unser Land bevölkern." In einem sudanesischen Dinka-Dorf kann man in der Nacht fast immer ein Lied hören, das aus einer dunklen Hütte klingt, noch lange nachdem das Kind eingeschlafen ist.

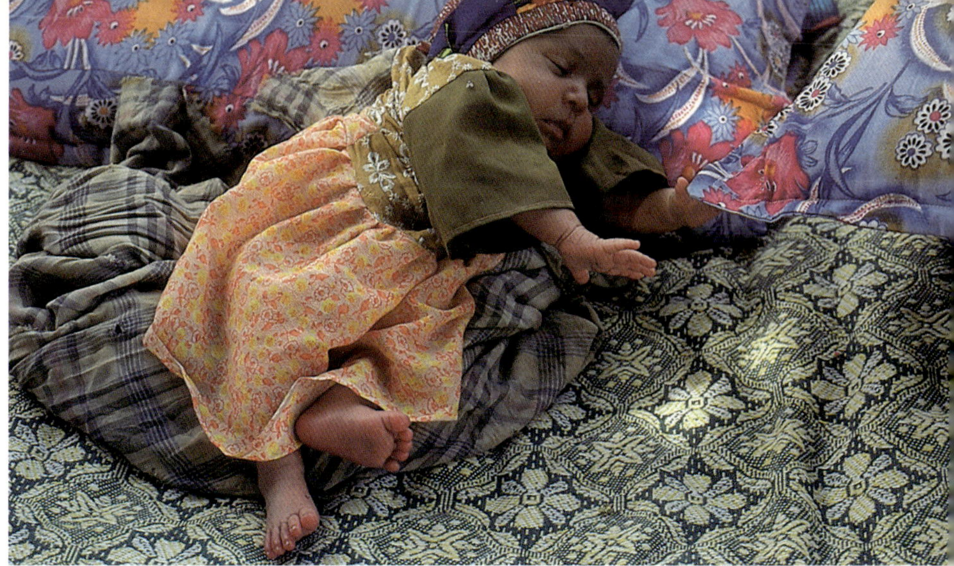

Pakistanisches Kleinkind in tiefem Schlummer.

Traumgesichter

Was spielt sich in dem Baby ab, wenn es schläft? Diese Frage stellen sich Eltern häufig, während sie beobachten, wie sich das Mienenspiel des Kindes im Schlaf verändert. Manche Leute glauben, daß das Kind träumt. Die Zigeuner legen seit alters her Rosmarinzweige unter das Kopfkissen, damit die Kinder angenehme Träume haben. Der walisische Volksmund sagt, daß das Kind im Schlaf lächelt oder die Stirn runzelt, weil es von den Feen geküßt wird. Die Tibetaner sagen, daß eine zwergenhafte Gestalt, der *Rep-Thang*, das Baby ärgert, so daß es die Stirn runzelt. Wenn der *Rep-Thang* jedoch spielt, lächelt das Kind.

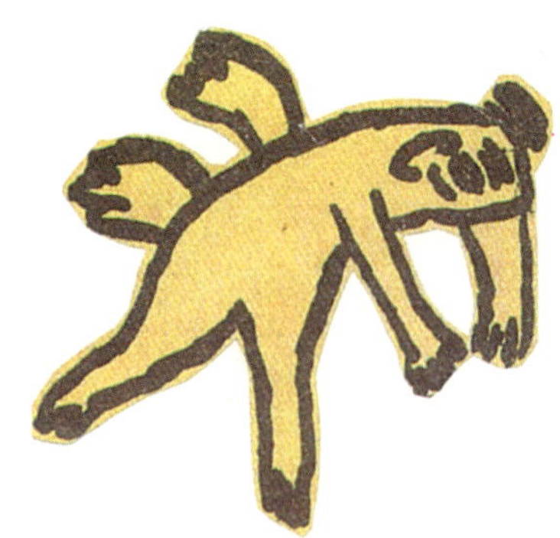

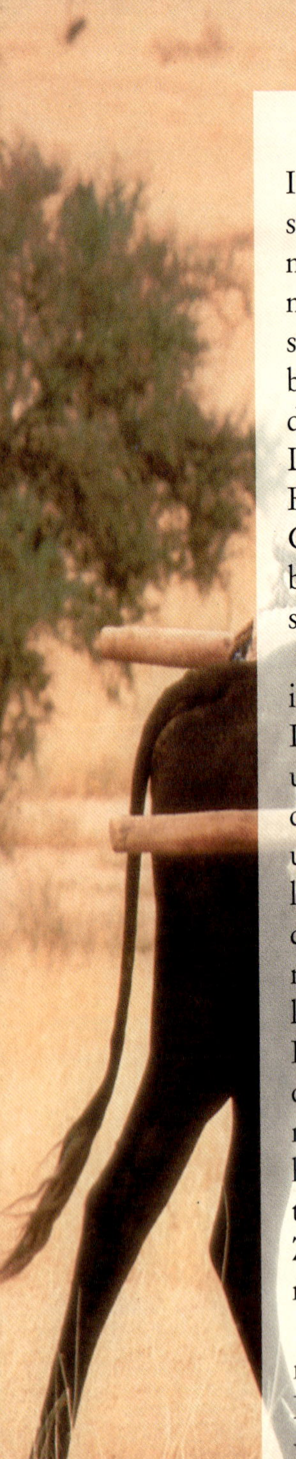

Rückkehr in die Welt

Irgendwann muß die Frau ihre Abgeschiedenheit aufgeben und in die normale Welt zurückkehren. Der Garten muß gepflegt, die Kinder müssen versorgt, das Korn gemahlen und die Arbeit wieder aufgenommen werden. In den meisten nicht-industrialisierten Ländern spielt die Frau eine zentrale Rolle. Das gilt auch für unsere moderne Gesellschaft. Viele Frauen vermissen bald das geschäftige Treiben im Geschäft oder im Büro.

Obwohl die gesamte Gesellschaft – insbesondere die Familie – ein großes Interesse am Wohlergehen von Mutter und Kind hat, hängt es nicht nur von der Mutter ab, zu entscheiden, wann sie und ihr Kind die Abgeschiedenheit verlassen können. In der islamischen Welt dauert die Abgeschiedenheit traditionell vierzig Tage, da dann für gewöhnlich der „unreine" Wochenfluß der Frau abgeklungen ist. Obwohl die Zeit des „Liegens" in England traditionell nur drei Tage dauert (sogar im 16. Jahrhundert), kann die Frau ihre Nachuntersuchung nach sechs Wochen als ein Zeichen ansehen, daß sie nun zum normalen Leben zurückkehren könnte.

Sie kann sich auch nach dem Baby richten. In manchen Kulturen kehren Mutter und Kind in den Alltag zurück, wenn der Nabel des Kindes verheilt ist, was für gewöhnlich nach fünf bis zehn Tagen nach der Geburt der Fall ist, oder wenn die Fontanelle sich geschlossen hat. Manche glauben, daß böse Geister durch die weiche Stelle am Kopf in das Kind eindringen können. An der Goldküste gehen die Eltern nach sieben Tagen davon aus, daß das Kind beschlossen hat, auf dieser Erde zu bleiben, und Mutter und Kind schließen sich wieder der Gesellschaft an.

Drei Monate nach der Geburt ihres Kindes wird der Kopf der Chagga-Frau rasiert und mit einer Perlenkrone geschmückt. Sie legt ein traditionelles, aus Tierhaut gefertigtes und mit Perlen geschmücktes Gewand an, nimmt einen Stab, wie ihn die Alten benutzen, und tritt so mit ihrem Baby zum ersten Mal wieder an die Öffentlichkeit. Sie schreitet langsam zum Marktplatz und wird mit denselben Liedern begrüßt, die auch für siegreich aus der Schlacht heimkehrende Krieger gesungen werden. Sie und ihr Kind haben die gefährlichen Wochen überstanden. Das Kind ist nicht länger ein gefährdetes, quäkendes Neugeborenes – ein „Rotgesicht", wie die Dusin auf Borneo sagen –, sondern ein Kind, das erfahren hat, was Liebe bedeutet, das zum ersten Mal gelächelt hat und nun bereit ist, die grelle, laute Welt draußen kennenzulernen.

Unliebsame Tatsachen

Flaschennahrung tötet Kinder in der Dritten Welt

Nach Schätzungen von UNICEF sterben jährlich eine Million Kinder infolge der Flaschenfütterung mit Babynahrung. Immer mehr Frauen in der Dritten Welt geben das Stillen auf, da sie von den Bildern gutgenährter Babies auf den Etiketten der Milchpulver-Dosen dazu verleitet werden. Flaschenfütterung gilt als modern und befreiend in den Augen der Frauen, die in die Konsumkultur der Grossstädte eintreten. Dieser Trend hat auf die Gesundheit der Kinder verheerende Auswirkungen. Unsterilisierte Fläschchen und Sauger, Wasser aus kontaminierten Brunnen und zu stark verdünntes Milchpulver haben zur Folge, dass die Wahrscheinlichkeit zu sterben für ein Kind in den armen Ländern, das mit der Flasche grossgezogen wird, fünfundzwanzigmal grösser ist als für ein an der Brust gestilltes Kind.

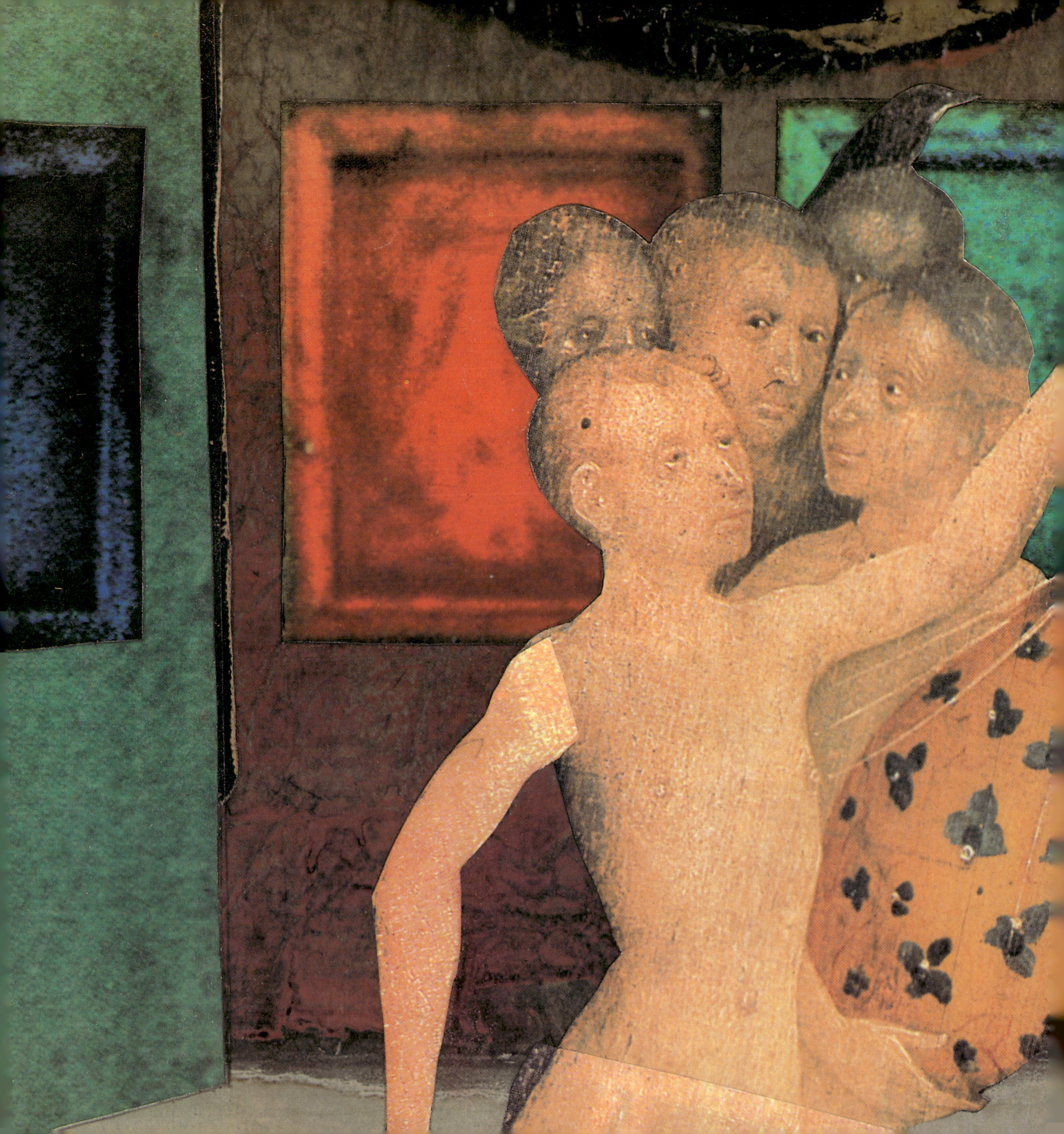

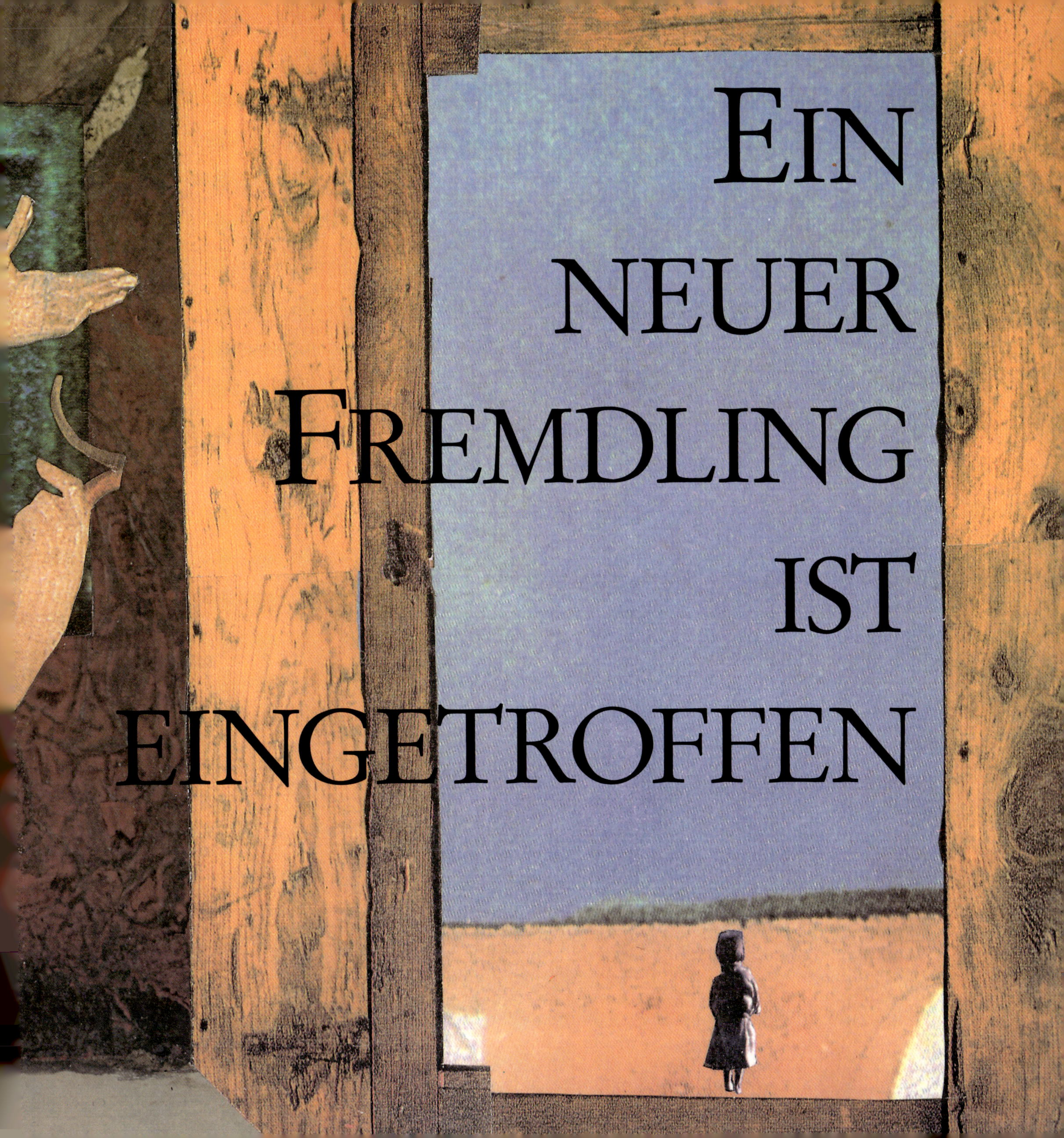
Ein
neuer
Fremdling
ist
eingetroffen

Nach Wochen intensiver emotionaler und körperlicher Nähe kehren die Frauen mit ihren Kindern zurück in die Welt, in den Alltag der Arbeit und des Gemeinschaftslebens. In zahlreichen Kulturen gilt diese Tatsache als erneuter Übergang, um den sich Zeremonien und Feierlichkeiten ranken. In Malaysia wird das „Röstbett“ der Mutter abgebaut. Ein gegabelter Stock fegt durch die Asche und wird dann aus dem Fenster geworfen, um die Gefahren der postnatalen Zeit mit sich aus dem Haus zu nehmen. In Guatemala werden sämtliche bei der Geburt benutzten Krüge, das Messer, die Schüsseln und Wärmesteine zusammengetragen und einem Brunnen oder Fluß übergeben. Das Kind, das vor Wochen in die enge Welt der Arme seiner Mutter hineingeboren wurde, wird nun in eine viel weitere Welt erneut hineingeboren. Um diese neue Geburt zu symbolisieren – und vielleicht auch, um der Mutter zu helfen, mit ihrem Geburtserlebnis abzuschließen –, durchschreitet in Malaysia die Frau mit ihrem Kind einen Kreis aus Seilen, Symbol des Muttermundes.

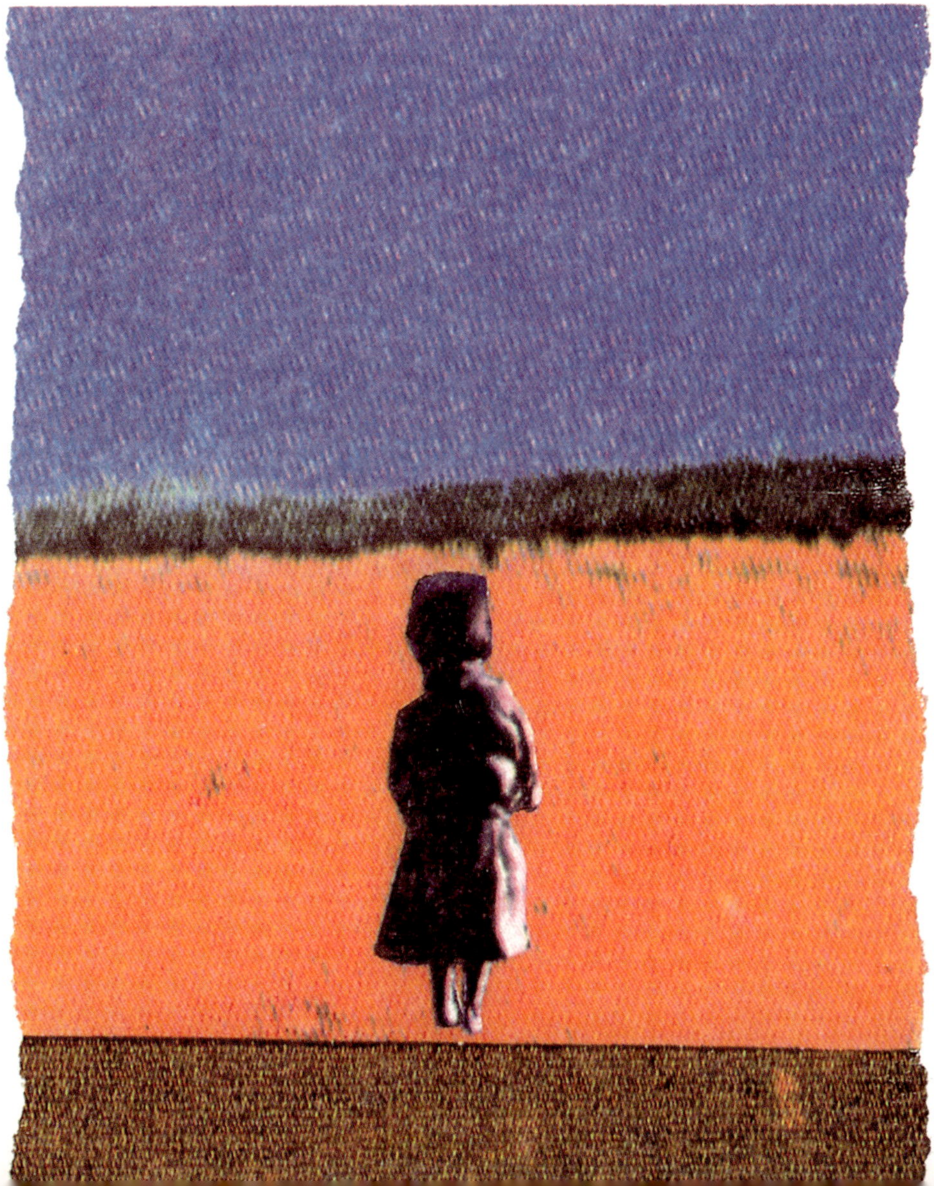

Abschied von der Geisterwelt

Das Kind hat die Beziehung zur Mutter geknüpft. Jetzt ist es an der Zeit, die Menschen rundherum, unter denen es leben und aufwachsen wird, kennenzulernen. Häufig wird das Kind zuerst den Göttern vorgestellt, die es nach dem Verlassen der Geisterwelt schützen sollen. Seit Generationen benutzen Menschen in vielen Gegenden der Welt mit Zauberkräften behaftetes Wasser zur Reinigung des Kindes. Die Christen läutern die Kinder für Gott mit der Taufe – ein Brauch, der viel älter ist als das Christentum. Die europäische Taufsitte enthält noch einige Hinweise auf alte, heidnische Zeiten mit ihrem Aberglauben: Glücklich ist das bei Vollmond getaufte Kind, ein in Taufwasser gebadetes Kind wird sehr hübsch werden usw.

Verbindung mit den Elementen

BADEN WIR DIE HAUT
DIESES KINDES DER GÖTTER,
BADEN WIR ES IN DEN
LEBENDEN WASSERN DES TANE.
HÖR DEN WIND, VON DEN GÖTTERN
GESANDT,
DEN SANFTEN WIND VON OST,
DER HIERHER WEHT,
UM DER HAUT DES KINDES
GEFÜHL ZU VERLEIHEN.
(Tahitianisches Tauflied)

In manchen Kulturen gilt die Salbung mit Wasser als Widmung des Kindes an die Erde. So gossen etwa die mexikanischen Jicarillo-Indianer dem Kind Wasser aus einem geweihten Fluß über den Kopf. Während dieser Zeremonie wurden Lieder über das lange Leben der heiligen Flüsse und über den Reichtum der Erde gesungen.

Wir in der westlichen Welt haben unsere alten Einführungsriten weitgehend aufgegeben. Vielleicht ist das eine Erklärung dafür, warum die Frauen in unserem Kulturkreis die Rückkehr in die Gesellschaft häufig als Abstieg erleben. Wenn keine Feierlichkeit diesen Schritt begleitet, gibt es keine Möglichkeit, die stattgefundenen Wandlungen auszudrücken. Oberflächlich gesehen hat sich die Welt nicht geändert, und doch empfindet die Mutter alles anders.

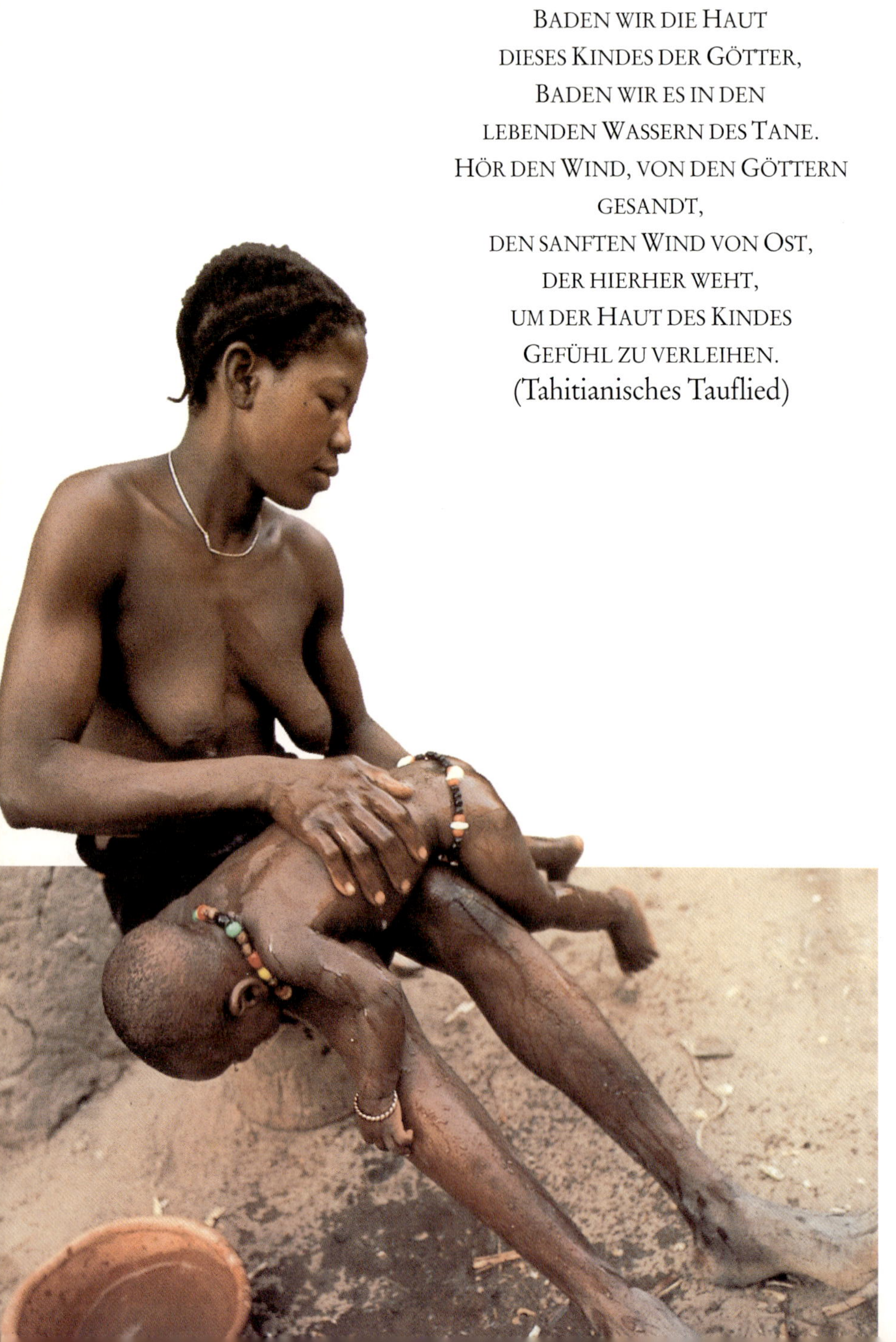

Eine Dogon-Mutter in Mali badet ihr Kind.

Ein neuer Mensch

In zahlreichen Kulturen muß die Mutter erst wieder in die Gemeinschaft eingeführt werden, da sie ein neuer Mensch geworden ist. Um diesen Schritt zu versinnbildlichen, kann ein besonderes Bad oder die Rasur des Kopfes vorgenommen werden, wie bei den Qemant-Frauen in Äthiopien. Bei den Nubas im Sudan schmücken die Mütter ihren Körper mit besonderen Ritznarben, die ihren neuen Status stolz zur Schau stellen. Bei den Aborigines werden Mutter und Kind mit geweihtem weißem Lehm angemalt, bevor sie in den Clan zurückkehren. Die Einführung ihres Kindes bedeutet auch die Wiedervereinigung mit ihrem Mann, dem frischgebackenen Vater.

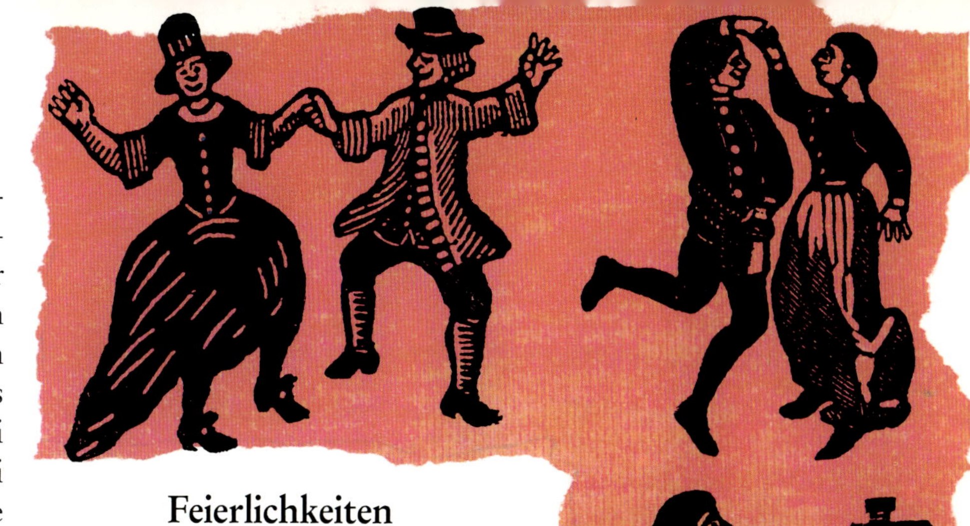

Feierlichkeiten

Zum Empfang des Kindes und seiner Mutter in der Gesellschaft wird im Sudan ein großes Fest gefeiert. Verwandte und Freunde feiern bis spät in die Nacht, verzehren ein Opferlamm und tanzen zu den Klängen der Musiker – nach Möglichkeit mit Lautsprechern, damit die ganze Straße mitfeiern kann.

Bei den nigerianischen Ibo wird für das Baby und alle Kleinkinder unter drei Jahren ein Fest gefeiert, da man glaubt, daß sie über den Geist mit dem Neugeborenen verbunden sind. Bei den Mbuti-Pygmäen in Zaire wird das Kind in einem kleinen Kreis von den Eltern nahestehenden Personen herumgereicht, damit sie es im Arm halten, küssen und ihm so zeigen können, wie schön es ist, auch mit anderen Körpern als mit dem der Mutter in zärtliche Berührung zu kommen.

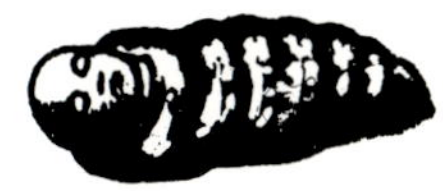

Ein Baum wird gepflanzt

Am Rande jedes nigerianischen Ibo-Dorfes steht ein Bananenhain, dessen Bäume die Namen der Kinder tragen, für die sie gepflanzt wurden. Der Hain gehört den Kindern des Dorfes und ist ihr besonderer Spielplatz.

Von Schweden bis Afrika und weiter werden zur Erinnerung an die Einführung des Kindes in die Gesellschaft Bäume gepflanzt. In der Schweiz wird für ein Mädchen ein Apfelbaum, für den Jungen ein Nußbaum gesetzt. So wie das Kind wächst, wächst auch der Baum. Die Menschen in Indonesien glauben, daß das Schicksal des Kindes mit dem seines Geburtsbaumes verknüpft ist. In manchen Kulturen wird das Alter des Menschen nach den Jahresringen am Stamm seines Geburtsbaumes geschätzt.

WENN SIE DICH EINEN GROSSEN
KRIEGER NENNEN,
WERDEN MEINE AUGEN OB DER
ERINNERUNG FEUCHT WERDEN.
WIE SOLLEN WIR DICH NENNEN,
KLEINER KRIEGER?
KOMM, LASS UNS DAS SPIEL DER
NAMENSGEBUNG SPIELEN.
(Didinga, Ostafrika)

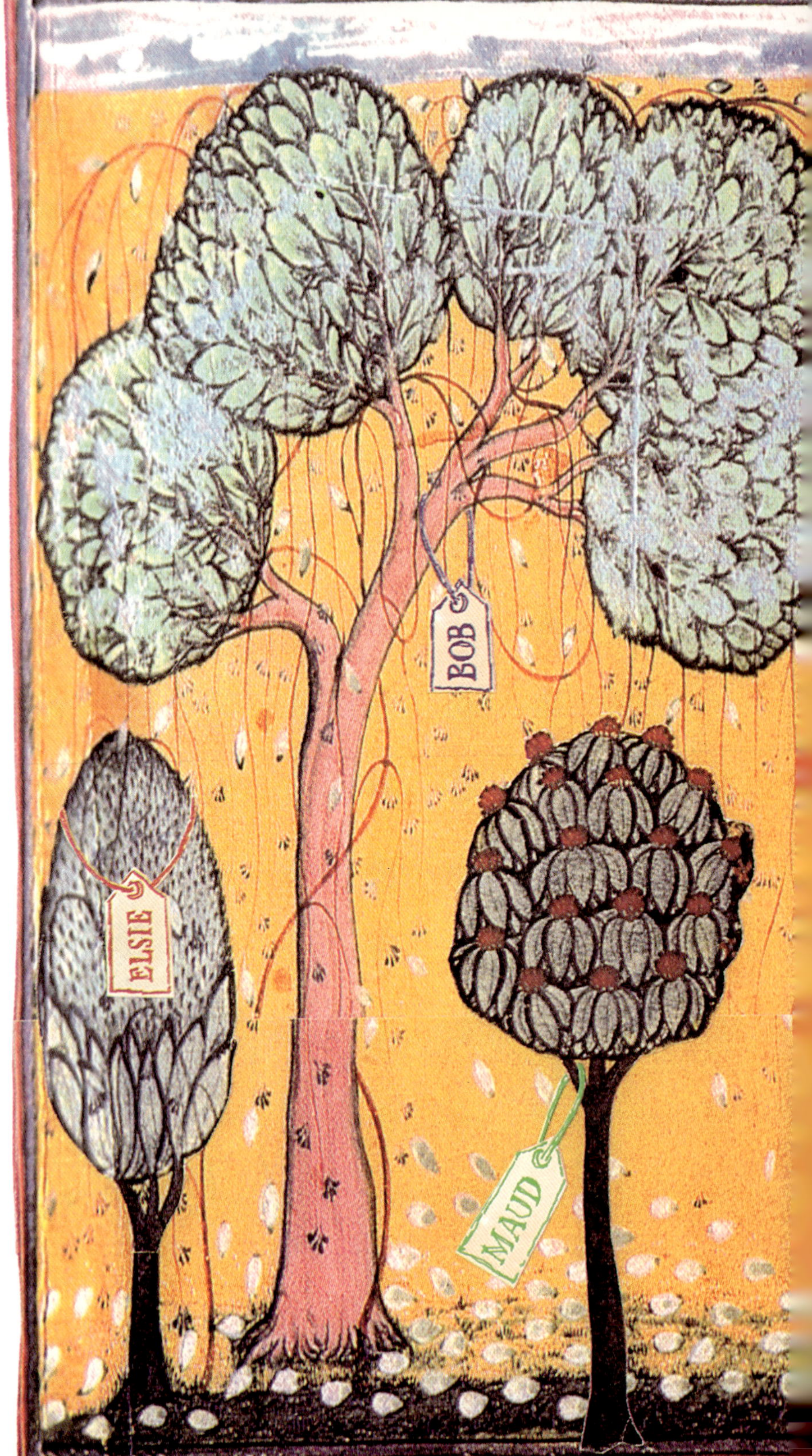

Einen Namen für das Kind

Ändert sich das Kind, wenn er oder sie einen Namen erhalten hat? In der Sprache der afghanischen Kafir bedeutet „einen Namen geben“ dasselbe wie „hineingießen“. Ein Name wird mit der Seele des Kindes in Verbindung gebracht und verleiht ihm oder ihr eine Identität.

Manche Völker betrachten das namenlose Kind als ruhelosen Geist ohne Wurzeln und Schutz. So glaubten die Engländer einst, daß Schmetterlinge die Seelen von Kindern seien, die vor der christlichen Taufe gestorben waren.

Tatsächlich vermuten die Historiker, daß wir den Brauch der Namensgebung unmittelbar nach der Geburt erfunden haben, um die Kinder zu schützen. Früher war das einfach, da nicht sehr viele Namen zur Wahl standen, und oft wurden die Kinder einfach nach einem nahen Verwandten benannt. Das Jäger- und Sammlervolk der !Kung kennt nur fünfunddreißig Namen für jedes Geschlecht und nennt seine Kinder folglich nach dem Großvater, einer Tante oder einem nahen Verwandten. Sie glauben, daß eine besondere Beziehung zu dem Menschen hergestellt wird, mit dem man den Namen teilt. Aus demselben Grund sehen es die Thonga in Südafrika gerne, wenn ein Freund der Familie seinem Kind ihren Namen gibt und so eine enge Beziehung zwischen den beiden herstellt, die jedes Jahr durch ein Geschenk gefestigt wird.

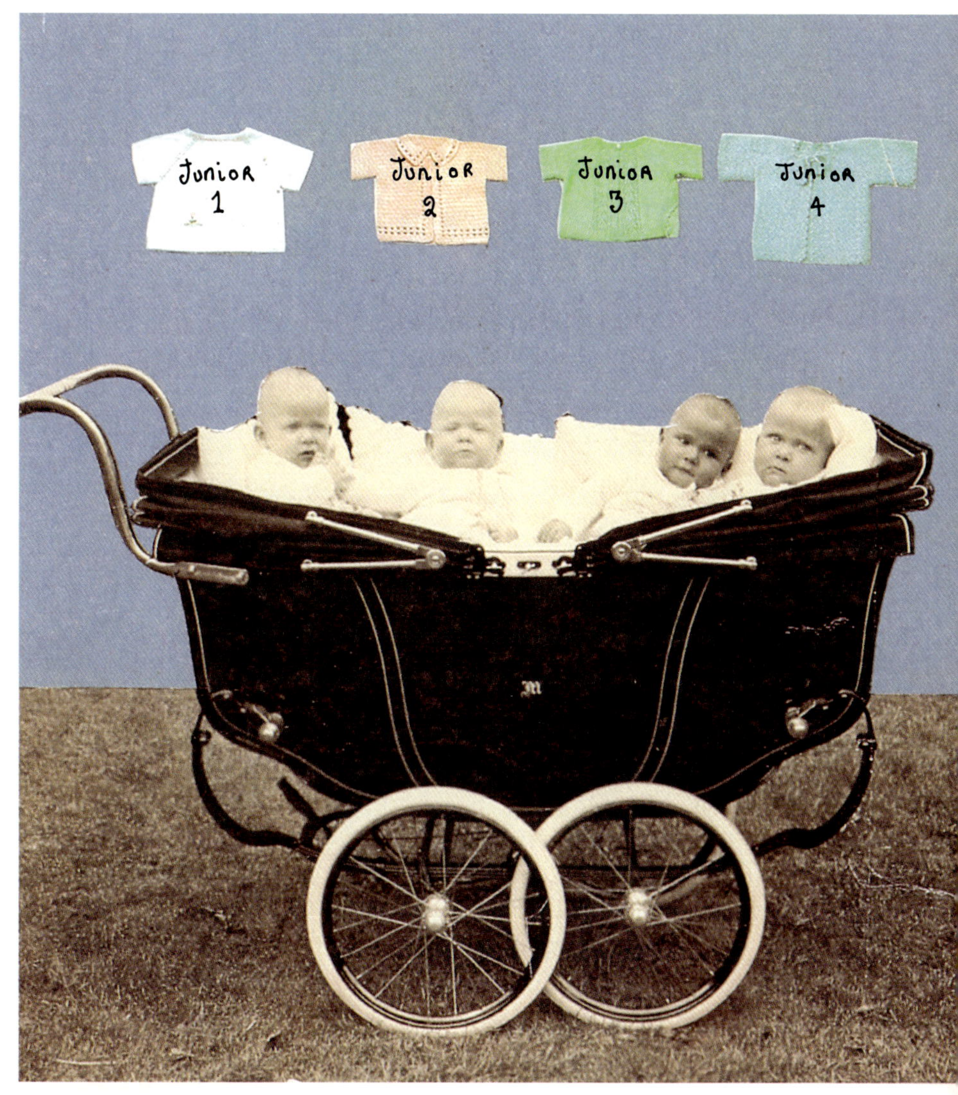

„Spitzbauch“

Ganz anders bei den Dusin auf Borneo: Hier gibt man den Kindern erst mit fünf Jahren, wenn ihr Charakter sich herauszubilden beginnt, einen Namen. Bis dahin tragen sie einen Spitznamen, der sich auf bestimmte Eigenschaften bezieht, z. B. „Klammeräffchen“ oder „Spitzbauch“. Die Seri-Kinder in Mexiko bekommen erst am ersten Geburtstag einen Namen, und sie behalten ihre frühen Spitznamen wie „Nimmersatt“ o. ä. bis zur Pubertät bei.

Schützende Kraft

Da ein Name eng mit seinem Träger verbunden ist, ist die Namensgebung von großer Bedeutung. Der amerikanische Volksmund sagt, daß ein Kind durch einen falschen Namen krank werden kann. Tibetanische Eltern versuchen zuweilen, ein krankes Kind dadurch zu heilen, daß ein buddhistischer Priester ihm einen neuen Namen gibt. Dem Namen wird magische Kraft zugesprochen. Haitianische Kleinkinder bekommen zwei Namen: Der eine muß von den Eltern geheimgehalten werden, bis das Kind alt genug ist, auf sich selbst aufzupassen, damit er nicht durch schwarze Magie gegen das Kind gewendet werden kann. In einigen Gegenden der Welt, wo die Kindersterblichkeit hoch ist, geben besorgte Eltern ihrem Kind einen häßlichen Namen – wie „Dung“ auf Hawaii oder „Hundekot“ in Tibet – in der Hoffnung, die bösen Geister davon abzuschrecken, es zu rauben.

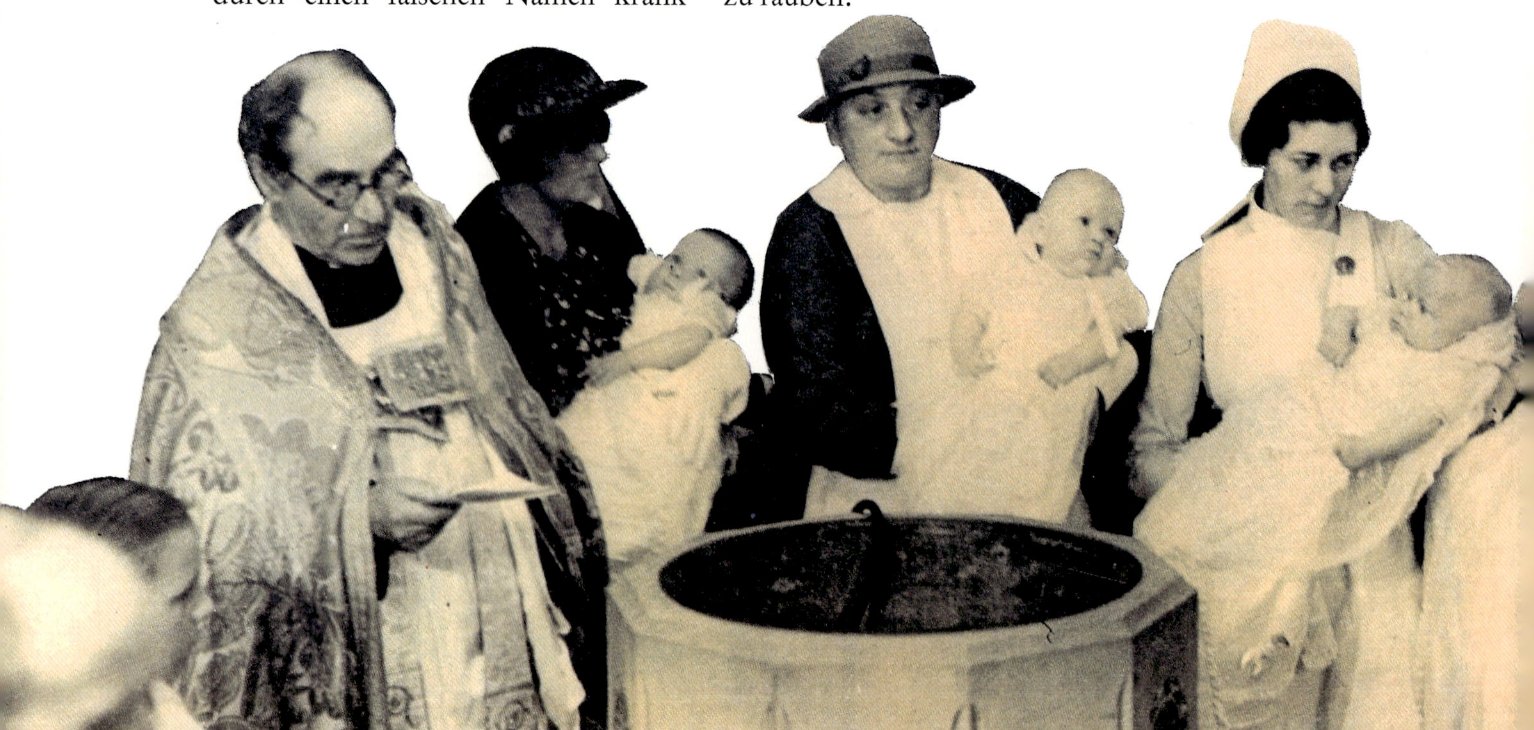

Den Namen entdecken

Wir sprechen vom „Finden“ eines Namens. Manche Menschen glauben, daß das Kind ein reinkarnierter Vorfahr ist, und somit sein Name buchstäblich entdeckt werden muß. Wie findest du den richtigen Namen? Manchmal wird eine Liste mit den Namen der Vorfahren verlesen, und der richtige Name entscheidet sich in dem Moment, wo das Baby zu nuckeln beginnt, oder, wie bei den Maoris auf Neuseeland, wenn das Kind niest, weil man das Niesen für eine Kommunikation mit den Geistern hält. Bei den australischen Ureinwohnern findet die Frau den Namen für ihr Kind im letzten Stadium der Geburt, indem sie die Liste möglicher Namen aufsagt bis zu dem Moment, in dem die Plazenta ausgestoßen wird. Die Dyak auf Borneo halten dem Kind ein Bündel Grashalme hin, auf denen Namen geschrieben sind, und warten, welchen es berührt.

Was steckt in einem Namen?

Viele Menschen in verschiedenen Gegenden der Welt nennen ihre Kinder nach Dingen, die sich während der Geburt ereignet haben oder zu sehen waren. Der hawaiianische Name *Kapaulehuaonapalilahilahiokaala* bedeutet „die Lehua-Blume, die auf dem Kamm des Mount Kaala blüht“. Der Gabbra-Name *Ellema* heißt soviel wie „der/die geboren wurde, als die Kamele im hohen grünen Gras weideten“.

– Die Beduinen benennen ihre Kinder nach Körperteilen: *Al Sirra:* „Nabel“, *Zib Sahman:* „Hundepenis“.

– Die Tibeter nennen ihre Kinder für gewöhnlich nach dem Geburtstag: *Nyma:* „Sonntag“, *Dawa:* „Montag“ und *Mingma:* „Dienstag“.

– Die kalifornischen Miwok-Indianer geben den Kindern Naturnamen: *Kono:* „Ein Eichhörnchen, das sich durch einen Pinienkern hindurchknabbert“, *Iskemu:* „Wasser, das seicht fließt, wenn der Bach austrocknet“.

Paten

Tennessee Williams bezeichnete Kinder als „halslose Monster", während William Wordsworth das Neugeborene zum „Mächtigen Propheten und Gesegneten Seher!" idealisierte. Die meisten Erwachsenen wissen, daß die Wahrheit irgendwo dazwischen liegt. (Eloise Salholz)

Nach wem wird das Kind benannt, welche Beziehung wird es zu diesem Menschen haben? Getaufte Kinder haben eine Patin und einen Paten, wobei diese Verbindung einen rein formellen Charakter haben kann. Das sibirische Kind hat seine „Nabelmutter" und seine „Tragemutter" – die Frau, die bei der Geburt die Nabelschnur durchtrennte, und die Frau, die es in die Wiege legte, es mit einer schönen Decke zudeckte und von der Geburtshütte zu dem Haus trug, wo es seinem Vater vorgestellt wurde. Das Thonga-Kind in Südafrika wird stets eine enge Verbindung zu der Schwester seines Vaters haben, die das Kind während der zeremoniellen Namensgebung hält. Das Dinka-Kind im Sudan steht in einer dauerhaften und intimen Verbindung zur Hebamme bzw. *Geem*, die es als göttliches Geschenk in Empfang nahm. Das ganze Leben lang muß das Kind ihr Respekt entgegenbringen, und sie muß dem Kind wie eine Mutter sein. Entsprechend findet das kenianische Gabbra-Kind stets Aufnahme im Haus seiner *Aku*, der Hebamme, die es auf die Welt geholt hat, und es wird sich sein ganzes Leben lang mit kleinen Gaben und zeremoniellen Besuchen um sie kümmern.

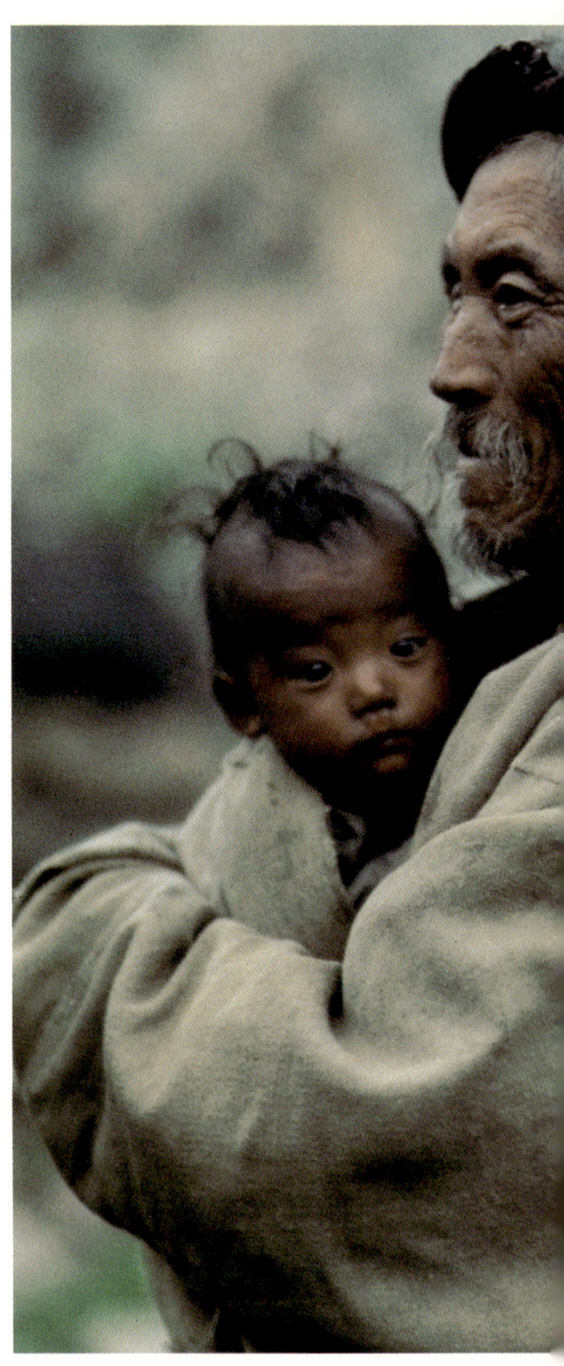

Alter Nynbia-Mann mit Kind. Humla, Nepal.

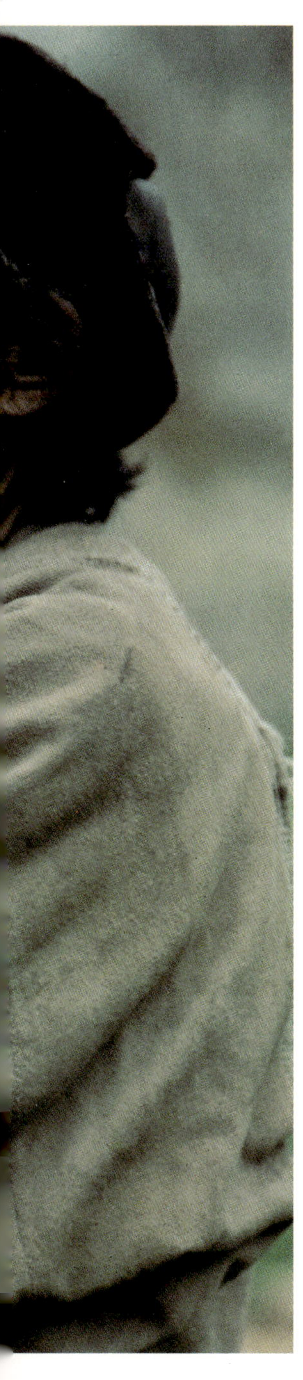

Schutz der Gemeinschaft

Da Jäger- und Sammler-Völker häufig umherwandern, müssen die Familien klein gehalten werden, und es stehen, gerade wie in unserer eigenen Gesellschaft, nicht viele Verwandte zur Hilfe zur Verfügung. Statt dessen ersetzt die Gemeinschaft die Familie. Die Tchambuli-Mutter in Neuguinea stillt ihr Kind, während sie Schlafkörbe mit Riedhalmen polstert. Für seine anderen Bedürfnisse stehen stets andere Frauen zur Verfügung, und das Kind lernt rasch, jede Frau im Clan als *aiyai,* „Mutter“, anzureden. Bei den Ongre Negrito auf der Kleinen Andaman-Insel helfen die Frauen sogar manchmal beim Stillen anderer Kinder aus.

Kinderbetreuung

Wenn das Kind soweit herangewachsen ist, daß es auf dem Feld von seiner Mutter wegkrabbeln kann, übernimmt jemand aus der Familie seine Betreuung während der Arbeitszeit. Bei den wohlhabenden Ngoni in Malawi werden junge Mädchen mit der Bezeichnung *amoreri,* was soviel wie „betreuen“ bedeutet, zur Beaufsichtigung der Kinder eingestellt, während die Frau den Haushalt erledigt. Wie Kindermädchen überall auf der Welt entwickeln die *amoreri* zu den ihnen anvertrauten Kindern eine enge Beziehung. „Bu, bu, bu, das Baby schreit nach seiner Amme und nicht nach seiner Mutter“, lautet eines ihrer Lieder.

In den meisten Agrargesellschaften werden Mädchen im Alter von sieben oder mehr Jahren, für gewöhnlich Schwestern, mit der Betreuung der Babys beauftragt. In Indien nennt man auf diese Weise betreute Kinder „Hüftenbabys“ aufgrund der typischen Art, wie die Mädchen die Kinder tragen, während sie mit ihren Freundinnen spielen. Dinka-Kinder im Sudan werden von jungen Tanten oder Nichten betreut, die man „Kinderhüterinnen“ nennt. In Taira auf der Pazifikinsel Okinawa verbringen die alten Frauen der Gesellschaft viel Zeit damit, mit dem auf den Rücken gebundenen Enkel um das Dorf herum spazierenzugehen, während die Mutter auf dem nahegelegenen Feld arbeitet. Wenn das Kind schreit, wird es mit Brei gefüttert oder der Mutter zum Stillen gebracht. Kleine Jungen oder Mädchen unterhalten das Baby mit rasselnden Dosen oder zeigen ihm hübsche Blätter. Ansonsten schenkt niemand dem Kind besondere Aufmerksamkeit. Mit der Zeit schließt sich das heranwachsende Kleinkind zunehmend der spielenden Kindergruppe an und lernt durch das Zuschauen die Spielregeln.

Vater oder Mutter?

Bei den Manus im Pazifik obliegt dem Vater die Betreuung des Kindes, während die Mutter im Mango-Hain arbeitet. Die schwedische Regierung einigte sich vor einigen Jahren mit der Industrie auf einen Plan zur Arbeitsteilung bei der Kinderbetreuung zwischen Vater und Mutter. Beiden Eltern wird eine verkürzte Arbeitszeit bei geringem Lohnverlust angeboten, damit beide ihre berufliche Laufbahn verfolgen und für ihr Kind dasein können.

In Ackerbaugesellschaften sind beide Eltern gewöhnlich bis Einbruch der Dunkelheit bei der Arbeit. Dennoch liegt die Hauptlast der Kinderbetreuung auf der Frau. Da die Familien jedoch groß sind, steht stets eine Schwester, eine Tante oder eine Großmutter zur Hilfe zur Verfügung. „Jeder faßt mit an", erzählt Scherzoom, eine Nyinba-Frau im nepalesischen Humla. „Schwiegermütter, Großmütter und -väter, kleine Brüder und Schwestern, Ehemänner, am meisten jedoch die Mutter."

Wenn ich meinen Kopf drehe, lacht es mich an, mein Baby, tief versteckt in meiner Kapuze. Oh, wie schwer er ist! Ya, ya! Ya, ya! (Wiegenlied der Inuit, Grönland)

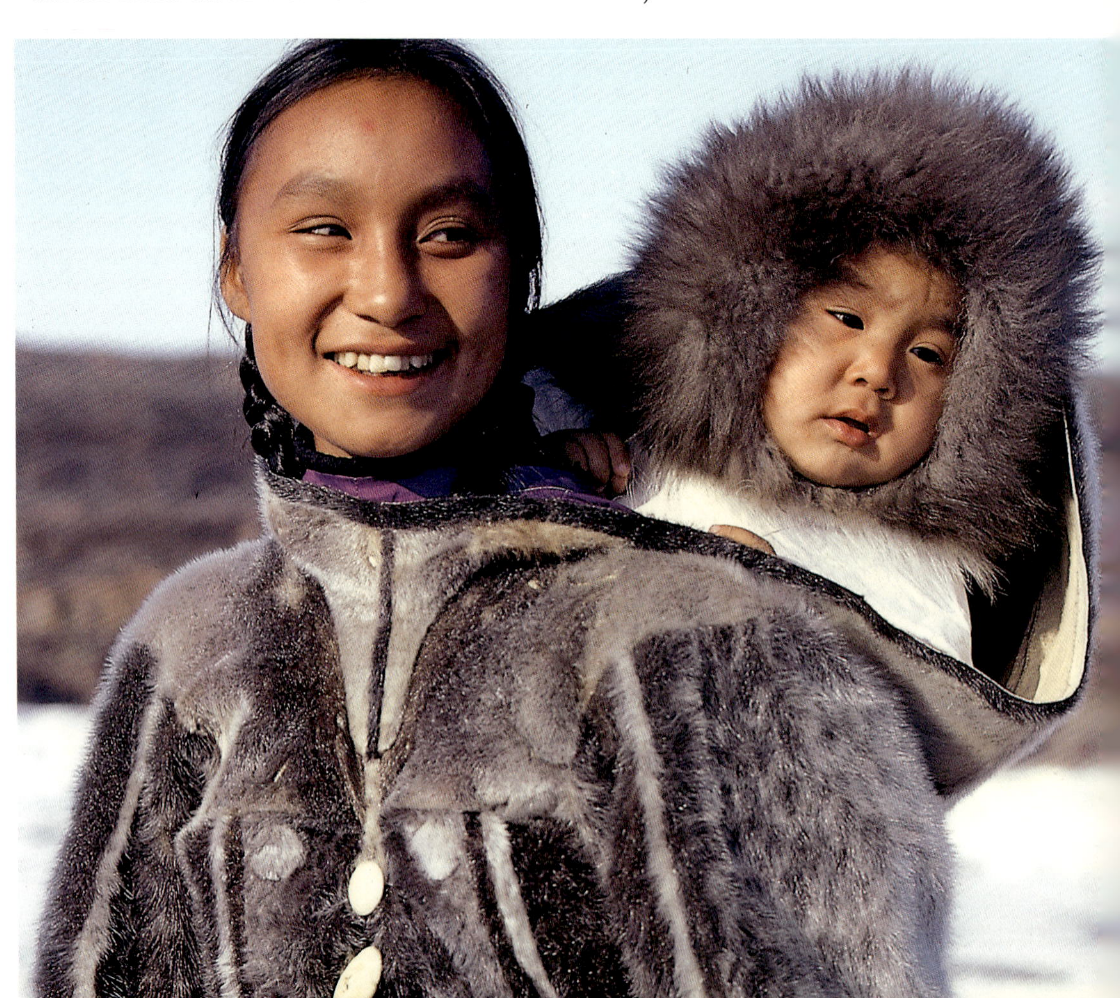

Die Inuit-Mutter trägt ihr Kind in einem Parka, in dem genug Platz für zwei ist.

Das Tragen

Gehen wir 8000 Jahre zurück, finden wir Belege dafür, daß unsere Vorfahren ihre Kleinstkinder stets sehr eng bei sich trugen. Noch weiter zurück in der Evolution können wir beobachten, wie kleine Affen sich instinktiv an den Bauch der Mutter klammern – der starke Griff, mit dem dein Baby sich an deinem Daumen festklammert, ist nichts anderes als dieser verkümmerte Klammerreflex.

Man nimmt an, daß Kindertragen zu den frühesten menschlichen Geräten gehörten. Sie wurden aus Tierhäuten gefertigt – in zahlreichen Kulturen war es Tradition, der frischgebackenen Mutter die Haut eines bei der Feier nach der Geburt geopferten Tieres zu schenken. Noch heute haben die rotgeblümten Kindertragetücher der Chinesinnen die Form von Tierhäuten.

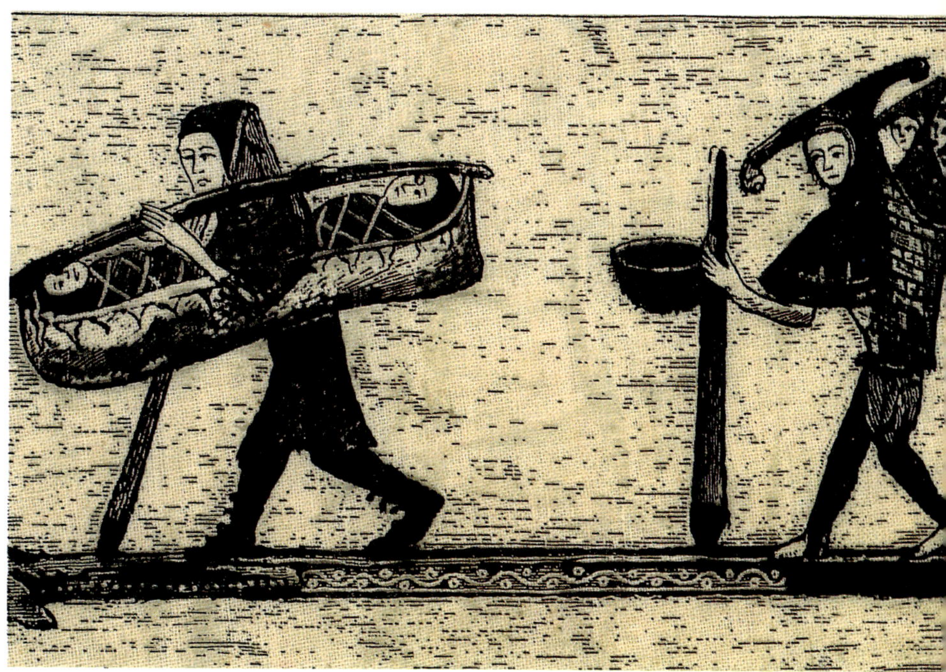

Innovatives Design

Andere Völker haben ihre Kleidung auf das Tragen der Kinder zugeschnitten. Der Pelzparka einer Inuit-Frau ist weiter geschnitten als der des Mannes, und ihr Baby sitzt darin nackt bis auf seine Karibu-Windel und seine kleine Mütze, unter dem Po gestützt durch eine Binde, die der Mutter um den Leib gewickelt ist. So kann es die Mutter singen hören und fühlt sich durch die Nähe zu ihr wohl.

Hinten oder vorne?

Manche Frauen tragen ihre Babys gerne in Tragetüchern fest an den Rücken gebunden. Andere ziehen es vor, die Kinder vorne zu tragen, besonders, wenn sie noch sehr klein sind, damit Mutter und Kind sich einander näher fühlen. Die indonesische Trageschlinge oder der *Rebozo* der Mixteca-Indianer drükken das Kind gegen Bauch und Brust der Mutter und übernehmen die Funktion einer Wiege.

Es gibt zwei Arten zu reisen – erster Klasse oder mit Kindern.
(Robert Benchley)

Ein mobiler Kinderhort

Die Buschfrauen der !Kung tragen ihre Babys in Tragetüchern an ihrer Seite, während sie in der Kalahari-Wüste Wurzeln suchen. Sanft gewiegt von den Bewegungen der Mutter kann sich das Kind zum Schlaf zusammenrollen. Wenn es wach ist, kann es aufrecht sitzen und schaukeln oder mit den Haaren und dem Halsschmuck der Mutter spielen, und es lernt rasch, zu ihrer Brust zu gelangen. Auf ihrer Hüfte befindet sich das Kind in derselben Höhe wie die faszinierende Welt älterer Kinder, eine stete Quelle der Unterhaltung. Im täglichen Gebrauch dienen die Tragetücher als Kinderwagen, Laufstall, Wiege, Schaukel und Kindersitz in einem – ein mobiler Kinderhort.

Vorteile des Tragens

Untersuchungen in Uganda haben ergeben, daß Kinder, die in aufrechter Haltung getragen werden, schneller laufen lernen und sich auch anderweitig rascher entwickeln. Die aufrechte Haltung erhöht die Wahrnehmungsfähigkeit des Kindes und fördert die Entwicklung der Nacken- und Rückenmuskeln. Da sie täglich herumgetragen werden, machen sich die Kinder mit

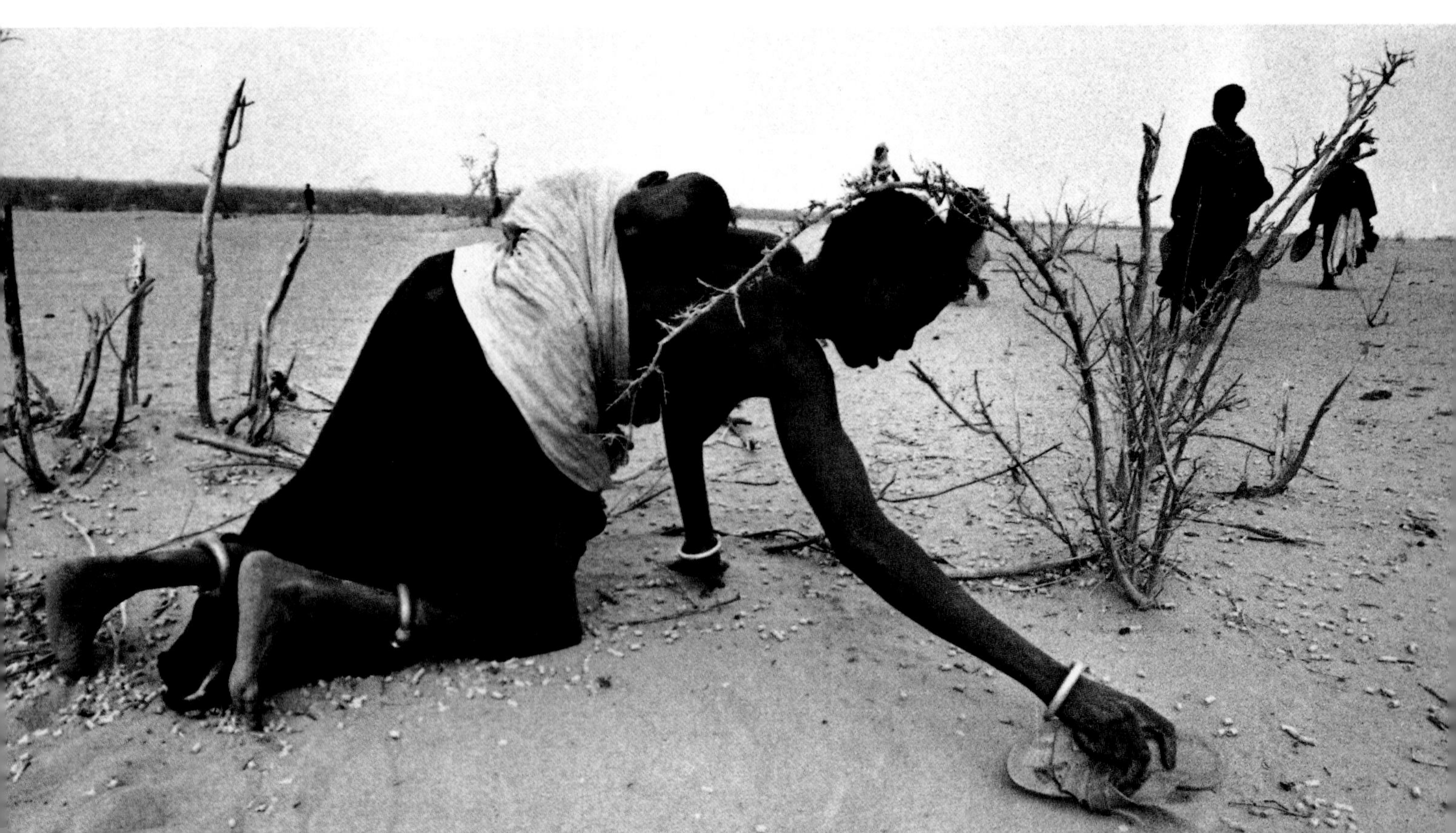

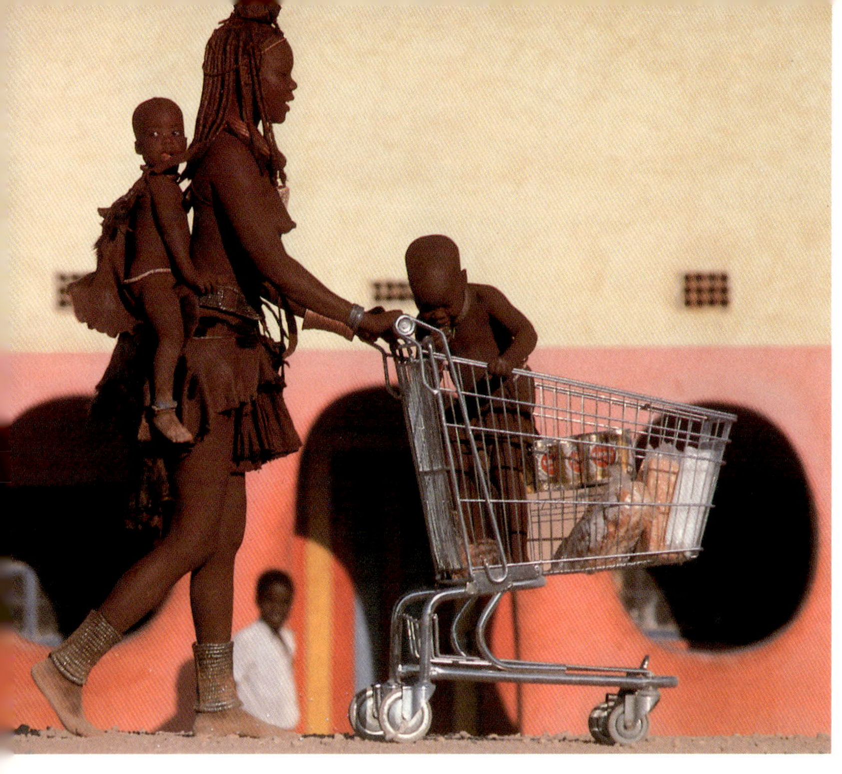

ihrer Umwelt vertraut, während sie sie aus ihrer sicheren Position heraus beobachten. Durch die aufrechte, geborgene Haltung werden die Kinder ruhiger – Studien haben ergeben, daß sie sogar weniger schreien als Kinder, die nicht regelmäßig getragen werden. Auch in der westlichen Welt betrachten die Frauen das Tragetuch inzwischen nicht nur als unkompliziertes Transportmittel für ihr Kind, sondern auch als Lösung für das Problem, den Haushalt zu erledigen und sich gleichzeitig um das Kind zu kümmern.

Kinderpflege und Arbeit gehören zum Alltag vieler Mütter. Oben: Eine Ovahimba-Frau in dem sich wandelnden Namibia beim Einkauf mit Kind. Links: Senegalesische Mutter mit Kind. Rechts: Mutter und Kind im Norden Thailands. Ganz rechts: Hausfrau in New York, 1955.

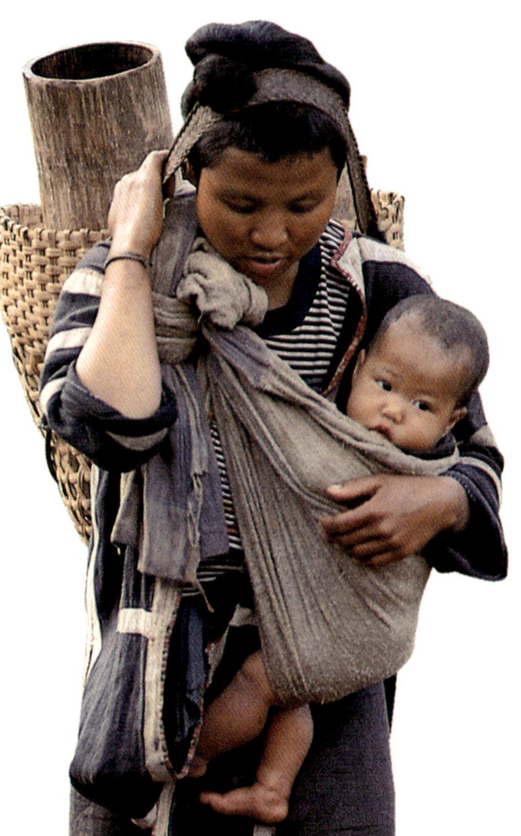

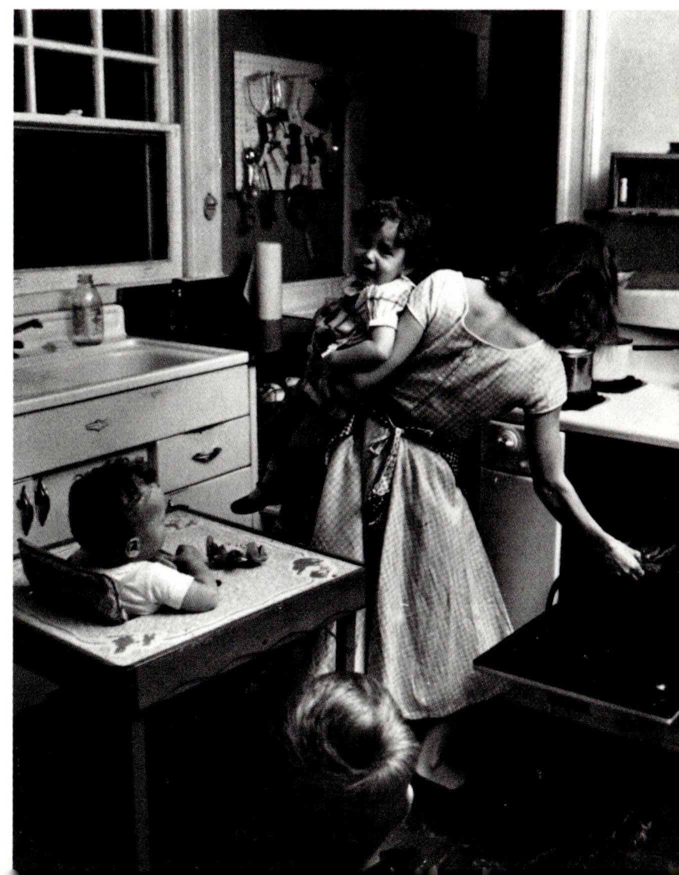

Das Heranwachsen

In den meisten nicht-industrialisierten Kulturen dürfen die Kleinkinder solange Baby sein, bis das nächste Kind empfangen oder geboren wird. Nun braucht das neue Baby die Milch und den Schutz des Körpers der Mutter. Das ältere Kind muß verzichten und rückt ein Stück weiter in die Welt. Um das Kind abzustillen, reibt die Mutter ihre Brustwarzen zuweilen mit bitteren Kräutern ein.

Bei dem nigerianischen Ibo-Volk wird das frisch entwöhnte Kind „das Kind, das das Kind brachte“ genannt, und es wird dafür belohnt, daß es sich von der Mutter trennt, um Platz für ein weiteres Kind zu machen. Das langdauernde Sex-Tabu bei den Ibo und bei vielen anderen nicht-industrialisierten Kulturen sichert jedem Kind den Schutz und die Milch seiner Mutter für nahezu drei Jahre – die erste Phase der Kindheit, in der nach westlicher Ansicht das Kind die wichtigsten Bindungen im Leben eingeht und sein Grundvertrauen in die Welt aufbaut.

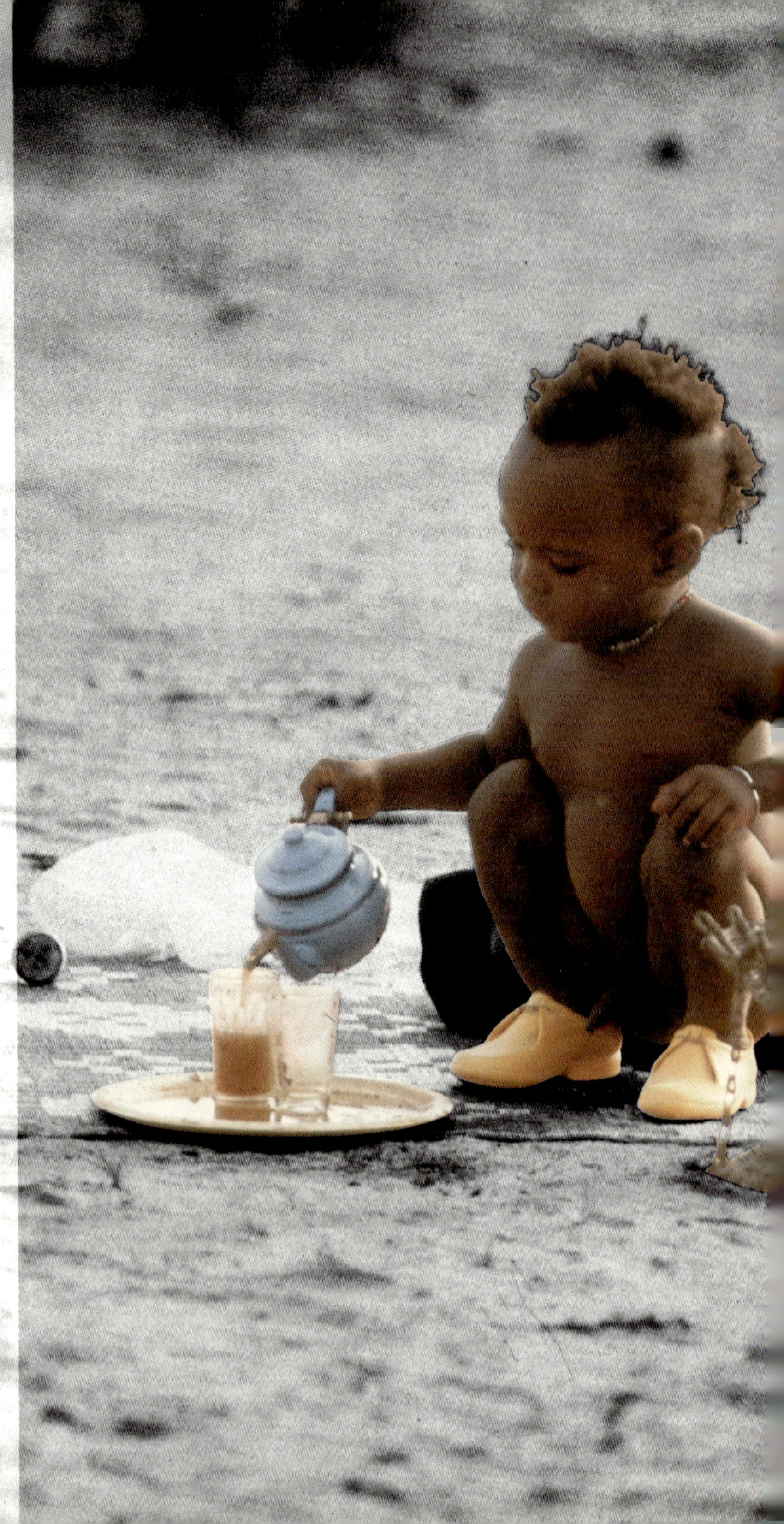

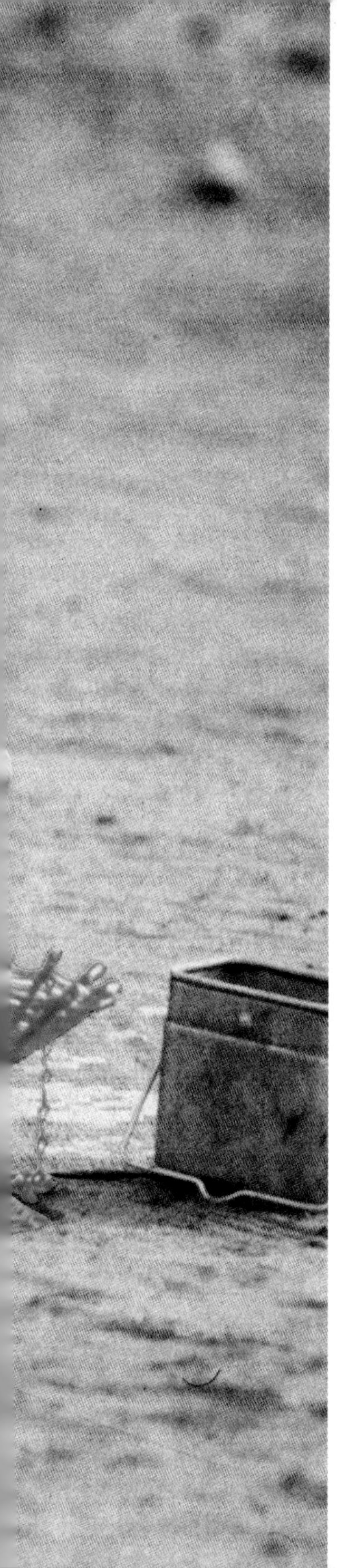

Das Kind entwöhnen

– Die tschechoslowakischen Kinder wurden einst auf spaßige Weise entwöhnt. Die Mutter buk Kekse mit einem Loch in der Mitte, die sie auf ihre Brust steckte, so daß die Brustwarze durch das Loch schaute. Das Kind konnte vor Lachen nicht mehr saugen, nahm statt dessen den Keks – und so begann die Entwöhnung.

– Manche Völker entwöhnen ihr Kind, indem sie ihm besondere Leckerbissen in den Mund stecken: die Utku in Kanada Fischaugen, die Tchambuli in Neuguinea Lotusstengel, Lilienstengel und Rohrzuckerstückchen.

– Die Hausa-Kinder in Äthiopien werden an einem einzigen Tag abgestillt, dem Islam entsprechend immer an einem Freitag.

– Manche Völker, wie die Jamaikaner, schicken das Kind für ein paar Tage zur Großmutter, damit es von der Mutter getrennt und abgelenkt ist.

Die nigerianischen Woodabe-Kinder lernen das Ritual des Teetrinkens schon sehr früh.

Das Kind hat jetzt Wissen

Wenn die entscheidenden körperlichen und emotionalen Bindungen erst einmal geknüpft sind, fühlen Kinder sich sicher genug, um die Welt um sie herum zu erforschen. Dieses Stadium heißt bei den Mixteca-Indianern: „Das Kind hat jetzt Wissen." Nach westlichen Erkenntnissen weiß das Kind in diesem Alter, wer seine Mutter ist und daß es sie gibt, auch wenn es sie im Moment nicht sehen kann.

In Kulturen, wo die Eltern erwarten, daß die Kinder heranwachsen und genau so leben, wie ihre Vorfahren es seit Generationen getan haben, kann das Kind alles Entscheidende durch Zuschauen und Zuhören und im Spiel lernen. Aus seinem Tragetuch heraus hat das !Kung-Kind mit zwei oder drei Jahren alles über die Wüste, ihre Spuren und die darin zu findenden eßbaren Wurzeln gelernt, ebenso wie das Mbuti-Kind auf Neuguinea den Wald, seine Rebstöcke und Gemüsepflanzen kennt. Nachts am Feuer sitzend, lauschen die Kinder den Erzählungen der Erwachsenen, erlernen das kulturelle Volksgut und die Regeln der Jagd. Sie vervollkommnen ihre Geschicklichkeit im Umgang mit kleinen Pfeilen und Bogen.

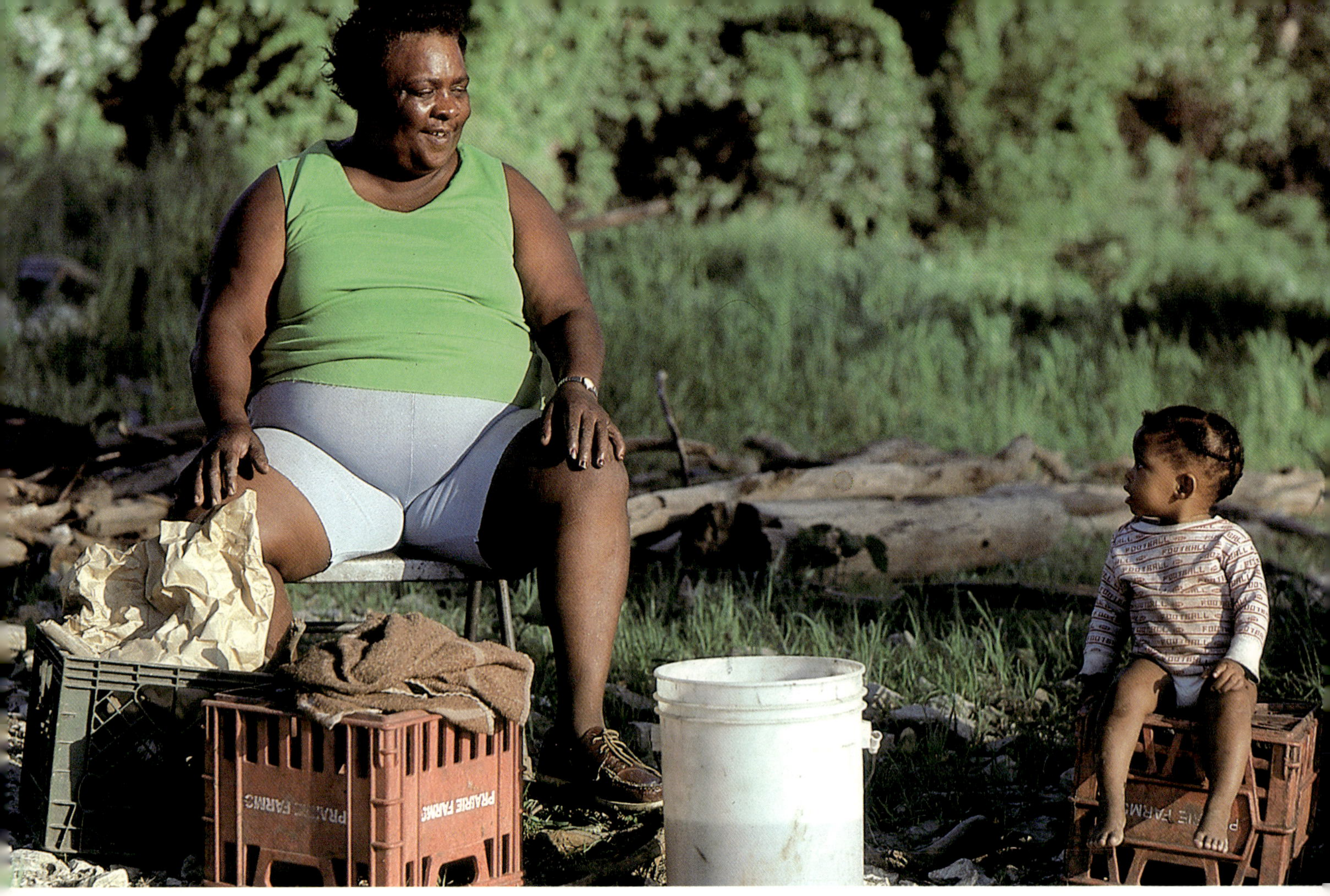

Mutter und Kind beim Fischen, St. Louis, Missouri.

Das Heranwachsen feiern

Überall in der Welt beobachten und feiern die Menschen das Heranwachsen und die Entwicklung ihrer Kinder. Wir feiern den Geburtstag des Kindes sowohl, um den Lebensweg abzustecken, als auch um des Ereignisses zu gedenken, durch das dieses neue Leben auf die Welt kam. In zahlreichen nicht-industriellen Gesellschaften haben die Eltern jedoch keinen Kalender zur Markierung des genauen Geburtsdatums. Der Fortschritt des Kindes wird eher durch wichtige physische Ereignisse gemessen. Jedes dieser Ereignisse gibt Anlaß für ein Fest, ein Ritual, das den Übergang des Kindes von einem Stadium in ein anderes symbolisiert. Die wichtigsten Feiern sind eindeutig die

Pubertätszeremonien – Riten zum Übergang von der Kindheit zur Reife – diese sind jedoch in zahlreichen Kulturen lediglich der Höhepunkt einer ganzen Reihe von Feierlichkeiten, die mit dem Übergang des Kindes von der Welt der Geister in die Menschenwelt beginnen.

Auf den Samoa-Inseln veranstaltete man z. B. Feste zum „Sitzen des Kindes", „Krabbeln des Kindes", „Stehen des Kindes", und ein besonderes Fest mit Gesang und Tanz galt dem „Gehen des Kindes", da nun das Kind aus seinem vollständig abhängigen Stadium heraustrat und mit anderen Kindern spielen konnte. Die Bantus in Südafrika feierten, wenn ein Kind das erste Mal auf seinen Namen reagierte. Auf der Halbinsel Yucatan markiert ein *Hets Mek* genanntes Fest den Übergang, wenn das Kind nicht mehr auf den Armen, sondern breitbeinig auf der Hüfte getragen wird.

Die Chaggas in Uganda feiern den ersten Zahn des Kindes, der ein neues Stadium darstellt, das „Nun ist das Kind vollständig" genannt wird. Die Großmutter kommt und reibt unter Segenswünschen den Gaumen des Kindes mit besonderen Kräutern ein, die einen gesunden Zahnbestand gewährleisten sollen. Dann erhält das Kind seinen Namen und die erste feste Nahrung.

Der erste Haarschnitt des Kindes wird in zahlreichen Kulturen als Abschneiden der „Geburtshaare" gefeiert, wie die Tibeter es nennen. Auf der indonesischen Insel Roti wird dazu ein Schwein geschlachtet, und die Locken des Babys werden in eine Palme gehängt – so, wie man bei uns häufig die erste abgeschnittene Haarlocke des Kindes aufbewahrt.

In einer neuen Familie braucht alles seine Zeit. Aber wir wollen doch alle miteinander unser Leben teilen, nicht wahr? Ist das nicht das Wichtigste überhaupt?

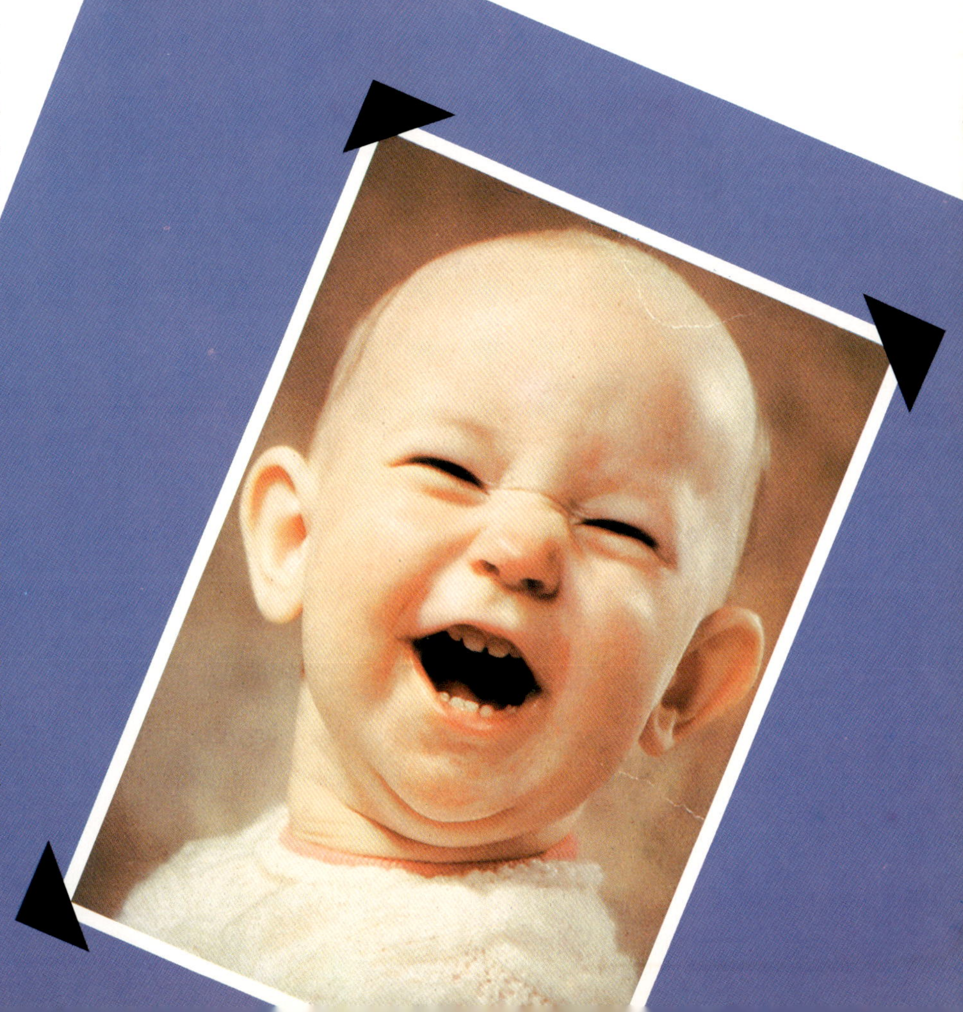

Die Zukunft

Die Kinder lehren uns sehr viel über uns selbst. Wer weiß – vielleicht kommen sie tatsächlich von herabfallenden Sternen, wie die Indianer in Guatemala glauben. Vielleicht wissen sie mehr als wir. Vielleicht sind sie weiser, wie die Hopi-Indianer sagen.

Wenn der Arapesh-Vater sein Kind in der Gemeinschaft willkommen heißt, beschwört er die Namen der Dorfkinder und nennt Jams-Wurzeln nach ihnen in der Hoffnung, daß sein Kind gastfreundlich und entgegenkommend werden möge. Denn es ist dieses Kind, das die Zukunft gestalten wird.

Welche Hoffnungen hegst du für dein Kind, für die Zukunft deines Kindes, für die Gestaltung dieser Zukunft?

Die Chinesen sprechen von zwei einander entsprechenden Zyklen: Dem Zyklus der Jahreszeiten, in dem die Blätter braun werden, herabfallen und sich neue Blätter bilden, geradeso, wie neue Eier die abgestoßenen Eier im Monatszyklus einer Frau ersetzen, und dem Generationszyklus von Saat-Frucht-Saat. Dadurch, daß wir Eltern werden – nicht nur Söhne oder Töchter, sondern auch Väter und Mütter –, werden wir zum verantwortlichen Teil dieses größeren Zyklus, dem endlosen Faden der Zeit.

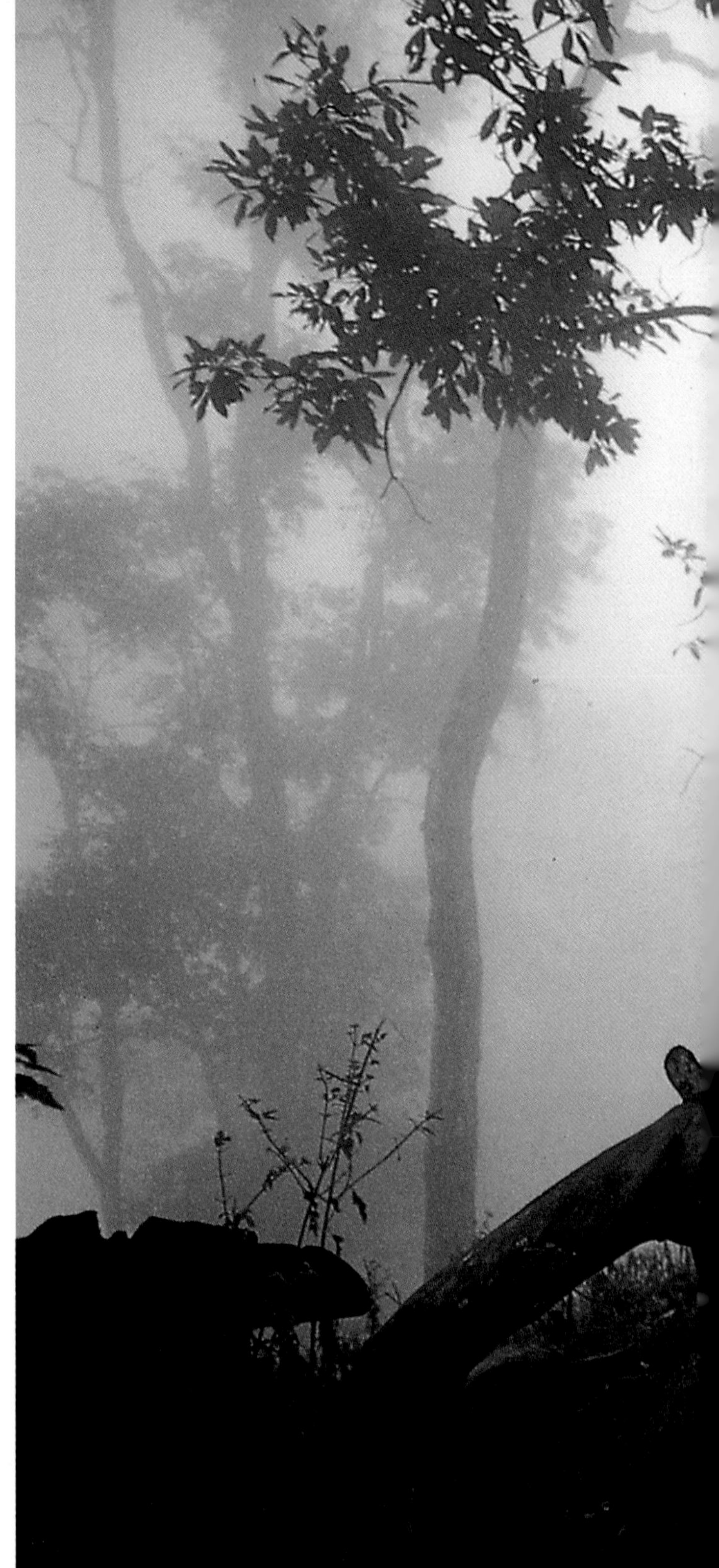

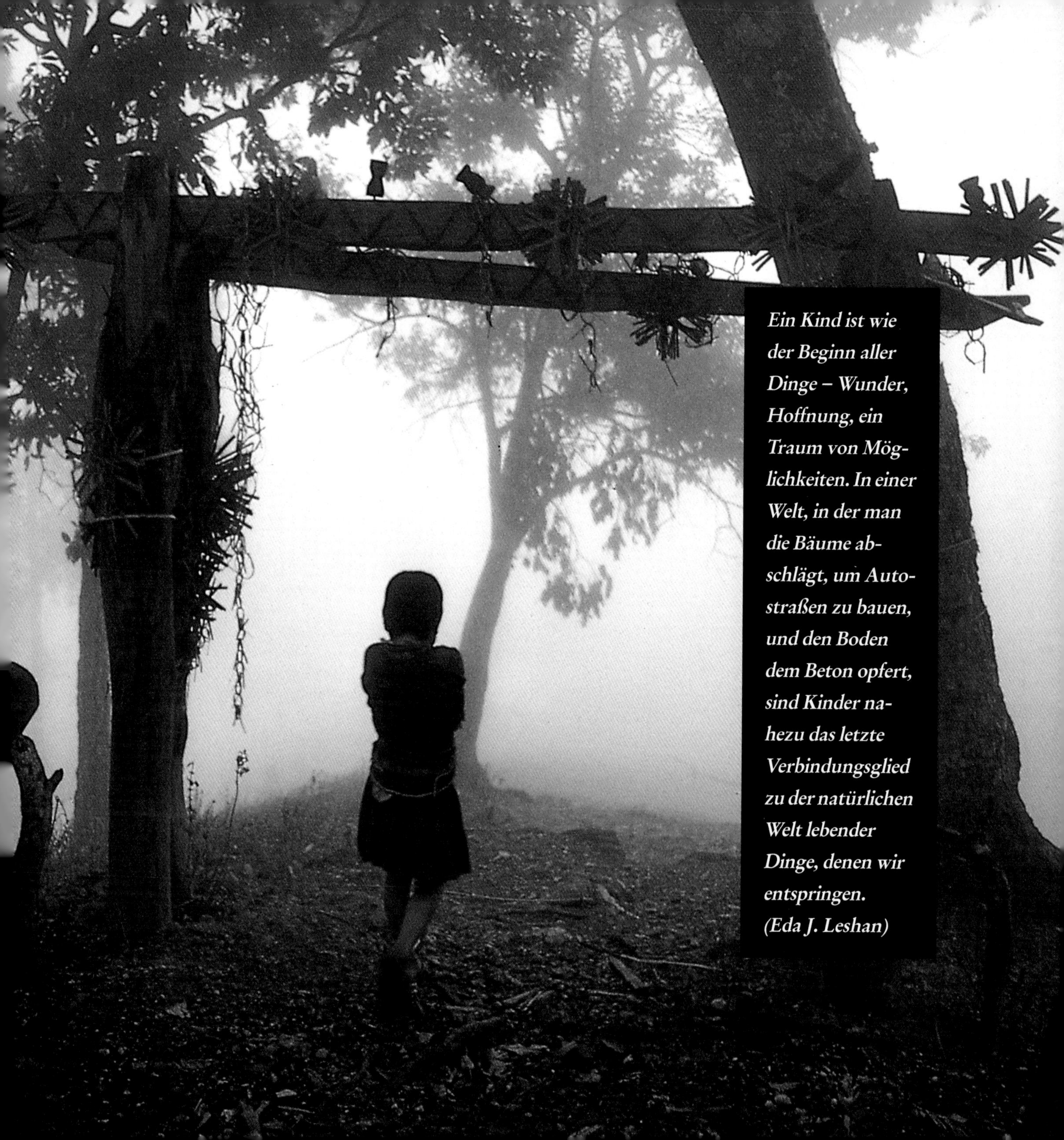

Ein Kind ist wie der Beginn aller Dinge – Wunder, Hoffnung, ein Traum von Möglichkeiten. In einer Welt, in der man die Bäume abschlägt, um Autostraßen zu bauen, und den Boden dem Beton opfert, sind Kinder nahezu das letzte Verbindungsglied zu der natürlichen Welt lebender Dinge, denen wir entspringen.
(Eda J. Leshan)

BILDQUELLEN

Vorsatzpapier: Sandra Lousada

Gegenüber Titelseite: Sandra Lousada. **Einleitung:** Photo Perilli Family collection. Photo Carol Beckwith. **Inhaltsseite:** Photo Richard Browning *The Miles Quads,* 1936.

Ich kam aus dem Himmel:

Frances Myers 6; Photo Thomas L. Kelly 9; Mawalan 1908–1967 and his eldest son 1927–1987. *Djang 'Kawu story,* Gift of Stuart Scougall 1959 Art Gallery of New South Wales 11; Tamara De Lempicka, Petit Palais Musee Geneve 13; Frances Myers 14; Photo Robert Doisneau, Rapho Agence de Pressee 15; Photo Jean-Luois Nou, *Gopis in Yamuna,* New Delhi Museum 16; Philadelphia Museum of Art, given by Mrs. William H. Horstmann 17; Photo Thomas L. Kelly 18; Smithsonian Institute, National Museum of Natural History Department of Anthropology 19 b.l.; Neil Barnden 19; Photo Jean-Louis Nou, *The Frist Glance,* Mrigavat Series Sultanate. Bharat Kala Bhavan, Varanasi 20; Photo Michael Freeman 21; Photo Laborie, Bergerac f.l. 22; Hermenegildo Bustos, Museo de la Alhondiga de Granaditas, Guonajuato 22; Photo John Sanday, Apa Photo Agency 23.

Zehn Monde:

Frances Myers, Neil Barnden 26, 27; Frances Myers 29; Photo Sandra Lousada 31; The Royal Library, Windsor Castle 32; National Library of Medicine Bethesda, USA 34, 35; Photographie Giraudon 37; Frances Myers. Neil Barnden 38, 39; Photo Robina Rose, Co-Optic 40; Photo Sandra Lousada 42; ibid 44; Photo Sandra Lousada 46; Wellcome Institute Library 47; Photo Sandra Lousada 49; The British Library 50; Historical Monuments of England 52; Photo Gena Naccache from *Water Birth,* by Janet Balaskas & Yehudi Gordon, Active Birth Unit, Garden Hospital Hendon, London 52 t.m.; Photo Carol Beckwith & Angela Fisher 54; Photo Jean-Louis Nou *Love's Longing,* Patna Museum, Patna 55; Peter Beard 58; Photo Gena Naccache, *Adrianne in Early Labour,* Garden Hospital 59; Photo Sandra Lousada 60.

Das Nest bereiten:

Neil Barden 62, 63; Photo Sandra Lousada 65; Photo Thomas L. Kelly 66; Photo Carol Beckwith & Angela Fisher 67; Photo Art Whitman Black Star, Colorific 69; Photo Thomas L. Kelly 70; The Fine Arts Museum San Francisco, gift of Peter F. Young 72; Wellcome Institute Library 74, 75; Josephwitz Collection 76; University St. Andrews, Scotland 79; Photo Gena Naccache 80.

Das Kind steht vor der Tür:

Frances Myers 82, 83; Frances Myers 85, The Hulton Picture Library 86; Photo Mary Motley Kalergis 87; Photo Marjorie Shostak, Anthro Photo 88; The National Library of Medicine, Bethesda, USA 89; Photo Gena Naccache *Adrianne in Labour,* 91; Photo John Ryle, Hutchinson Library 93; Photo Sandra Lousada 95; Photo Gena Naccache from *Water Birth,* by Janet Balaskas & Yehudi Gordon, Active Birth Unit, Garden Hospital Hendon, London 97; Photo W. Schneider-Schutz, Museum für Völkerkunde SMPK, Berlin 99; Westermann, Friedrich von Zglinicki, Berlin 100–101; Photo Brian Lanker 102–103; Photo Jean-Gil Bonne 104; Photo Gena Naccache 106; Dumbarton Oaks Washington D.C. 108; Photo Gena Naccache (see p. 97) 109; Metropolitan Museum of Art, The Michael C. Rockefeller Memorial Collection 110; Frances Myers 111; Photo Gena Naccache, *Joshua Bliss,* 112.

Mamatoto:

Frances Myers 114; Photo Gena Naccache (see p. 97) 117; Photo Thomas Bergman 119; Photo Mathias Oppersdorff 120; Photo Bruno Zehnder 121; Photo Thomas L. Kelly 123, 124; The Mansell Collecton 125; Richard Browning 126; Thomas L. Kelly 128; Statuette Artemis Ephesia, 200 AD, Indiana University Art Museum, Bloomington 130; The Mansell Collection 131; Photo Jean-Louis Nou, *When Spring's Mood is Rich,* Chandigarh Museum, Chandigarh 132; The Mansell Collection 133; Photo Carol Beckwith & Angela Fisher 134; Photo Frances Myers 135; Photo Carol Beckwith 136; Photo Sandra Lousada 137, 138; Photo Thomas L. Kelly 139; Photo Phillip Nelson, Art Unlimited, Amsterdam 140; Photo Smithsonian Institution, National Museum of Natural History, Department of Anthropology 141; Photo Mirella Ricciardi, from *Vanishing Africa* 142; The Mansell Collection 143; The Hulton Picture Co. 145; Frances Myers 146; Photo Andrea Singer, Hutchinson Library 147; Photo Carol Beckwith 148.

Ein neuer Fremdling ist eingetroffen:

Neil Barnden 150–153; Photo Bryan and Cherry Alexander 154; Jean-Louis Nou 156; Photo Richard Browning 157–159; Photo Thomas L. Kelly 161; Photo Bryan and Cherry Alexander 162; Hans von Bartels 163; Photo Alain Nogues/Sygma 164; Photo Thomas Hegenbart, Stern, Hamburg 165 t.r.; Photo Michael Freeman 165 b.m.; Photo Elliott Erwitt, Magnum Photos,Inc. 165 b.r.; Photo Carol Beckwith 166; Photo Thomas L. Kelly 168; Photo Kirsti Hilden 169; Michael Freeman 170.

BARBARA ARIA –
Die Autorin

Die in England geborene Schriftstellerin Barbara Aria lebt und arbeitet seit 1978 in den USA. Gemeinsam mit Caterine Milinaire schrieb sie das äußerst erfolgreiche Buch *Birth* (1987). Sie arbeitete zusammen mit der Kindertherapeutin Dr. Norma Doft an dem Buch *When Your Child Needs Help: A Parents' Guide to Therapy for Children* (1991).

Ihre umfangreichen Erfahrungen in der Kinderpflege und ihr ausgezeichnetes Können im grafischen Bereich vereinte sie erfolgreich in den Büchern *Kid Style* (1987) und *Nursery Design* (1990). Letzteres befaßt sich mit der Gestaltung von Kinderzimmern nach unterschiedlichen Aspekten, z. B. der kindlichen Entwicklung, der Familiengeschichte, der Architektur des Hauses sowie der Psychologie der Innenarchitektur.

CARROLL DUNHAM –
Anthropologische Forschung

Carroll Dunham wurde in New Jersey geboren, studierte in Princeton Anthropologie und verbrachte die letzten sechs Jahre in Nepal. Dort war sie Leiterin der *Sojourn Nepal,* einer Schule für transkulturelle Erziehung für amerikanische Schüler. Gemeinsam mit ihrem Ehemann, dem Fotografen Thomas Kelly, brachte sie *The Hidden Himalayas* (1987) heraus.

Carroll Dunhams Forschungsergebnisse über Kinderpflege und die soziale Rolle von Frauen im Himalaya und anderen Kulturen waren von wesentlicher Bedeutung für dieses Buch und die Entwicklung der Body-Shop-Produktpalette für Mutter und Kind: MAMA-TOTO.

Unser besonderer Dank gilt Sheila Kitzinger für ihr Buch *Women as Mothers* (Random House 1978). Ihr demnächst erscheinendes Buch trägt den Titel *Ourselves as Mothers.*

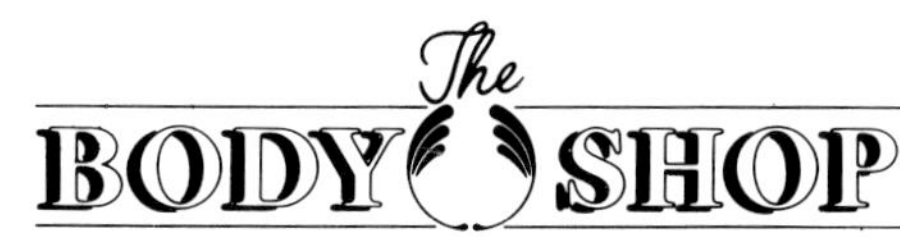

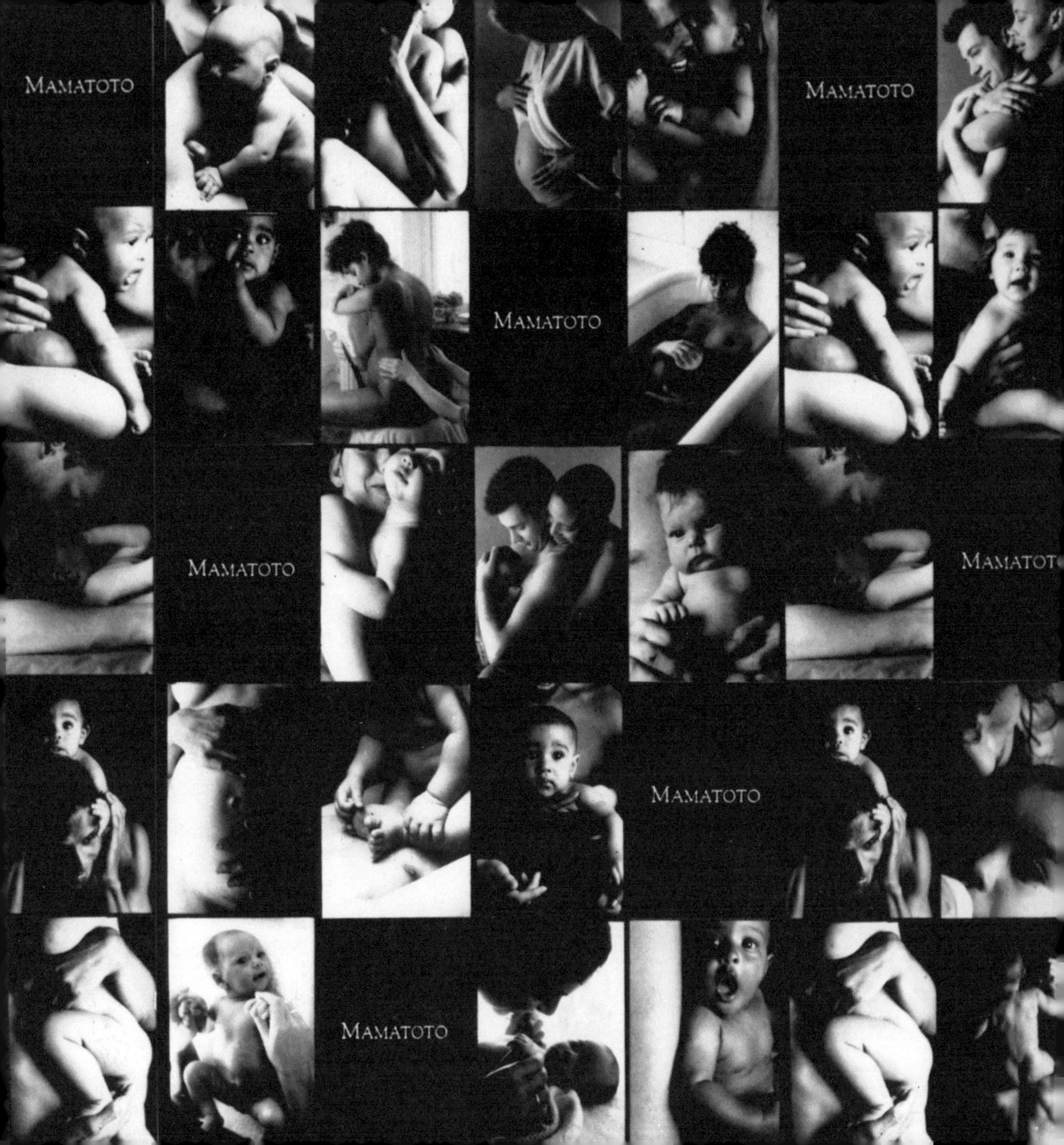
MAMATOTO
MAMATOTO
MAMATOTO
MAMATOTO
MAMATOTO
MAMATOTO